漫话
ICU护理风险防范

主　审　邹　旭　林美珍

主　编　郑静霞　吴巧媚　马世红

副主编　郑雅芳　柯晓霞　邓秋迎　张利娟　梁海龙　韩　云

编　委　(按姓氏笔画排序)

马世红　邓秋迎　叶　波　冯　青　任常青　刘　宇

许媚媚　麦　彤　杜炯栋　杨梓鸿　吴　遍　吴巧媚

吴嘉明　何　芊　何　婕　张　燕　张利娟　陈配配

范荣荣　周小芬　周耿标　郑雅芳　郑瑞端　郑静霞

胡凯波　袁春燕　顾嘉滢　徐　艳　郭诗畅　黄丽娟

萧晓真　彭小婵　韩　云　韩　彦　童园园　谢东平

赖　芳　蔡　静　谭文婷　黎汉湛　薛孟奇

原创绘画　郑瑞端　麦　彤

人民卫生出版社

·北　京·

图书在版编目（CIP）数据

漫话 ICU 护理风险防范 / 郑静霞，吴巧媚，马世红主编 . -- 北京：人民卫生出版社，2025. 1. -- ISBN 978-7-117-37457-6

Ⅰ. R459.7

中国国家版本馆 CIP 数据核字第 202520FB98 号

人卫智网	**www.ipmph.com**	医学教育、学术、考试、健康，购书智慧智能综合服务平台
人卫官网	**www.pmph.com**	人卫官方资讯发布平台

漫话 ICU 护理风险防范
Manhua ICU Huli Fengxian Fangfan

主　　编：郑静霞　吴巧媚　马世红
出版发行：人民卫生出版社（中继线 010-59780011）
地　　址：北京市朝阳区潘家园南里 19 号
邮　　编：100021
E - mail：pmph @ pmph.com
购书热线：010-59787592　010-59787584　010-65264830
印　　刷：中煤（北京）印务有限公司
经　　销：新华书店
开　　本：710×1000　1/16　印张：24.5
字　　数：362 千字
版　　次：2025 年 1 月第 1 版
印　　次：2025 年 4 月第 1 次印刷
标准书号：ISBN 978-7-117-37457-6
定　　价：75.00 元

打击盗版举报电话：**010-59787491**　**E-mail**：WQ @ pmph.com
质量问题联系电话：**010-59787234**　**E-mail**：zhiliang @ pmph.com
数字融合服务电话：**4001118166**　**E-mail**：zengzhi @ pmph.com

主编简介

郑静霞,副主任护师,曾任广东省中医院重症医学科护士长。2015年首批全国中医护理骨干人才,师承广东省中医院青年名中医颜芳教授。广东省团校青年文明号特聘讲师。兼任广东省基层医药学会中西医结合呼吸与危重症专业委员会副主任委员,广东省护士协会重症康复分会副会长,广东省护理学会护理信息专业委员会副主任委员,广东省针灸学会护理专业委员会常务委员,广东省中西医结合学会肾病中医特色技术应用与推广专业委员会常务委员,广东省中医药学会呼吸病专业委员会委员。主编《中西医结合危重症护理60例案例解析》(第二主编)、《为您讲述有温度的监护室故事》(第一主编),副主编《ICU护士速记手册》,参编《中西医结合救治危重症60例精解与评析》《临床护理案例启示录》等著作。

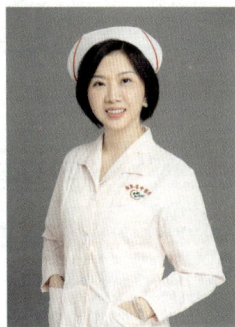

吴巧媚,主任护师,硕士研究生导师,广东省中医院重症医学科大科护士长。兼任广东省中医药学会危重症护理专业委员会主任委员,广东省护理学会危重症护理专业委员会副主任委员。主编《ICU护士速记手册》(第一主编)、《中西医结合危重症护理60例案例解析》(第一主编)、《新型冠状病毒肺炎中医临证护理案例精选》(第二主编)等著作。《护理学报》编委会审稿专家。曾获"广州市红十字会第八届南丁格尔式优秀护士""省、港、澳杰出护士"等称号。

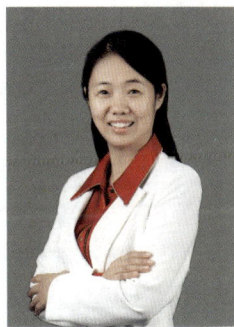

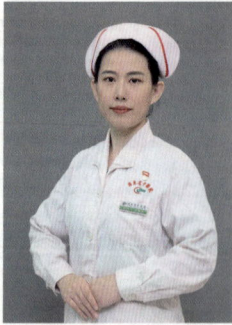

马世红,主管护师,广东省中医院芳村医院重症医学科护士长。主要从事重症护理专业,主攻方向为重症护理中西医结合临床研究,参与省部级课题多项,获国家实用新型专利 1 项。兼任广东省岭南南丁格尔护理研究院热病专业委员会副主任委员、广东省中医药学会危重症护理专业委员会常务委员、广东省基层医药学会中西医结合重症医学专业委员会常务委员等。主编《ICU 护士速记手册》(第二主编),副主编《中西医结合救治危重症 60 例精解与评析》,参编专著 6 部。

序

　　健康是个体的基本需求、家庭的幸福底色。随着人民生活水平的提高、健康意识的增强，人民更加追求生活质量、关注健康安全。2016年，中共中央、国务院印发《"健康中国2030"规划纲要》，将"提供优质高效的医疗服务"写入其中。2018年，国家卫生和计划生育委员会（现国家卫生健康委员会）开启改善医疗服务第一个三年计划，优质护理服务被列入改善医疗服务计划中。2019年是国家卫生健康委员会实施"进一步改善医疗服务行动计划"的第二年，同年又组织制定了《2019年深入落实进一步改善医疗服务行动计划重点工作方案》，进行三年计划的第二轮推动。保证患者在就医过程中的安全是医疗管理的重要特征，是全面提升医疗质量的关键环节，是实现优质医疗护理服务的前提保障。

　　护理安全贯穿于整个就医环节中，是医疗质量安全保障的重要组成部分。如何提高护理队伍整体素养、降低护理不良事件发生率、创建安全的就医环境，是护理管理者所要面临的重要课题。

　　护理风险管理能有效地规避各项护理管理风险，控制和保障护理工作安全。本书通过漫画与流程图相结合的方式，从各种护理服务情景角度，生动有趣地将风险识别、风险评估、风险应对逐一呈现，是一本值得推荐的非常适合广大护理人员阅读并便于其提高自身护理风险管理意识的好书。

　　希望该书的出版，能为医务人员的日常工作查缺补漏，防患于未然，保护患者，保护自己。在规范诊疗行为、提高医疗质量、保证医疗安全、提升医院绩效和患者满意度等方面发挥越来越大的作用，为人类的健康事业做出贡献。

郭燕德

2024年9月

前言

随着我国法律、法规的不断健全,患者对医疗服务的要求日益提高,自我保护意识逐步增强,但是因为缺乏医疗常识,沟通不足,往往对医疗效果期望值过高,从而导致医疗纠纷的发生,给医院正常的工作秩序、社会声誉、经济效益等方面造成重大影响。

由于ICU患者普遍病情重,免疫力低下,疾病诱因多且病情发展快,有较高的死亡率;而护理风险贯穿护理工作始终,包括处置、操作、配合、抢救等环节,即便是微小的护理活动,都可能直接影响患者的生命安全。因此,提高ICU护理人员防范风险的意识,早期识别风险的存在,做好预防以及事后的应急处理,最大限度减少损失,是ICU护理人员必须要思考的问题。

护理风险管理可以通过对护理工作进行风险分析,寻求风险防范措施,尽可能减少医疗风险的发生,为此我们编写了《漫话ICU护理风险防范》。编写团队参阅了大量国内外有关ICU护理临床风险事件处理的文献,同时结合实际工作经验,较为系统地介绍了ICU常见仪器、常见操作和专科疾病护理工作中存在的隐患问题,并提出预防和补救措施,在避免发生风险事件的同时,更要懂得如何补救,将对患者的伤害降到最低。另外,因医院工作环境和服务对象的特殊性,职业危害因素也对护理人员造成了慢性健康损害和急性突发性的危害。在首届"护士健康与安全"国际大会中就提出了"为了关爱患者,我们应首先关爱自己"的口号,因此本书还专门设置了护理职业风险防范章节,根据不同职业暴露危害因素所造成的损伤,提出了防范措施供广大护士们参考。

本书具有较强的实用性,每个风险章节都配备了通俗易懂的手绘漫画,趣味性极强,不仅可以提高读者的阅读兴趣,更能帮助读者在阅读的基础上更好地理解本书的内容,对临床风险点有更直观的印象,增强记忆,能够满足护理工作人员的实际需要,是指导护理人员从业安全的重要参考书。

本书内容实用,编者队伍临床实践经验丰富,参考了大量书籍和资料,但由于编者的能力所限,也为了进一步提高本书的质量,因而诚恳地希望各位读者、专家提出宝贵意见,以便修订完善。

编者

2024 年 9 月

目录

第三章　危急重症患者护理工作中的风险防范

第四章 ICU 护士职业风险防范

第一章

常用仪器设备使用中的风险防范

第一节 简易呼吸器

一、简易呼吸器的组成

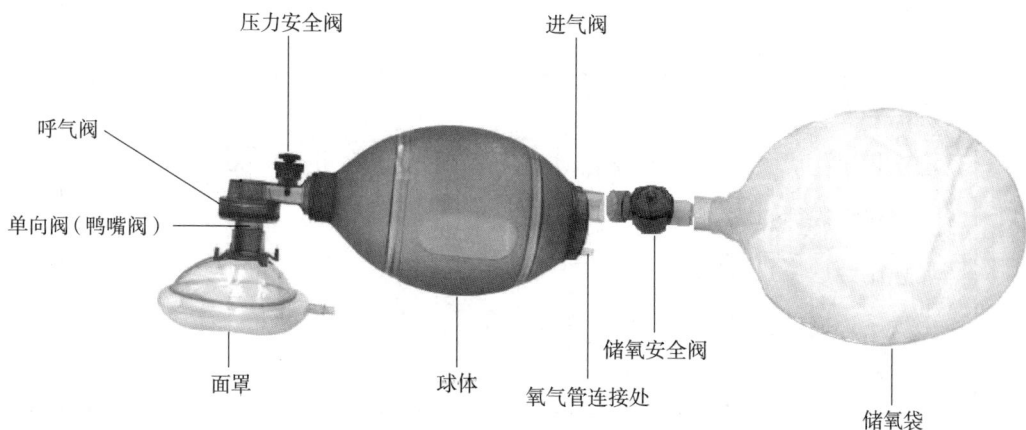

压力安全阀　进气阀

呼气阀

单向阀（鸭嘴阀）

面罩　球体　氧气管连接处　储氧安全阀　储氧袋

球体容积 /ml	最大吐出量 /ml
1 500	1 350
550	350
250	100

面罩型号	0#	1#	2#	3#	4#	5#
适合人群	婴儿	大婴儿	小孩	大小孩	成人	巨人或肢端肥大症患者

简易呼吸器

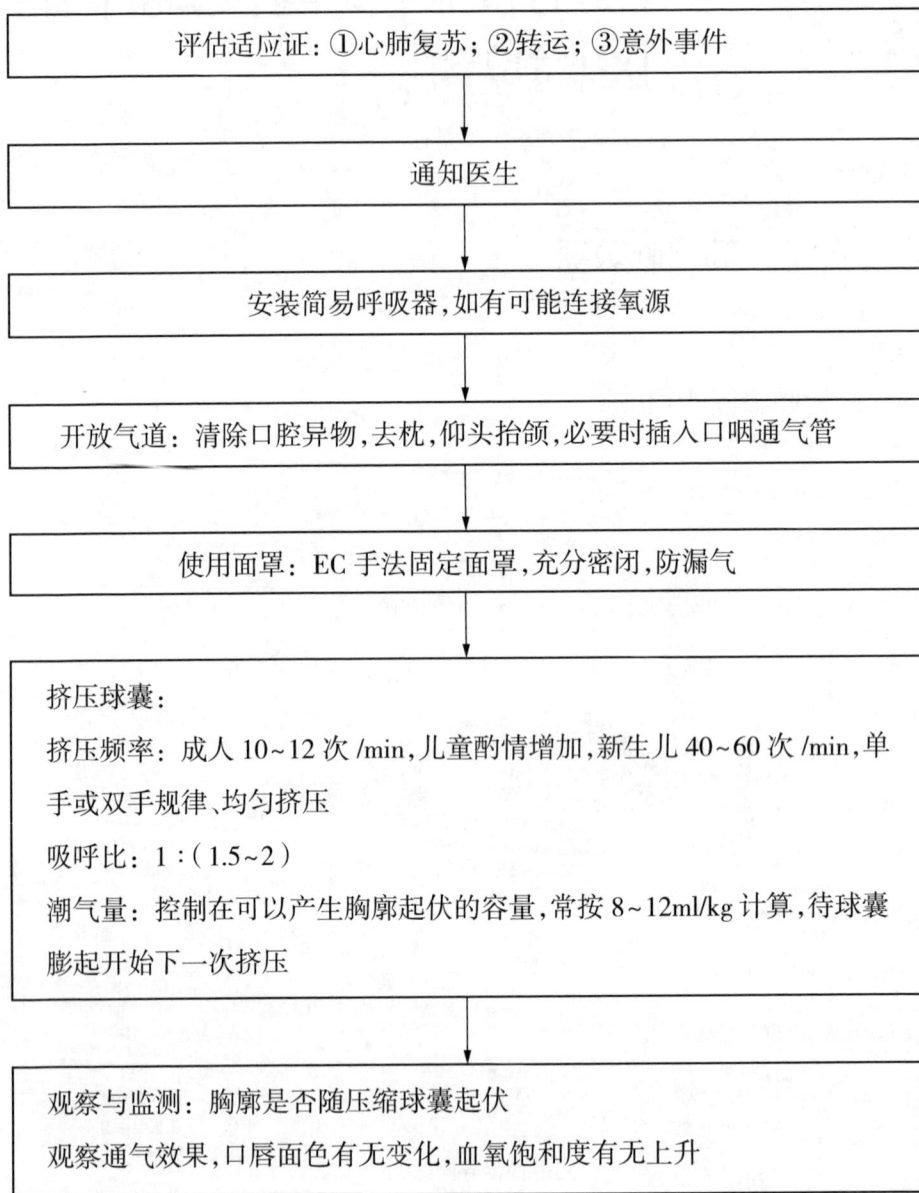

二、操作步骤

评估适应证：①心肺复苏；②转运；③意外事件

↓

通知医生

↓

安装简易呼吸器，如有可能连接氧源

↓

开放气道：清除口腔异物，去枕，仰头抬颌，必要时插入口咽通气管

↓

使用面罩：EC 手法固定面罩，充分密闭，防漏气

↓

挤压球囊：

挤压频率：成人 10~12 次 /min，儿童酌情增加，新生儿 40~60 次 /min，单手或双手规律、均匀挤压

吸呼比：1 :（1.5~2）

潮气量：控制在可以产生胸廓起伏的容量，常按 8~12ml/kg 计算，待球囊膨起开始下一次挤压

↓

观察与监测：胸廓是否随压缩球囊起伏

观察通气效果，口唇面色有无变化，血氧饱和度有无上升

三、风险防范

风险一：压力安全阀关注不足

【后果】

设置压力过大或关闭：导致球体和储氧袋内压力过大，通气时输送压力过大。

设置压力过小：导致部分患者通气不足。

【预防】

（1）自动调节压力安全阀在 $40cmH_2O$。

（2）如果送气时患者胸廓无起伏，立即查找是否因压力安全阀泄漏较多气体所致，如是，立即清理呼吸道，解除梗阻后再次送气。

（3）如果吸痰不能解决气道梗阻问题，或遇哮喘、气道异物、气道狭窄，可以调节压力安全阀至 $60cmH_2O$ 或关闭安全阀。

【补救】

（1）视情况调节安全阀，安全阀失灵情况下此简易呼吸器不能再使用。

（2）呼吸球囊不适合长期辅助通气，尽可能快速用呼吸机替代。

（3）如果出现气压伤或者出现气胸，立即行 X 线检查，调节呼吸机参数，必要时行胸腔闭式引流术。

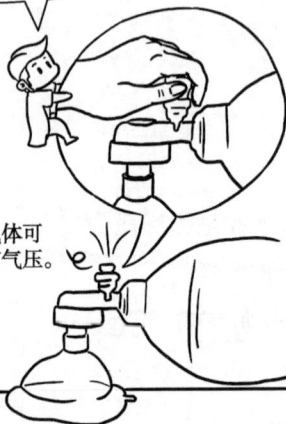

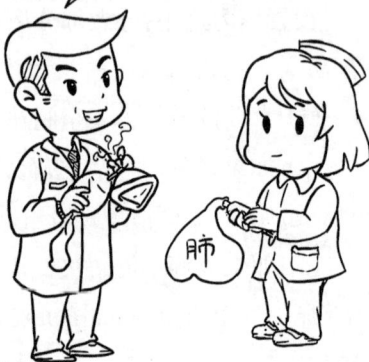

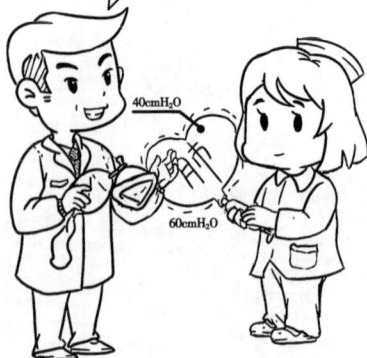

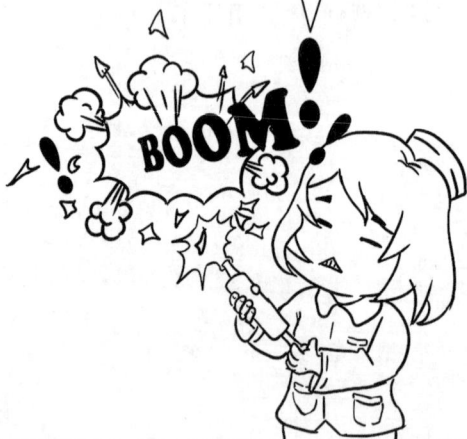

风险二：误吸

【后果】

　　胃饱和患者潮气量过大导致胃内容物反流,容易造成窒息或吸入性肺炎。

【预防】

　　胃饱和患者要控制挤压球囊的深度,适当增加挤压频率达到通气目的,避免诱发胃内容物反流。

【补救】

　　(1) 一旦发生反流立刻使患者头偏一侧,清除口腔内容物,吸痰管吸引清除可能流进气道的胃内容物。

　　(2) 必要时立即气管插管。

　　(3) 抢救过后可配合医生行纤维支气管镜检查,镜下冲洗,尽可能清除误吸进入气道的胃内容物。

　　(4) 遵医嘱行抗感染治疗。

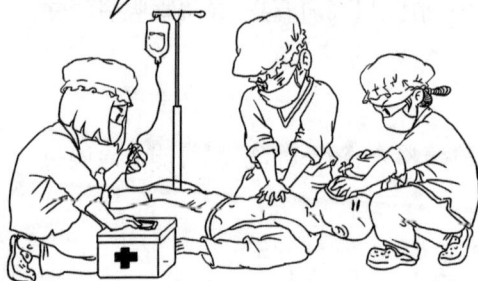

糟糕！患者呕吐了！昏迷前可能吃得过饱。木木，现在怎么办？

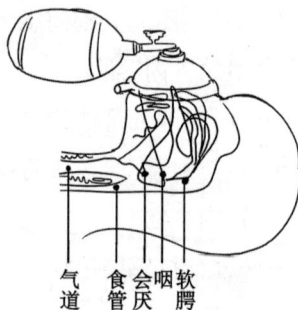

抢救患者发生反流情况怎么办？
当胃饱和患者潮气量过大，导致胃内容物经食管逆流至咽喉会厌腔，容易造成窒息或吸入性炎症。

气道　食管　会厌　咽　软腭

立刻使患者头偏一侧，清除口腔内容物，必要时吸痰管吸引清除可能流进气道的胃内容物。

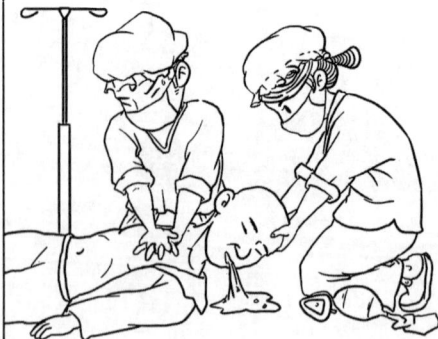

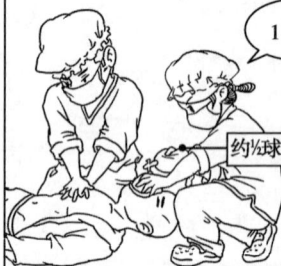

1、2！

约½球囊深度

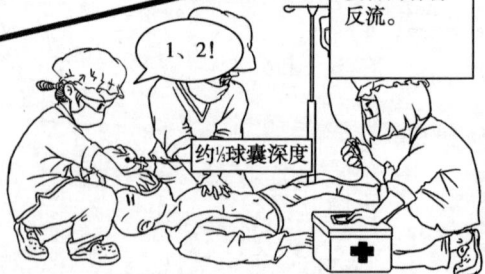

1、2！

约⅓球囊深度

胃饱和患者要控制挤压球囊的深度，适当增加挤压频率，达到通气目的，防止诱发胃内容物反流。

风险三:有自主呼吸患者未能有效通气

【后果】

简易呼吸器通气失败,患者缺氧。

【预防】

有自主呼吸的患者,随着患者的呼吸动作加以呼吸球囊辅助呼吸,避免造成患者呼吸与球囊送气之间的对抗。

【补救】

一旦发生此种状况,立即暂停呼吸球囊辅助通气,调整开始通气时间与患者自主呼吸一致。

木木，下班了还不回家呀。在想啥呢？

水哥，你说有自主呼吸的抢救患者，如何用好呼吸球囊进行有效通气呢？真担心。

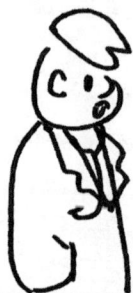
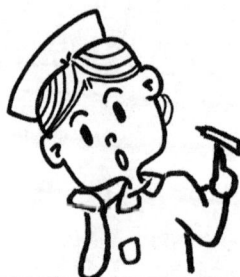

有自主呼吸的患者，按照患者的呼吸动作加以呼吸器辅助呼吸，避免出现通气效果不佳。

患者吸气你就送，患者吐气你就松，是不是安全又高效？

患者呼吸频率与呼吸器对抗

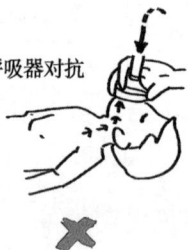
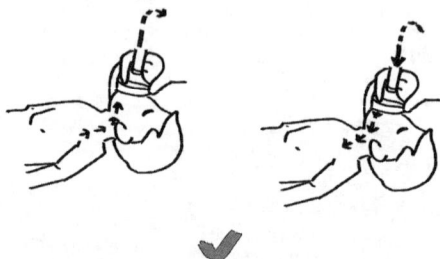

第二节　呼吸机

一、呼吸机的组成

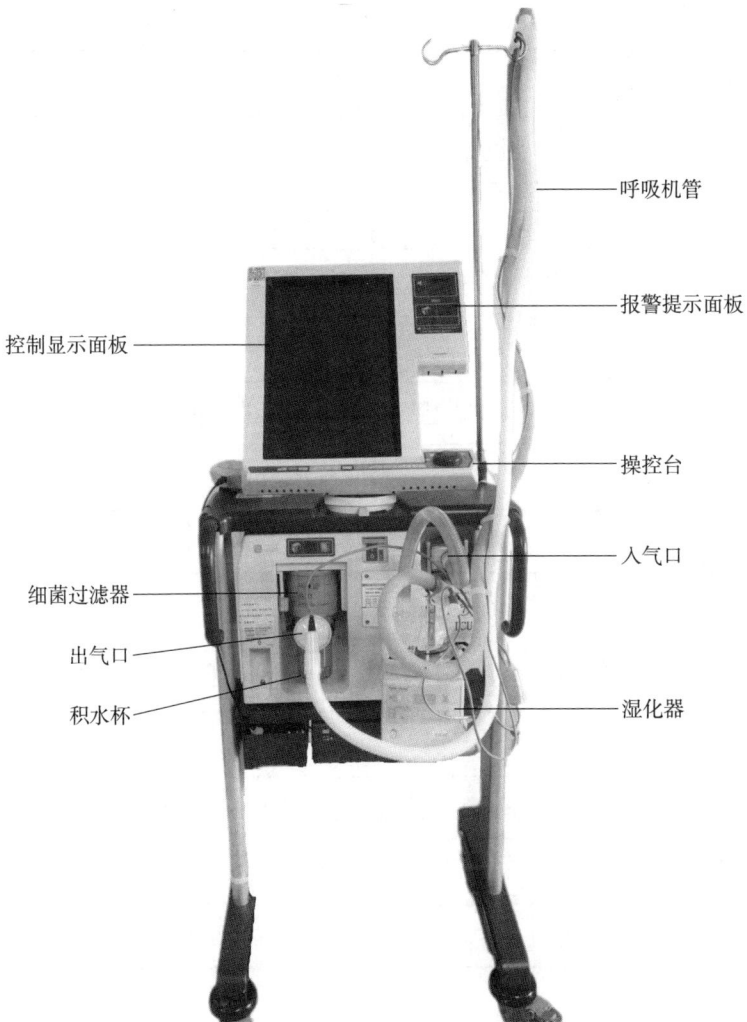

呼吸机管

报警提示面板

控制显示面板

操控台

入气口

细菌过滤器

出气口

积水杯

湿化器

呼吸机（PB840 型）

二、呼吸机的操作流程

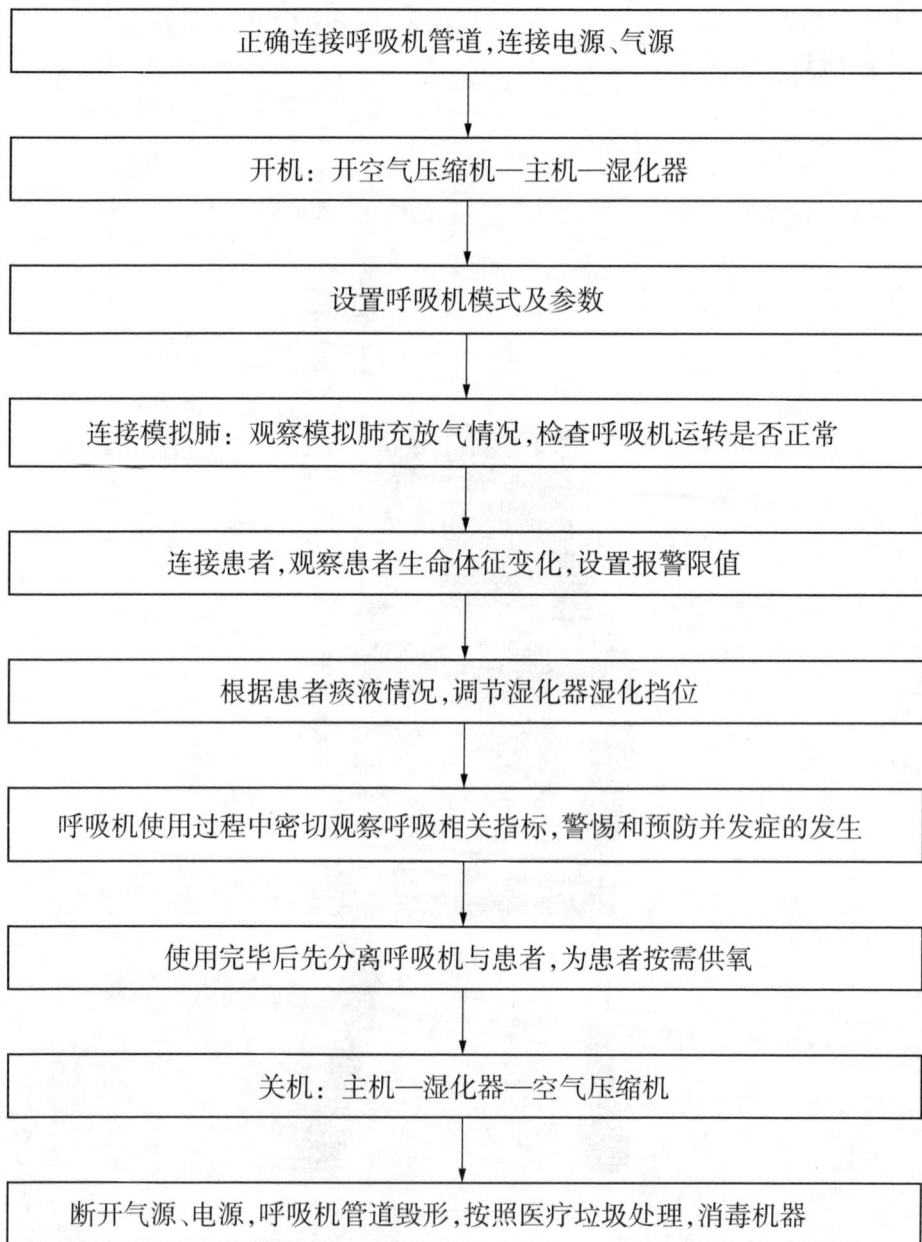

正确连接呼吸机管道,连接电源、气源

↓

开机:开空气压缩机—主机—湿化器

↓

设置呼吸机模式及参数

↓

连接模拟肺:观察模拟肺充放气情况,检查呼吸机运转是否正常

↓

连接患者,观察患者生命体征变化,设置报警限值

↓

根据患者痰液情况,调节湿化器湿化挡位

↓

呼吸机使用过程中密切观察呼吸相关指标,警惕和预防并发症的发生

↓

使用完毕后先分离呼吸机与患者,为患者按需供氧

↓

关机:主机—湿化器—空气压缩机

↓

断开气源、电源,呼吸机管道毁形,按照医疗垃圾处理,消毒机器

三、风险防范

风险一:呼吸机故障不能继续工作

【后果】

患者存在窒息风险。

【预防】

(1) 呼吸机须使用 UPS 储电源,电源接头固定,防止突然断电。

(2) 建议使用带内置电池的呼吸机,配置稳压电源,保证突然断电时呼吸机仍可以正常运行。

(3) 科室备足氧气瓶及转接设备、转运呼吸机及简易呼吸器,以备中心供氧故障时随时更换使用。

【补救】

(1) 立即断开呼吸机与人工气道的连接,进行简易呼吸器辅助通气或人工气道给氧。

(2) 通知医生协助看护患者。

(3) 寻找呼吸机故障源头迅速解决问题,重新启动呼吸机并连接患者。

(4) 若短时间内无法排除呼吸机故障,立即更换呼吸机,通知工程师进行检测维修。

风险二:呼吸机管道连接错误,湿化器连在回气端
湿化罐加水不及时、湿化加温底座未开或故障、测温探头被水浸泡

【后果】

(1) 患者气道未湿化,长时间输送干燥气流导致呼吸道黏膜损伤。

(2) 管路回气端细菌过滤器过度被湿化,通透性下降,阻力升高。

【预防】

(1) 呼吸机管道连接后要双人核对,保证连接正确,打开湿化器底座开关。

(2) 加强巡视,及时添加湿化水,避免干烧。

(3) 温度探头尖端应向下,预防浸水导致测温不准。

(4) 保护好温度传感线,使用时动作轻柔,固定妥当。

【补救】

(1) 检查呼吸机管道是否连接错误,及时纠正连接方式。

(2) 及时添加湿化水。

(3) 纠正温度探头位置,保持监测敏锐。

(4) 湿化器底座及连接线损坏时及时维修或更换。

(5) 管路回气端细菌过滤器过度潮湿者予以更换。

风险三:管路积水倾倒不及时

【后果】

(1) 积水随气流回荡,管路摆动,易导致管路脱出。

(2) 积水过多,气道阻力增加,增加患者呼吸做功。

(3) 积水可能随气流进入人工气道,造成误吸。

【预防】

(1) 及时倾倒冷凝水,防止管路中冷凝水的聚集。

(2) 有温度探头连接的湿化器,注意温度探头的保护,温度探头尖端在管路中始终朝下,避免冷凝水在探头处聚集,影响测温。

(3) 须人工调节的湿化器,注意湿化程度的调节,避免过度湿化。

【补救】

(1) 及时排出管道中积水。

(2) 重新检查湿化器的连接和设置。

(3) 管路容易积水可能与管道工艺有关,尤其是自带加热导丝的管路,注意不同批次产品的比较,选择合适的呼吸机管道。

风险四:报警限设置不合理

【后果】

(1) 报警限过窄,呼吸机频繁误报警。

(2) 报警限过宽,异常情况不能及时发现。

【预防】

(1) 呼吸机参数确定后,根据患者实际情况设置报警限。

(2) 呼吸机常见报警限设置原则详见附录1。

【补救】

(1) 视情况重新设定呼吸机报警参数。

(2) 当患者病情变化或者呼吸机参数有变动时,需重新设置报警限。

附录1

呼吸机常见报警限设置

报警项目	设定方法
分钟通气量(MV 或 $V_{E\,TOT}$)	高(低)于设定或目标分钟通气量的 10%~15%
呼气潮气量(V_{ET})	高(低)于设定或目标分钟通气量的 10%~15%
气道压(P_{mean})	高(低)于平均气道压 5~10cmH$_2$O
通气频率(f)	机控时设定值上(下)5 次 /min,撤机时视情况而定
吸入气氧浓度(FiO$_2$)	设定值上(下)5% ～ 10%

风险五:氧气源或者压缩空气源脱落

【后果】

(1) 氧气源脱落,呼吸机供氧中断,导致患者缺氧。

(2) 压缩空气源脱落,呼吸机提供纯氧,患者长时间吸入纯氧可能导致呼吸暂停或氧中毒。

【预防】

(1) 氧气源和压缩空气源接口要牢固,有漏气等松脱迹象时应及早联系维修。

(2) 医院储备氧源或者压缩空气源开关要妥善安置,标识醒目,防止滑落或者其他原因不小心碰触导致关闭。

(3) 医院供气设备带及供气中心要定期检查维护。

【补救】

(1) 发现呼吸机不能正常供氧:①立即检查呼吸机氧气接口是否未连接或者松脱;②断开呼吸机与患者的连接,转换其他移动氧源进行供氧;③检查科室供氧压力表是否显示正常,如若不正常立即致电医院供气中心检查维修。

(2) 发现呼吸机供气压力不足或者氧浓度上升,提示压缩空气源断开:①立即检查呼吸机压缩空气接口是否未连接或者松脱;②检查科室压缩空气压力表是否显示正常,如若不正常立即致电医院供气中心检查维修;③供气长时间不能恢复或呼吸机不能送气者,断开呼吸机与患者的连接,改为普通吸氧或简易呼吸器辅助通气,必要时更换自带空气压缩机的呼吸机。

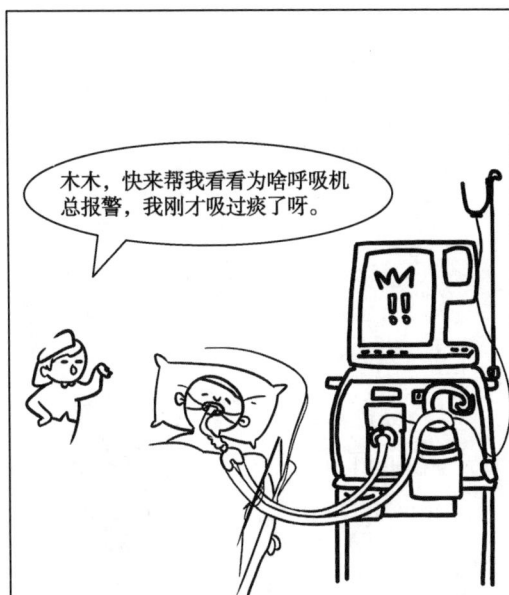

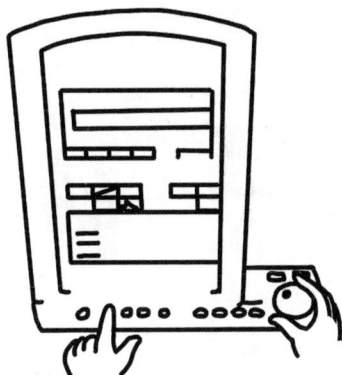

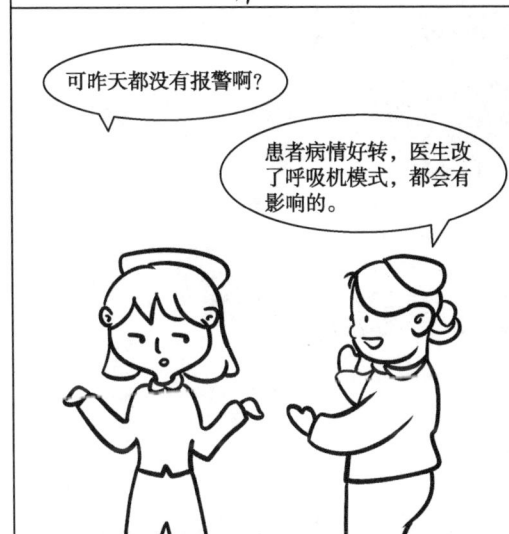

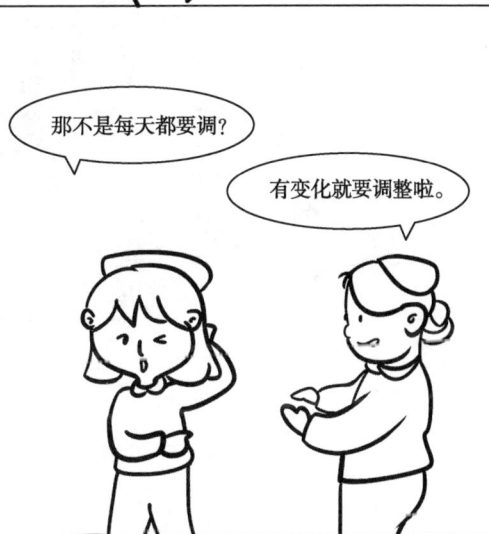

第三节　除颤仪

一、除颤仪的组成

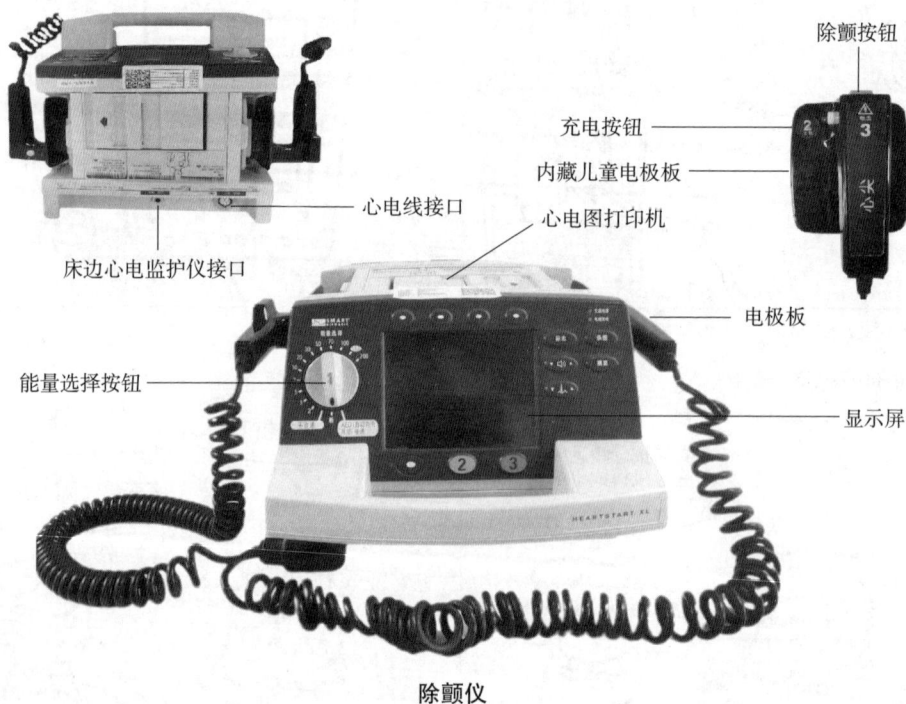

除颤仪

除颤按钮

充电按钮

内藏儿童电极板

心电图打印机

心电线接口

床边心电监护仪接口

能量选择按钮

电极板

显示屏

二、除颤仪操作流程（非同步电除颤）

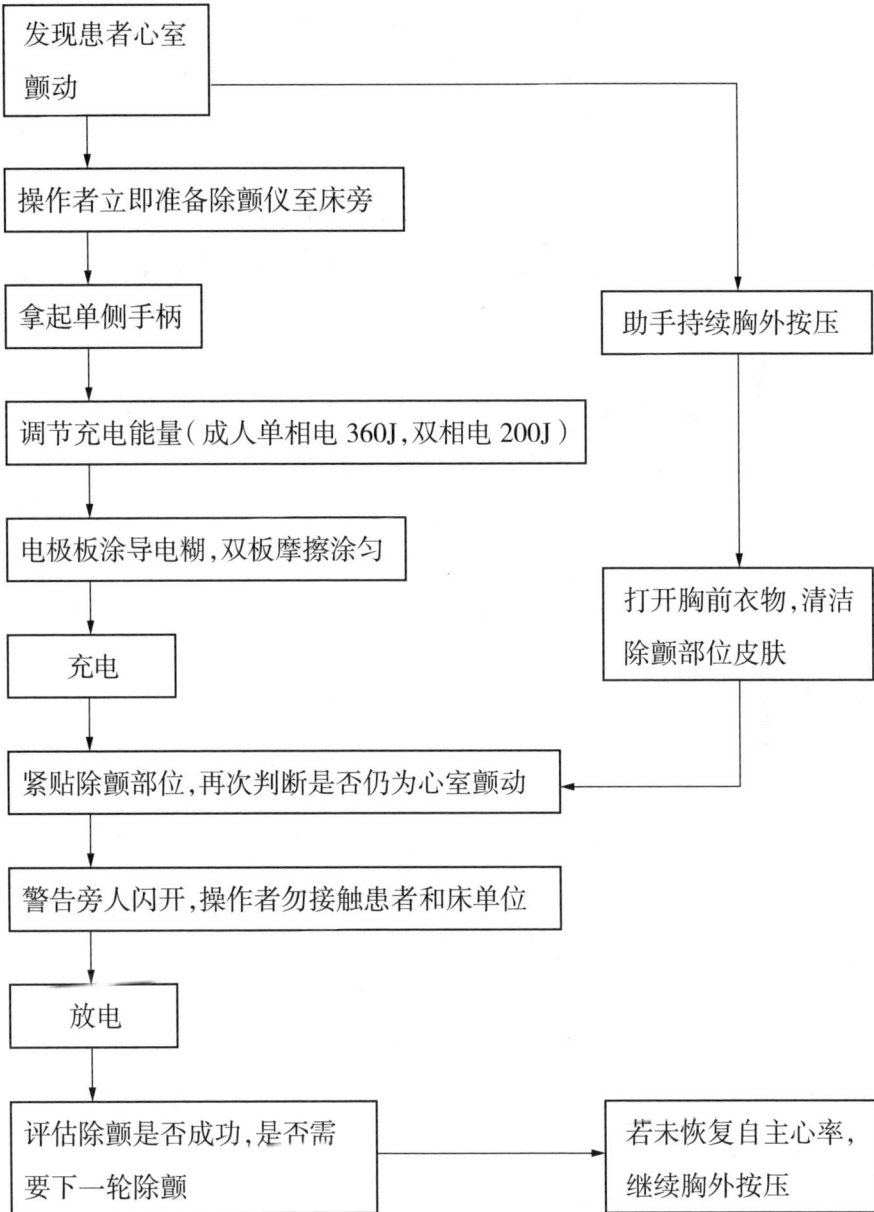

```
┌─────────────┐
│ 发现患者心室  │──────────────────────────────┐
│ 颤动         │                              │
└─────────────┘                              │
      │                                      │
      ▼                                      │
┌─────────────────────┐                      │
│ 操作者立即准备除颤仪至床旁 │                      │
└─────────────────────┘                      │
      │                                      │
      ▼                                      ▼
┌─────────────┐              ┌─────────────────┐
│ 拿起单侧手柄   │              │ 助手持续胸外按压    │
└─────────────┘              └─────────────────┘
      │                              │
      ▼                              │
┌──────────────────────────────┐    │
│ 调节充电能量（成人单相电 360J，双相电 200J）│   │
└──────────────────────────────┘    │
      │                              │
      ▼                              │
┌─────────────────────┐             │
│ 电极板涂导电糊，双板摩擦涂匀 │            │
└─────────────────────┘             │
      │                              ▼
      ▼                      ┌─────────────────┐
┌─────────┐                 │ 打开胸前衣物，清洁    │
│ 充电      │                 │ 除颤部位皮肤       │
└─────────┘                 └─────────────────┘
      │                              │
      ▼                              │
┌──────────────────────────────┐◄───┘
│ 紧贴除颤部位，再次判断是否仍为心室颤动 │
└──────────────────────────────┘
      │
      ▼
┌──────────────────────────────┐
│ 警告旁人闪开，操作者勿接触患者和床单位 │
└──────────────────────────────┘
      │
      ▼
┌─────────┐
│ 放电      │
└─────────┘
      │
      ▼
┌─────────────────┐          ┌─────────────────┐
│ 评估除颤是否成功，是否需 │────────►│ 若未恢复自主心率，   │
│ 要下一轮除颤       │          │ 继续胸外按压       │
└─────────────────┘          └─────────────────┘
```

三、风险防范

风险一:除颤部位不准确

【后果】

无效除颤,延误抢救时机。

【预防】

(1) 操作者要十分熟悉除颤部位,避免两电极距离过近。

(2) 日常行心电监测贴电极片时要避开除颤部位,避免干扰除颤。

(3) 除颤前要清除床上杂物,避免妨碍操作。

【补救】

(1) 当除颤部位有心电监护等异物时,助手及时更换心电监测部位到其他部位,例如旁边或者背部,以能取得清晰心电图波形为准。

(2) 更换人手,立即准备第二次除颤。

(3) 有心肌损伤者加强监护,监测心电图、心肌酶的变化;严重时可致心排血量下降或心源性休克,可遵医嘱使用血管活性药物,适当应用营养心肌药物。

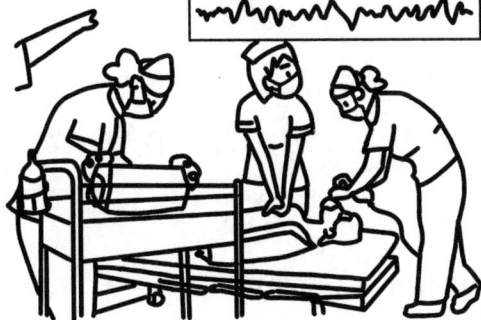

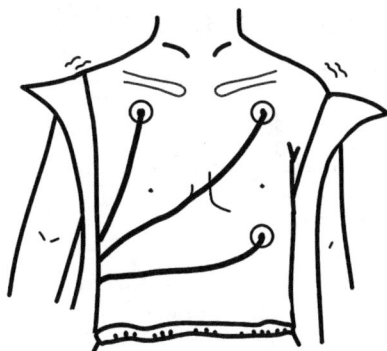

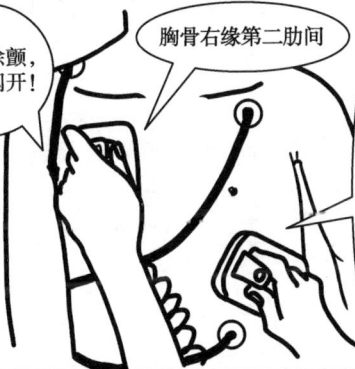

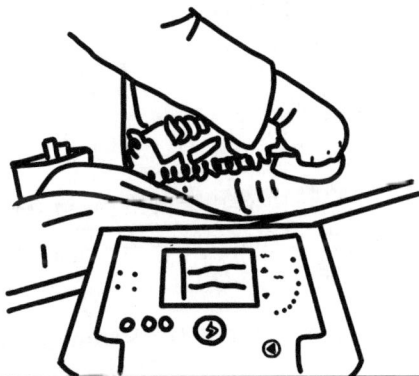

风险二:导电糊涂抹不均匀

【后果】

皮肤灼伤。

【预防】

(1) 导电糊足量并且涂抹均匀,一般导电糊足量情况下两电极板互相贴合摩擦一下即可。

(2) 无导电糊可放置湿盐水纱布,湿度以不滴液体为宜。

(3) 多次重复电除颤时,要及时补充导电糊。

【补救】

(1) 灼伤轻者一般无需特殊处理,2~3 天后可自行消退。

(2) 严重者立即按照电烧伤处理创面:保护创面,冰敷,应用烫伤膏,补液支持等。

风险三:放电前未通知并确认其他人员离开

【后果】

触电,对医务人员造成意外伤害。

【预防】

放电之前必须要大声警告"旁人闪开",再三确认旁人离开床边,自己身体未接触床单位。

【补救】

(1) 如果有人触电晕倒,应立即将触电者平卧于地面,保持呼吸道通畅。

(2) 如果触电者呼吸、心搏停止,立即行心肺复苏及药物抢救。

(3) 如有电灼伤伤口,立即局部给予冰敷,涂烫伤膏。

导电糊

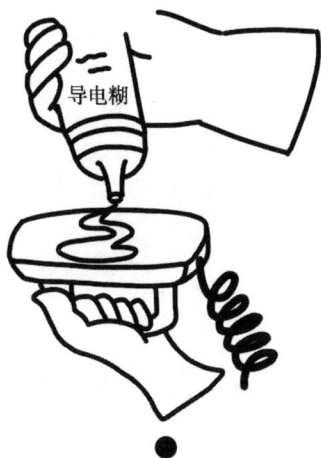

两电极板互相贴合摩擦一下，
使导电糊涂抹均匀。

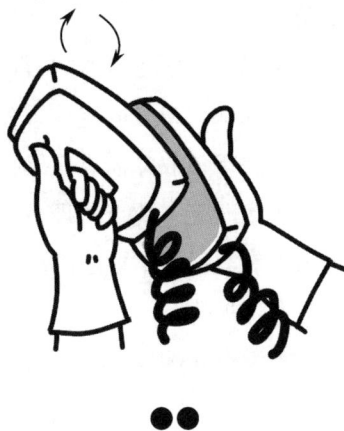

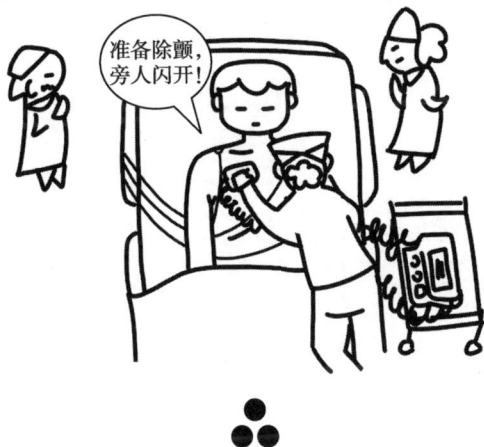

除颤放电之前必须要大声警告
"旁人闪开"，以免造成医护
人员触电伤害。

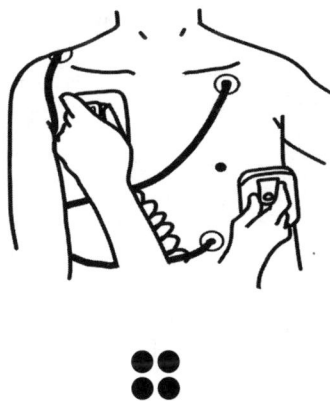

准备除颤，
旁人闪开！

风险四:紧急时找不到除颤仪或者除颤仪故障

【后果】

延误抢救时机。

【预防】

(1) 除颤仪固定位置放置。

(2) 除颤仪离开固定位置需要标明去向,方便寻找。

(3) 除颤仪故障需要立即报维修,并安排好备用除颤仪。

(4) 定时定人清点管理,定期维护。

(5) 有心律失常危险的患者应将除颤仪放在床旁备用。

【补救】

(1) 没有除颤仪期间需持续胸外按压,请其他助手立即寻找除颤仪。

(2) 应用药物复率,直到患者恢复窦性心率。

(3) 同步抗休克治疗。

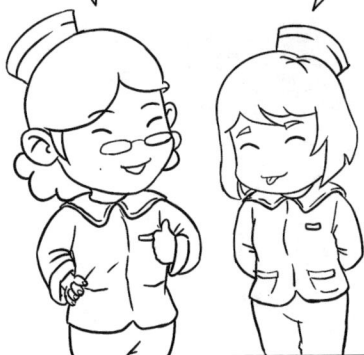

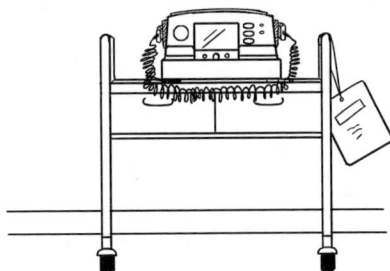

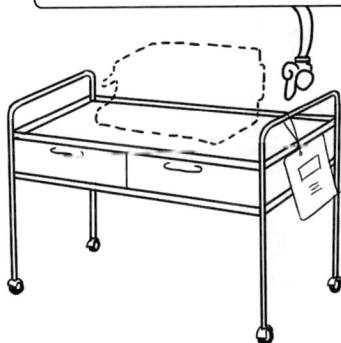

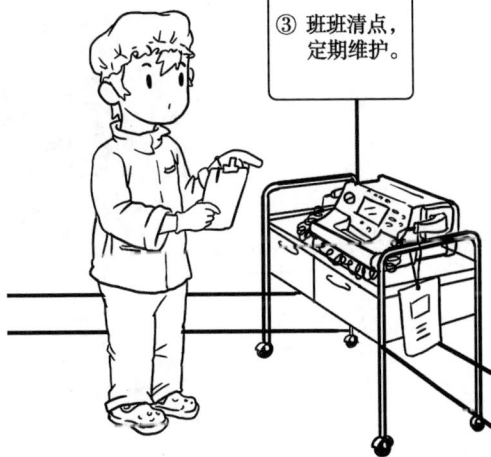

第四节 输液泵

一、输液泵的组成

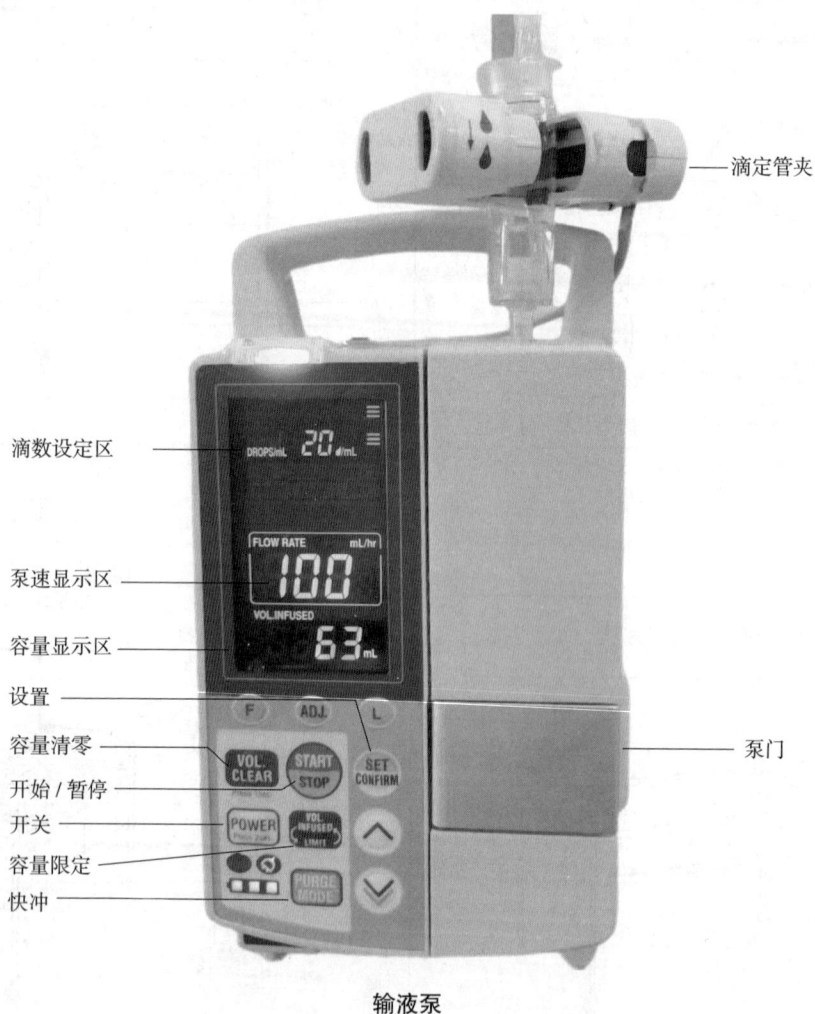

滴定管夹

滴数设定区

泵速显示区

容量显示区

设置

容量清零

开始 / 暂停

开关

容量限定

快冲

泵门

输液泵

二、输液泵操作步骤

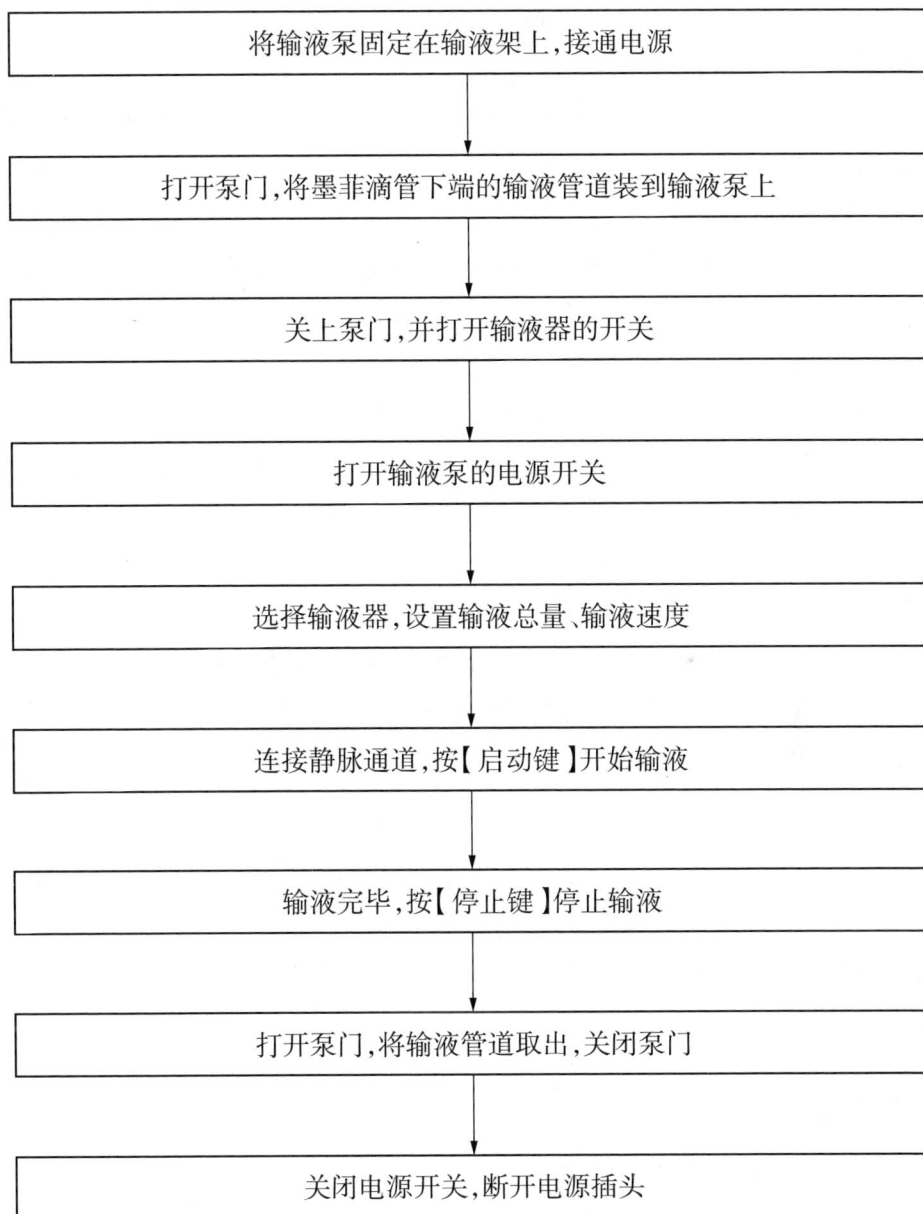

```
将输液泵固定在输液架上,接通电源
```
↓
```
打开泵门,将墨菲滴管下端的输液管道装到输液泵上
```
↓
```
关上泵门,并打开输液器的开关
```
↓
```
打开输液泵的电源开关
```
↓
```
选择输液器,设置输液总量、输液速度
```
↓
```
连接静脉通道,按【启动键】开始输液
```
↓
```
输液完毕,按【停止键】停止输液
```
↓
```
打开泵门,将输液管道取出,关闭泵门
```
↓
```
关闭电源开关,断开电源插头
```

三、风险防范

风险一：滴速不准

【后果】

不能按照既定速度进行补液，容易给患者带来风险，如过快或过慢造成的不良反应。

【预防】

(1) 定期对输液泵进行维护，保持清洁，保证仪器正常灵活运行，使用匹配的输液器。

(2) 保护传感器、气泡感应探头，不用手触摸，以免降低灵敏度。

(3) 用湿润干净抹布或酒精棉球清洗时，不要使液体流入输液泵内。

(4) 设置好输液泵速后，仍然要做好巡视，观察墨菲滴管内液体滴落的情况。

(5) 定时评估实际输入量与应输入量是否相符。

【补救】

(1) 一旦出现故障，立即排查解决，必要时更换新泵并及时维修。

(2) 科室采购输液器应固定型号和品牌，以匹配输液泵的使用，因输液器与输液泵不匹配需要频繁调整每毫升的滴数。

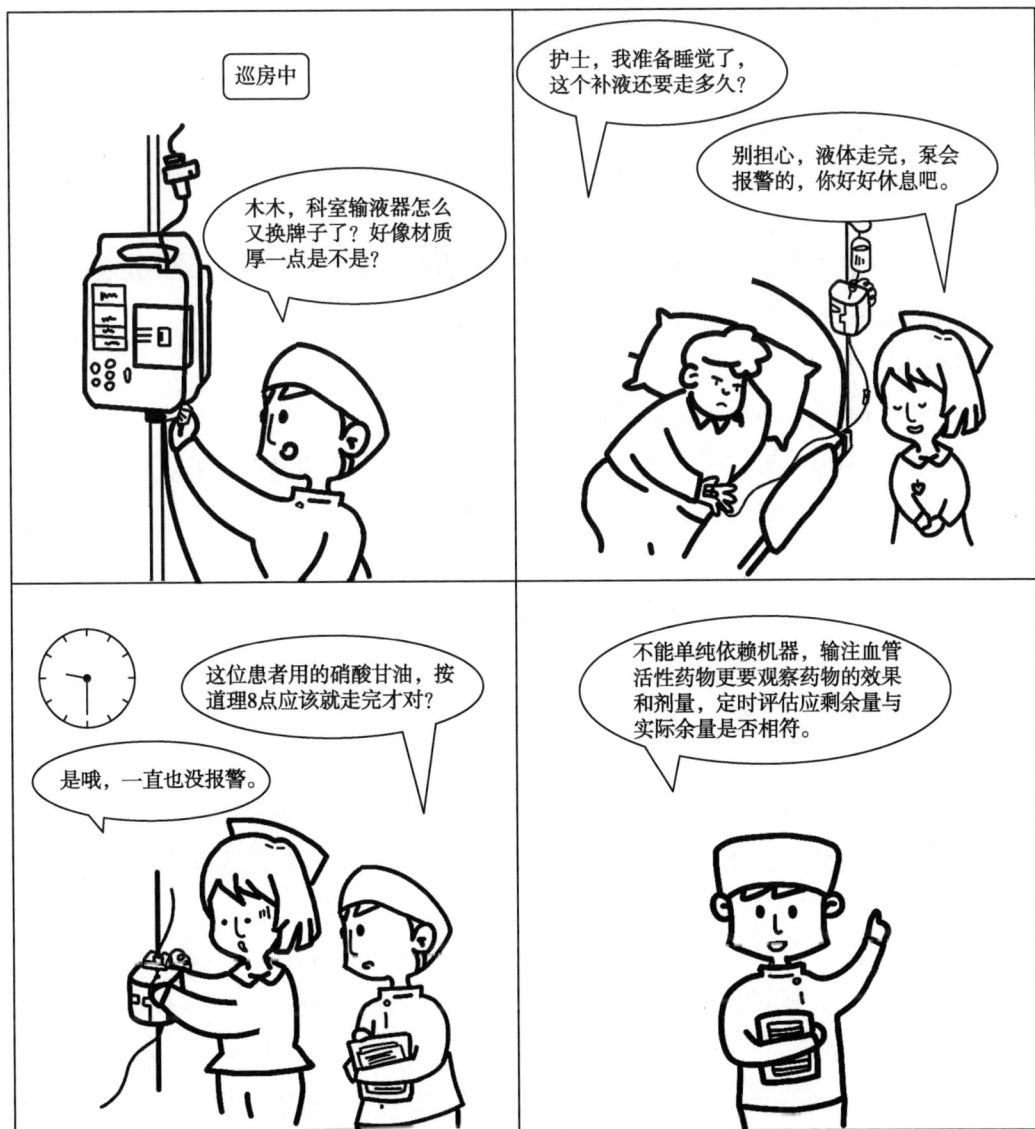

风险二:输液泵固定不牢固

【后果】

砸伤患者或者医护人员,损坏仪器设备。

【预防】

(1) 定期检查、维护输液泵,尤其是固定夹的安装。

(2) 输液泵固定在输液架上之后保证输液架底盘稳固,不会因输液泵过重而倾倒。

(3) 输液泵多固定在床头,固定时要避免在摇高床头时与床板接触,避免因摇床将输液泵上提而带出输液架,继而掉落,甚至砸伤患者。

【补救】

(1) 巡视中发现仪器固定不到位,立即行二次固定。

(2) 一旦发生输液泵跌落,立即检查有无人员受伤,做出相应处理。

(3) 输液泵跌落后检查机器性能,联系设备科检修。

风险三:输液管道预留过短

【后果】

患者活动受限,输液管路意外断开或脱出。

【预防】

(1) 输液泵所固定的输液架尽量靠近静脉通路所在侧肢体。

(2) 如果输液管道长度不能满足患者坐卧位或自由转换要求,则应使用输液延长管或移动输液架。

【补救】

(1) 输液管管路断开,立即停止补液,重新更换输液管路并加用延长管或使用移动输液架。

(2) 静脉通路意外脱出,则立刻协助按压穿刺口出血部位,暂停补液,重新留置静脉通道进行输液。

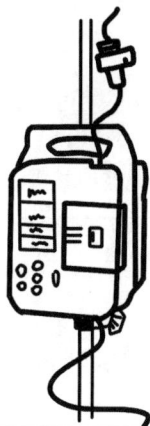

来啦，这输液泵也太娇情了，老是报假警！真闹心！

嘀！嘀！

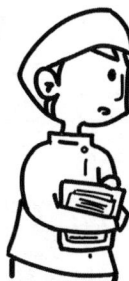

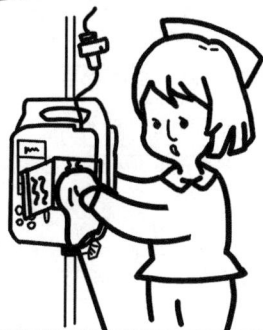

小火，你用湿润干净抹布清洗输液泵内部应该会好。

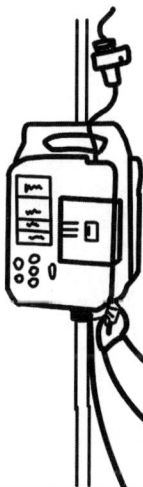

瞧！螺丝有点松，得固定好，别砸到患者了！

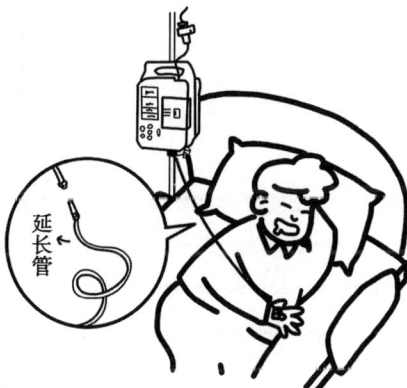

输液管道太短，可以使用输液延长管或移动输液架来解决。

延长管

第五节 中心负压吸引装置

一、中心负压吸引装置的组成

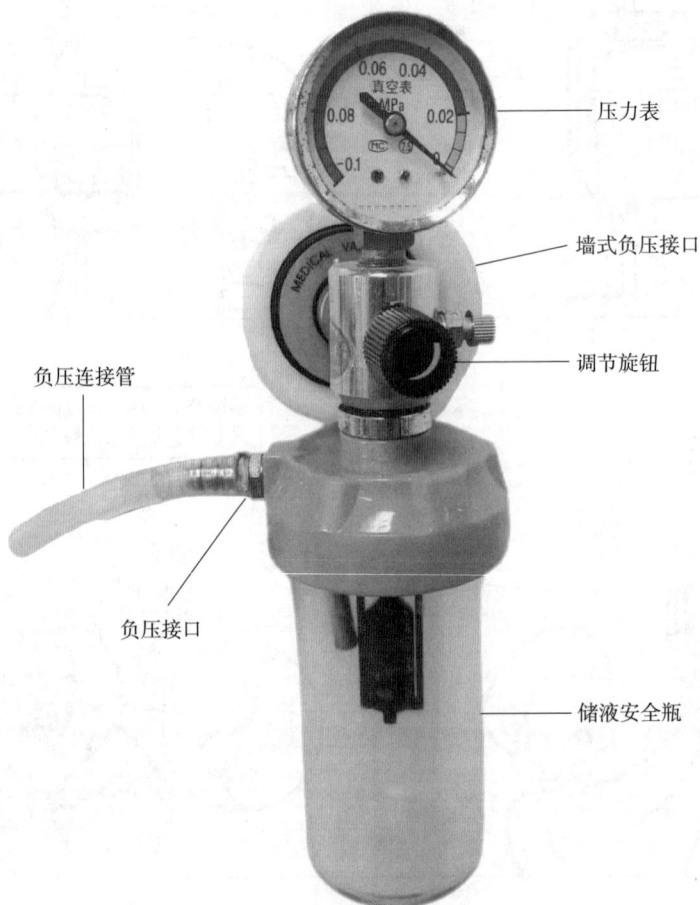

压力表

墙式负压接口

调节旋钮

负压连接管

负压接口

储液安全瓶

中心负压吸引装置

二、中心负压吸引装置操作流程

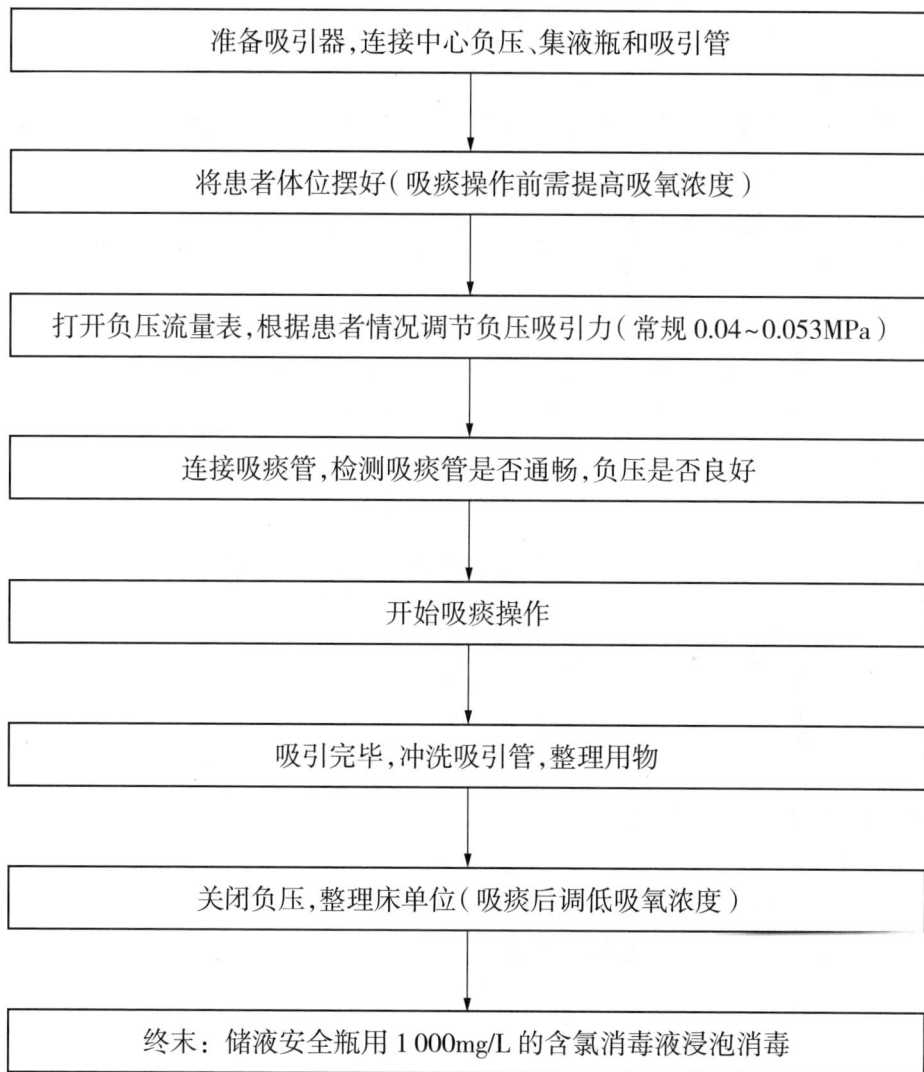

准备吸引器,连接中心负压、集液瓶和吸引管

将患者体位摆好(吸痰操作前需提高吸氧浓度)

打开负压流量表,根据患者情况调节负压吸引力(常规0.04~0.053MPa)

连接吸痰管,检测吸痰管是否通畅,负压是否良好

开始吸痰操作

吸引完毕,冲洗吸引管,整理用物

关闭负压,整理床单位(吸痰后调低吸氧浓度)

终末:储液安全瓶用1 000mg/L的含氯消毒液浸泡消毒

三、风险防范

风险一：集液瓶出入口接反

【后果】

无负压，在紧急时刻不能迅速解除气道梗阻。

【预防】

(1) 操作者熟悉连接方式。

(2) 备物后双人核对，确保安全。

【补救】

(1) 立即正确调整吸痰连接管位置。

(2) 重新测试负压压力。

(3) 必要时可应用 50ml 注射器手动抽吸或其他吸引装置。

风险二：中心负压用于胸腔闭式引流的负压吸引

【后果】

负压吸引力过低造成肺损伤。

【预防】

中心负压表灵敏度不高，不能进行微调，严禁用于胸腔闭式引流，必须采用专用的微调负压吸引装置。

【补救】

(1) 立即停止负压吸引。

(2) 更换专用微调负压吸引装置。

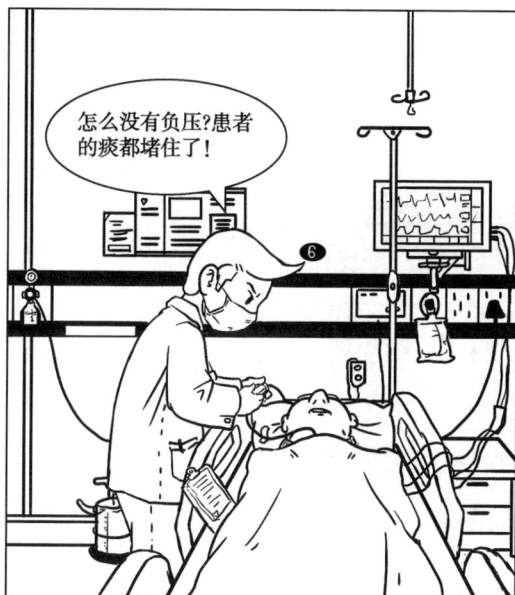

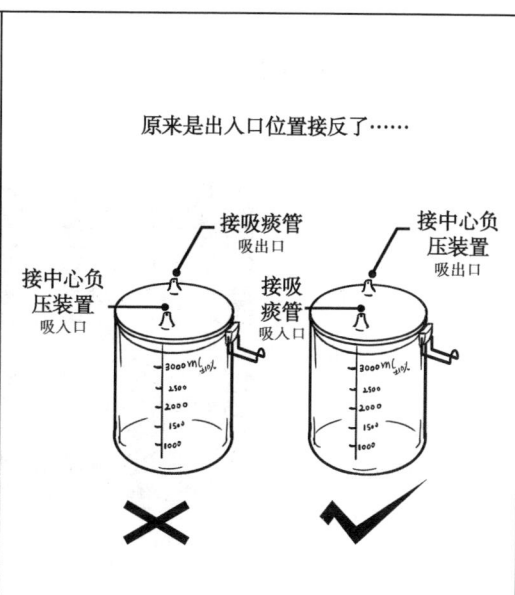

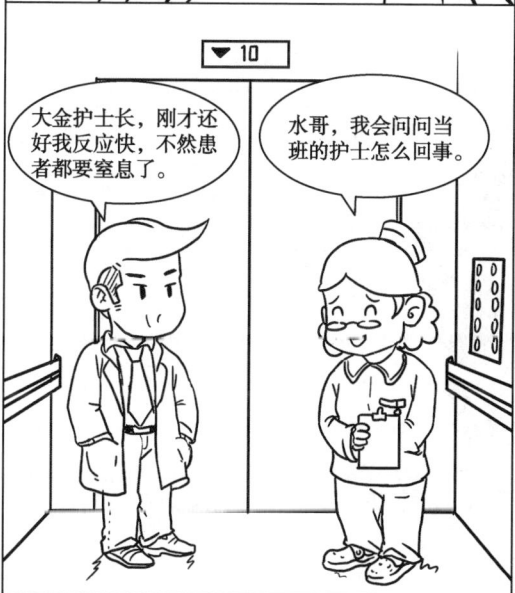

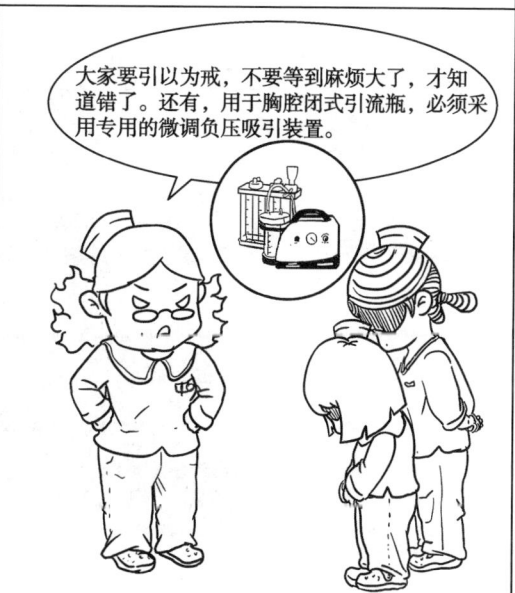

第六节　心电监护仪

一、心电监护仪的组成

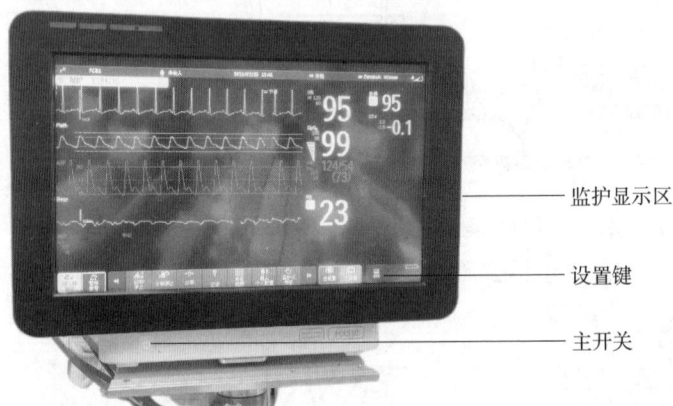

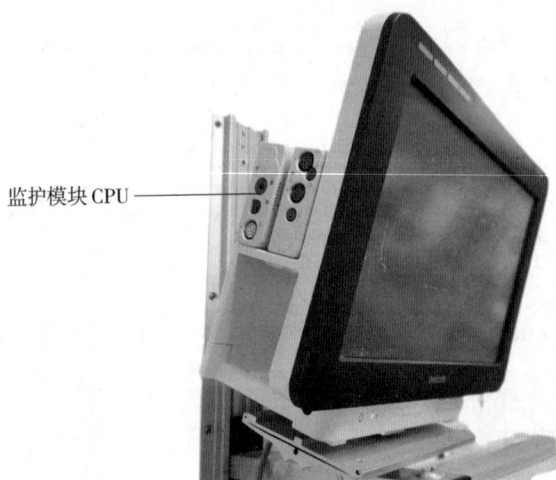

監护显示区

设置键

主开关

监护模块 CPU

心电监护仪

二、心电监护仪的操作流程

评估：

注意观察患者胸部皮肤有无破损、皮疹

评估患者双上肢有无测量血压禁忌证，手术侧及偏瘫侧肢体不测压

评估患者有无灰指甲、指甲油、长指甲等

↓

检查监护仪性能：

将心电监护导联线的电极放在操作者手指指腹上，看有无波形

给血压计充气，看是否完好

将血氧饱和度夹夹于操作者指甲上，看显示器有无血氧数字显示

↓

取仰卧位，暴露胸部，用酒精棉签消毒操作部位的皮肤，待干

↓

将电极片连接至监护仪导联线上，按照要求粘贴于患者胸部正确位置，避开伤口及除颤部位

按照要求将血压袖带绑于患者合适的上臂

将血氧饱和度夹夹于患者手指上

↓

设置患者的床号、姓名、年龄、性别等基础资料

设置导联的波形、振幅，设置血压自动监测时间

设置合理的报警限，不可关闭报警声音

三、风险防范

风险一：电极片挡住除颤部位

【后果】

　　紧急除颤时需要更换电极片位置，延误抢救。

【预防】

　　(1) 电极片粘贴时避开除颤部位，选择肌肉厚实的地方。

　　(2) 基础知识要人人过关，组长重点查看新收患者的电极片粘贴。

【补救】

　　(1) 除颤时发现电极片位置不对，准备好除颤之后立即去掉电极片，除颤。

　　(2) 除颤后继续保持胸外按压，同时助手重新将电极片粘贴到妥善位置。

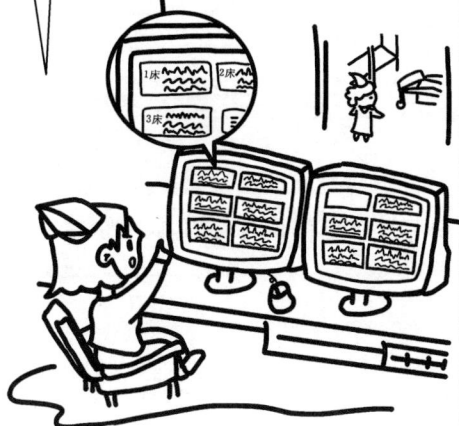

木木，快看看3床，好像是心室颤动了！

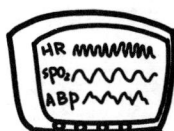

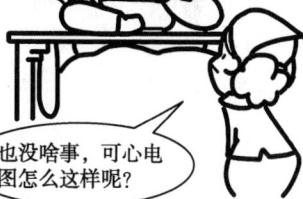

不是好好的吗？瞎操心啥。

也没啥事，可心电图怎么这样呢？

原来是电极片接触不良，今天忘记更换电极片了。

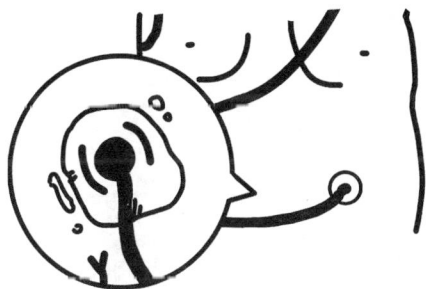

心脏病患者，电极片粘贴要避开除颤部位，防止抢救时碍事。

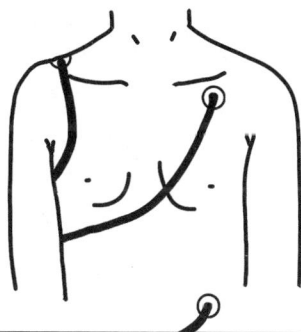

风险二:监护仪非正常关机

【后果】

不能继续进行监测,患者发生病情变化不能及时发现。

【预防】

(1) 监护仪使用之前务必连接好地线(使用三眼插头)。

(2) 电源接头、各种连接线接头连接紧密。

【补救】

(1) 重新连接电源线、数据线后开机。

(2) 重新设置报警限。

(3) 如果仍然黑屏,观察患者情况,更换监护仪进行临时监测,仪器报修。

风险三：监测数值不准确

【后果】

误导医生的判断。

【预防】

（1）每天更换电极片及粘贴部位，并注意皮肤的清洁、消毒，防止电极片接触不良，定期检查有无脱落或接触不良。

（2）血氧饱和度探头放置位置应与测血压手臂分开，因为在测血压时，血流阻断，此时测不出血氧饱和度。

（3）袖带展开后应缠绕在患者肘关节上 1~2cm 处，袖带的导管应放在肱动脉处，松紧程度应以能够插入 1~2 指为宜，过松可能会导致测压偏高，过紧可能会导致测压偏低。

（4）袖带的宽度应为上臂长度 1/2~1/3，过宽时测得数值较实际偏低。

（5）定期查看血氧饱和度探头是否在正确位置并且连接紧密，是否监测部位温度过低导致数值异常。

【补救】

（1）按照操作标准检查监护仪设置和连接，重新测量。

（2）患者在躁动、肢体痉挛时所测值会有较大误差，勿过频测量。

（3）严重休克、心率 <40 次 /min 或大于 200 次 /min 时，所测结果需与人工测量结果相比较并结合临床观察。

（4）应用心电监护仪期间，需要密切关注患者的反应和表现。

心电监测电极片要注意与皮肤接触良好,可以用酒精适当清洁皮肤后再贴。

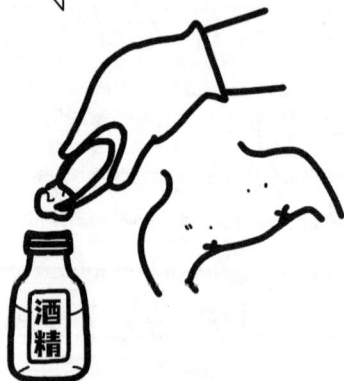

酒精

松紧程度应以能够插入1~2指为宜,袖带宽度为上臂的1/3至1/2。

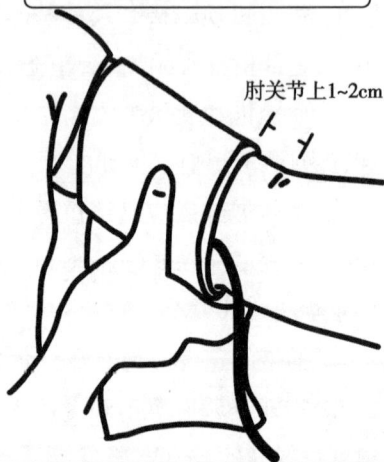

肘关节上1~2cm

患者肢体血运不好,测量时血压可能会偏低。如有肢体受损或瘫痪,应该在健侧肢测量血压。

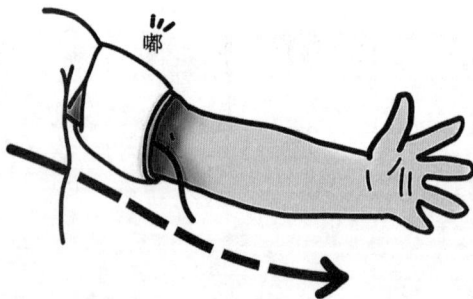

嘟

是一个血氧饱和度探头,需要避开灰指甲和有指甲油的指头。

护士,这个"小戒指"是用来干嘛的?

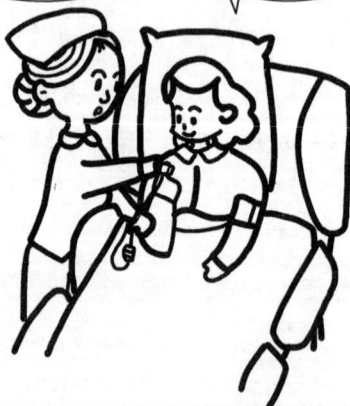

风险四:长时间在一侧肢体上频繁测压

【后果】

肢体肿胀,可有麻木胀痛感,更严重者出现肌力减弱,活动能力下降。

【预防】

(1) 避免在输液或有创伤的肢体进行血压测量,否则会造成血液回流或伤口出血。

(2) 定时轮换测量肢体。

(3) 未测压时可多活动肢体,适当按摩,必要时可暂时松开血压袖带。

(4) 血压平稳者可适当延长测量间歇时间。

【补救】

(1) 重新选择其他合适部位测压,必要时可建立动脉血压监测。

(2) 调整血压测量的间隔时间。

(3) 及时评估肿胀程度,抬高肿胀肢体,适当按摩、活动,促进血液回流。

(4) 严重者予外科治疗。

风险五:报警关闭、报警音量过小或报警限设置不合理

【后果】

未能起到警示作用,可能会有生命体征变化未能及时发现。

【预防】

(1) 对全部医务人员开展心电监护仪使用的培训,如何调整报警限以及设置监护仪。

(2) 禁止关闭危险性高的报警,如心率(HR)、血压(BP)、血氧饱和度(SO_2)等。

(3) 依据患者的实际情况,适时调整报警限。

(4) 每班次交接时,皆需重新检查报警限设置。

(5) 护理组长要不定期巡查。

【补救】

(1) 发现生命体征有变化,先检查监测数值是否准确,并立即报告医生。

(2) 反思总结没有及时发现生命体征变化的原因,并作出整改。

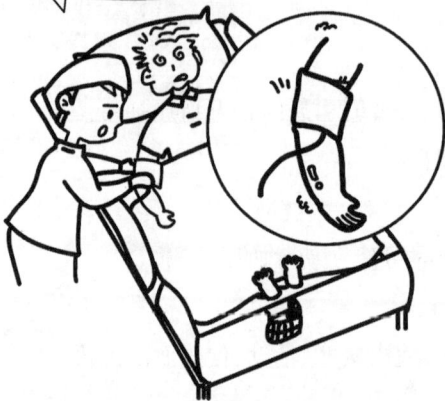

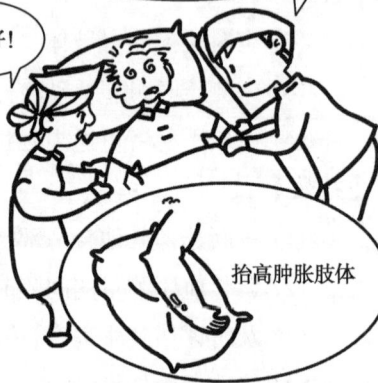

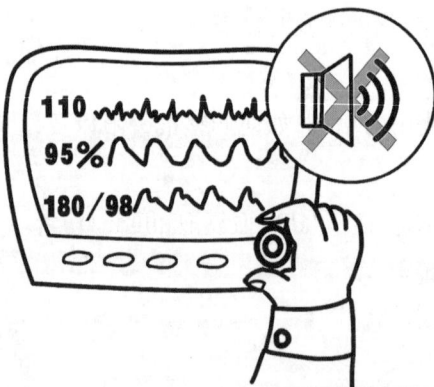

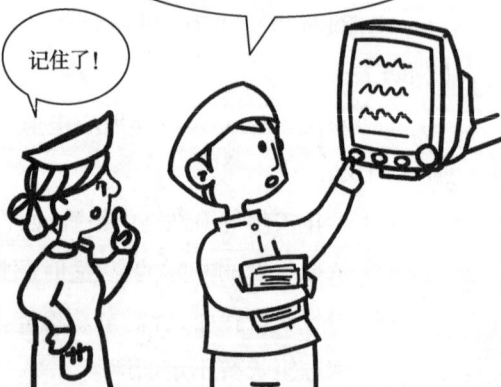

第七节 床边连续性肾脏替代治疗机

一、床边连续性肾脏替代治疗（CRRT）机的组成

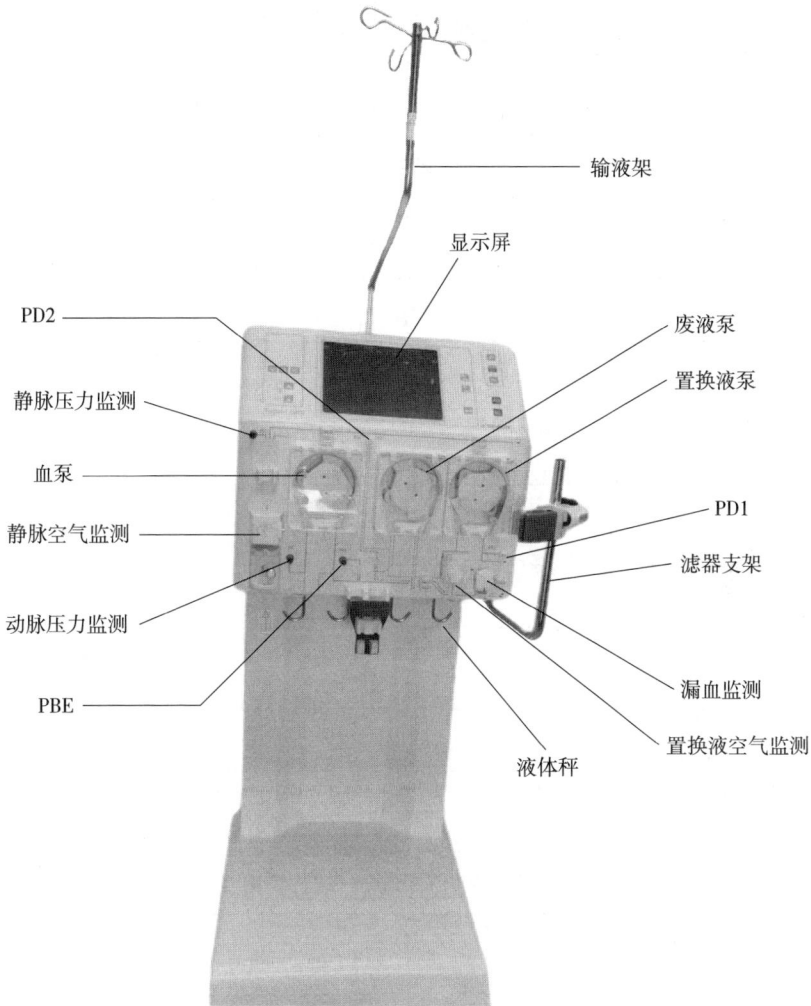

输液架

显示屏

PD2

静脉压力监测

血泵

静脉空气监测

动脉压力监测

PBE

废液泵

置换液泵

PD1

滤器支架

漏血监测

置换液空气监测

液体秤

床边 CRRT 机（贝朗）

二、床边 CRRT 机的操作流程

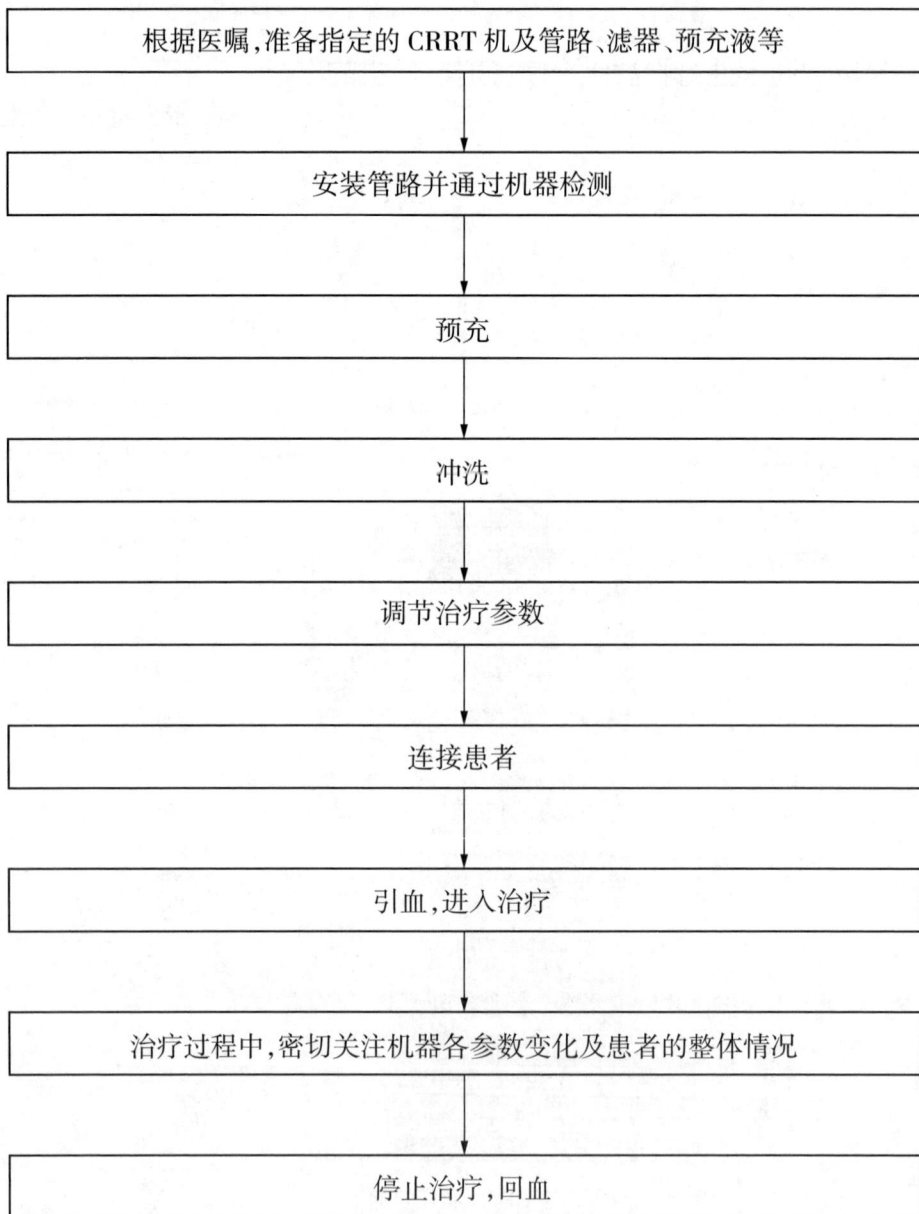

根据医嘱,准备指定的 CRRT 机及管路、滤器、预充液等

↓

安装管路并通过机器检测

↓

预充

↓

冲洗

↓

调节治疗参数

↓

连接患者

↓

引血,进入治疗

↓

治疗过程中,密切关注机器各参数变化及患者的整体情况

↓

停止治疗,回血

三、风险防范（以贝朗 CRRT 机为例）

风险一：预冲洗不充分

【后果】

　CRRT 机管路、滤器未能完全肝素化，管路和滤器中容易出现血凝块。

【预防】

（1）管路正常预充自检后，常规冲洗 30min 再连接患者。

（2）冲洗过程中要尽量排空管路和滤器中的空气。

（3）上机前预充管路时按照医嘱在预充液中加入肝素，双人核对剂量。

【补救】

（1）在保证生命体征稳定的情况下，适当提高血液流速。

（2）遵医嘱调整抗凝剂用量。

风险二：上机后未再次核查管路连接和机器参数

【后果】

（1）外接液体（如碳酸氢钠、枸橼酸钠、葡萄糖酸钙等）在管路上连接错误，造成患者凝血功能异常或电解质紊乱。

（2）机器设置参数与医嘱不相符合，未能达到预期目标。

【预防】

（1）CRRT 机连接患者之前，上机护士要认真核查管路连接和机器参数。

（2）有动静脉瘘的患者一定要确认动静脉端。

（3）上机后立即请组长再次复核各种参数、剂量和连接方式。

（4）CRRT 过程中加强巡视，定时记录机器运转参数，协助抽血检测和出入量的统计，发现异常及时查找原因。

（5）机器报警或出现病情变化时，需再次检查确认各项参数。

【补救】

（1）机器参数设置错误，可暂停治疗模式，仅维持血液循环，重新调整参数，对于失去的治疗量要在后续治疗中均匀地补回来。

（2）外接液体管路连接错误，立即暂停治疗，维持血路循环，暂停液体输入，关闭三通，重新连接外接液体；如果需要断开血流，则应在外部准备全部做好之后，按暂停键，迅速操作；如果预计短时间内无法完成，则应先回血，再行操作。

一查：核查管路连接。

连接患者之前，再核查管路连接和机器参数。外接液体都搞定了吗？血液透析管两端通畅吗？

搞定了，正等你来核对。

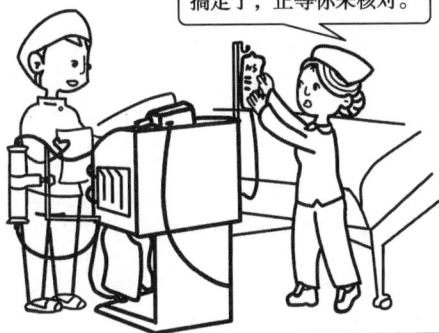

二查：上机前再次核查CRRT机的参数设置、管道连接和其他辅助参数。

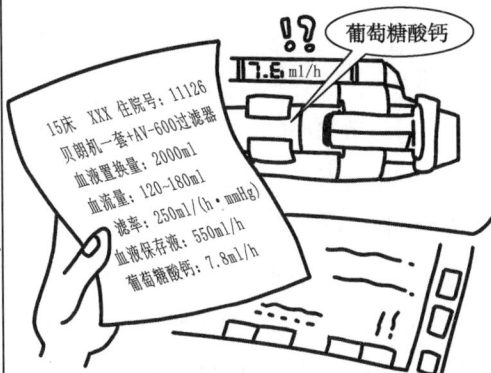

葡萄糖酸钙

!?

7.6 ml/h

15床 XXX 住院号：11126
贝朗机一套+AV-600过滤器
血液置换量：2000ml
血流量：120-180ml
滤率：250ml/（h·mmHg）
血液保存液：550ml/h
葡萄糖酸钙：7.8ml/h

三查：交接班时再次查对管道连接和参数设置。

班班交接，另外同事再次复核各种参数、剂量和连接方式等。

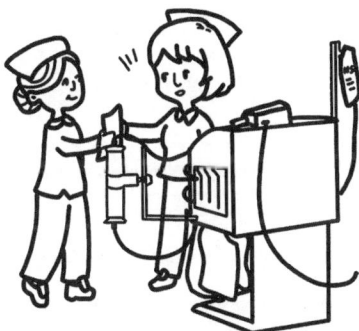

四查：当机器报警时，应关注患者生命体征变化，迅速查明报警原因并及时处理。

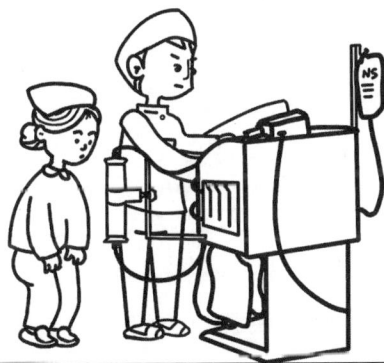

风险三:上机之前对血液透析插管评估不到位

【后果】

血液透析插管不通畅,无法上机或上机后频繁报警。

【预防】

上机之前对插管的动静脉导管进行评估:

(1) 1ml 注射器回抽 2 次(抽出管道内肝素)。

(2) 5ml 注射器回抽 2 次,回抽液体均冲在纱布上(检查管道内是否有血凝块)。

(3) 用 20ml 注射器来回抽吸 10 次,每次 6s 充满即代表血流可以达到 200ml/min。

【补救】

(1) 上机时发现引血不畅,立即停止引血,重新评估插管通畅度。

(2) 治疗过程中若报警动脉压力(PA)低,可以在允许范围内适当调小血流量,或通过旋转插管、调整患者体位来保证引血顺利。

(3) 如果上述方法操作后仍有频繁报警可暂时回血,通知医生调整管道位置或重新置管。

1ml注射器回抽2次抽出内肝素。

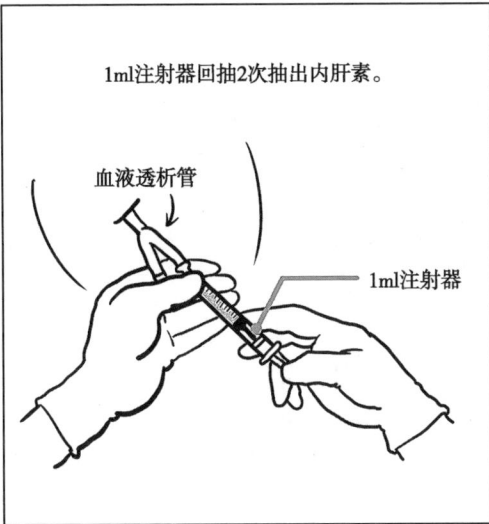

血液透析管

1ml注射器

5ml注射器回抽2次，回抽液体均冲在纱布上，检查管道内是否有血凝块。

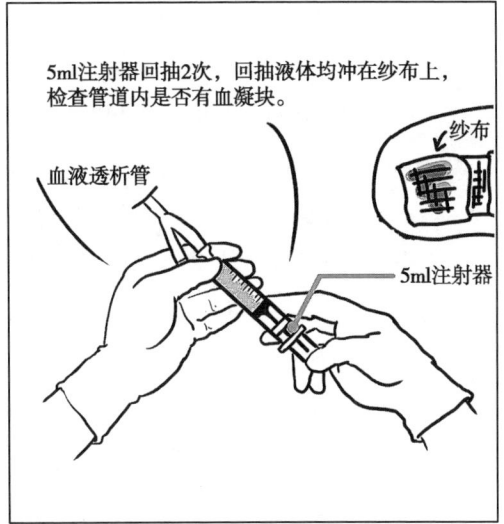

纱布

血液透析管

5ml注射器

20ml注射器抽吸来回10次，6秒充满即代表血流可达到200ml/min。

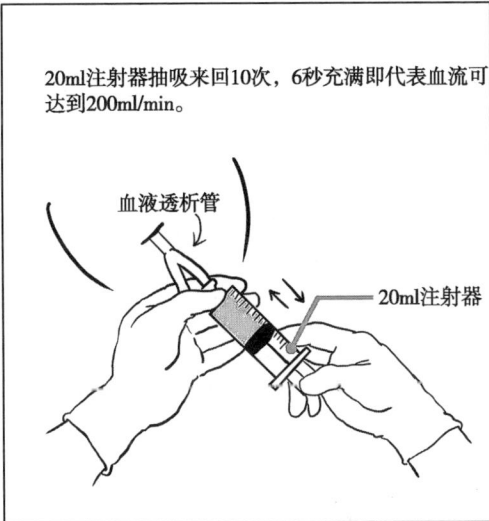

血液透析管

20ml注射器

若管路不通畅，需通知医生调整管道位置、患者体位或重新置管。

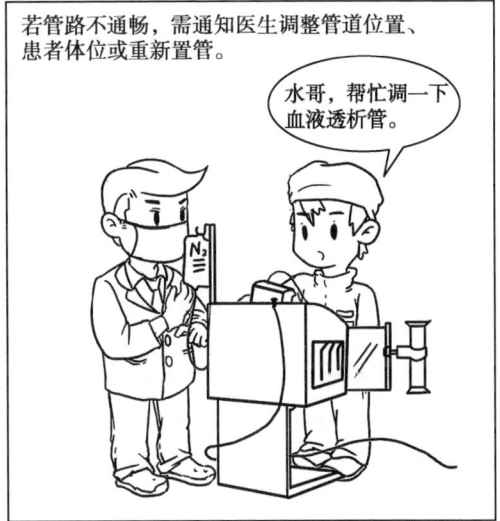

水哥，帮忙调一下血液透析管。

风险四:泵前输血或输液时有空气进入

【后果】

造成空气栓塞,滤器凝血。

【预防】

(1) 尽量避免在 CRRT 机管路上输血或者输入其他治疗药物的液体。

(2) 血泵前输血时要有专人管理,防止液体滴空。

(3) 血泵前输液可以加用输液泵,防止液体走空。

(4) 保持动脉壶液体高度至少在 1/2。

【补救】

(1) 极少量气体进入动脉壶可以弥补,气体过多随血液通过过滤器进入静脉壶后机器会发生报警,此时分离患者静脉端,手转血泵,将气体排出。

(2) 气体经过过滤器后较难完全排出,密切观察气体在过滤器中的分布,通过适当振动,推动气体向外移动。

(3) 密切观察过滤器效能,一旦迅速下降尽早停止治疗,防止过滤器阻塞无法回血。

(4) 一旦患者发生空气栓塞,立即报告医生进行处置。

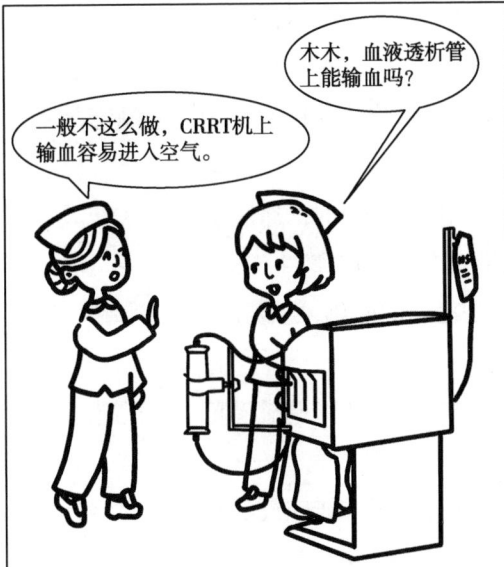

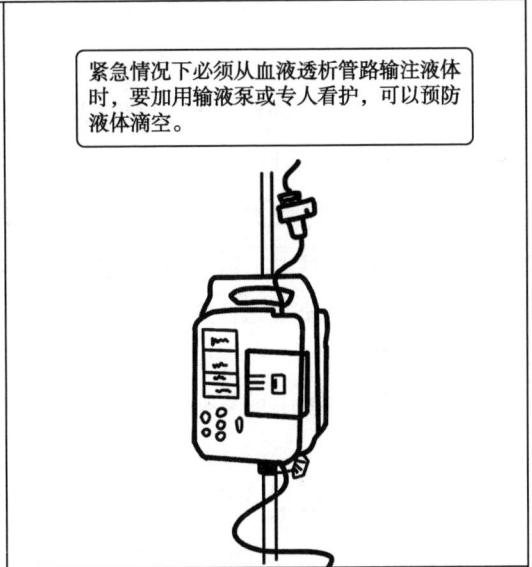

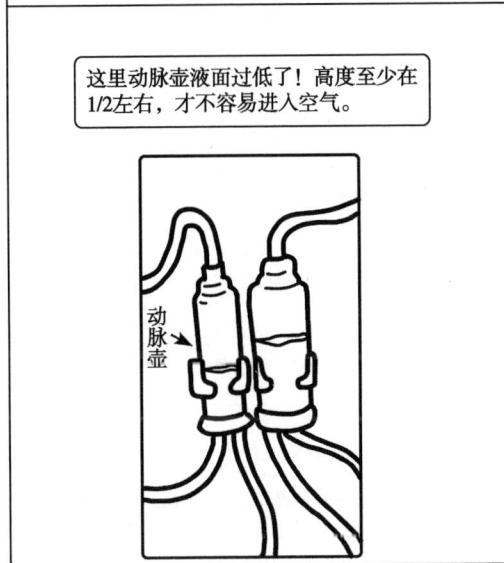

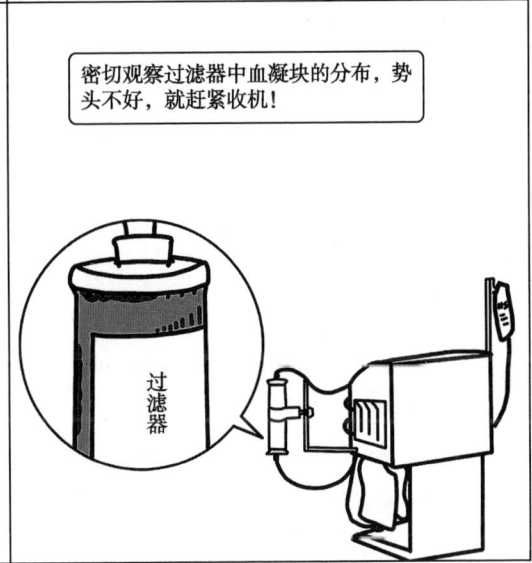

风险五：未能按照每小时入量的情况和治疗目标均衡设置超滤率

【后果】

出现容量不足导致血压下降，或者未能达到脱水治疗目标。

【预防】

(1) 超滤率的设置与患者的病情密切相关，治疗前与医生仔细沟通制定每小时目标和阶段目标。

(2) 白天液体治疗较多时应提高超滤率以保证每小时的净脱水量目标。

(3) 每小时记录机器参数和计算出入量情况，及时与医生沟通。

(4) 密切观察患者生命体征变化，尤其是血压的变化，视情况调整超滤率。

【补救】

(1) 当患者出现容量不足，血压下降时，立即将超滤率调成零超或者正超。

(2) 报告医生给予补液支持。

(3) 如果容量过剩没有达到既定脱水目标，应将未能完成的治疗量均匀分布在后续治疗中，防止单位时间内液体丢失过多引起并发症。

第八节 主动脉内球囊反搏机

一、主动脉内球囊反搏（IABP）机的组成

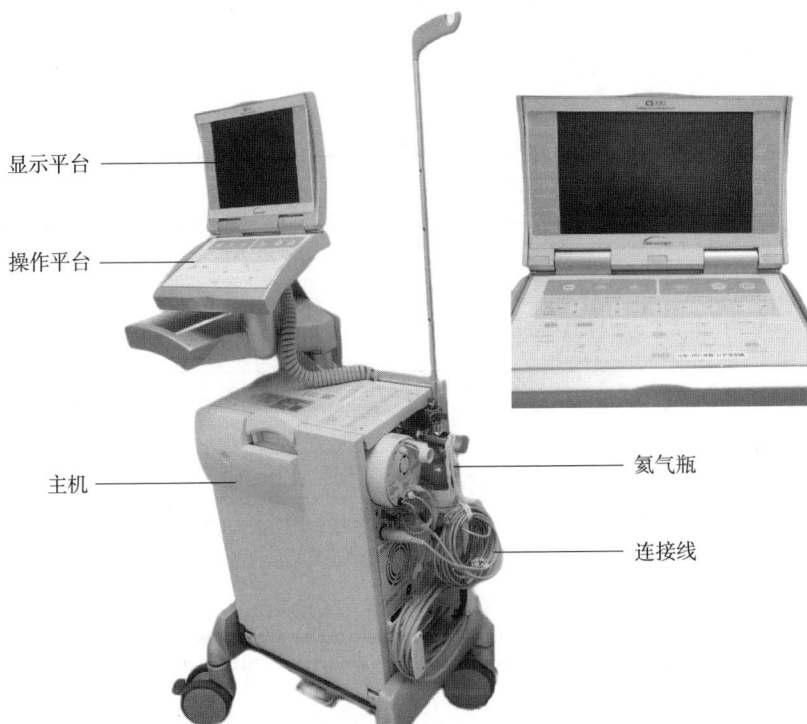

显示平台

操作平台

主机

氦气瓶

连接线

主动脉球囊反搏机

二、IABP 机的操作流程

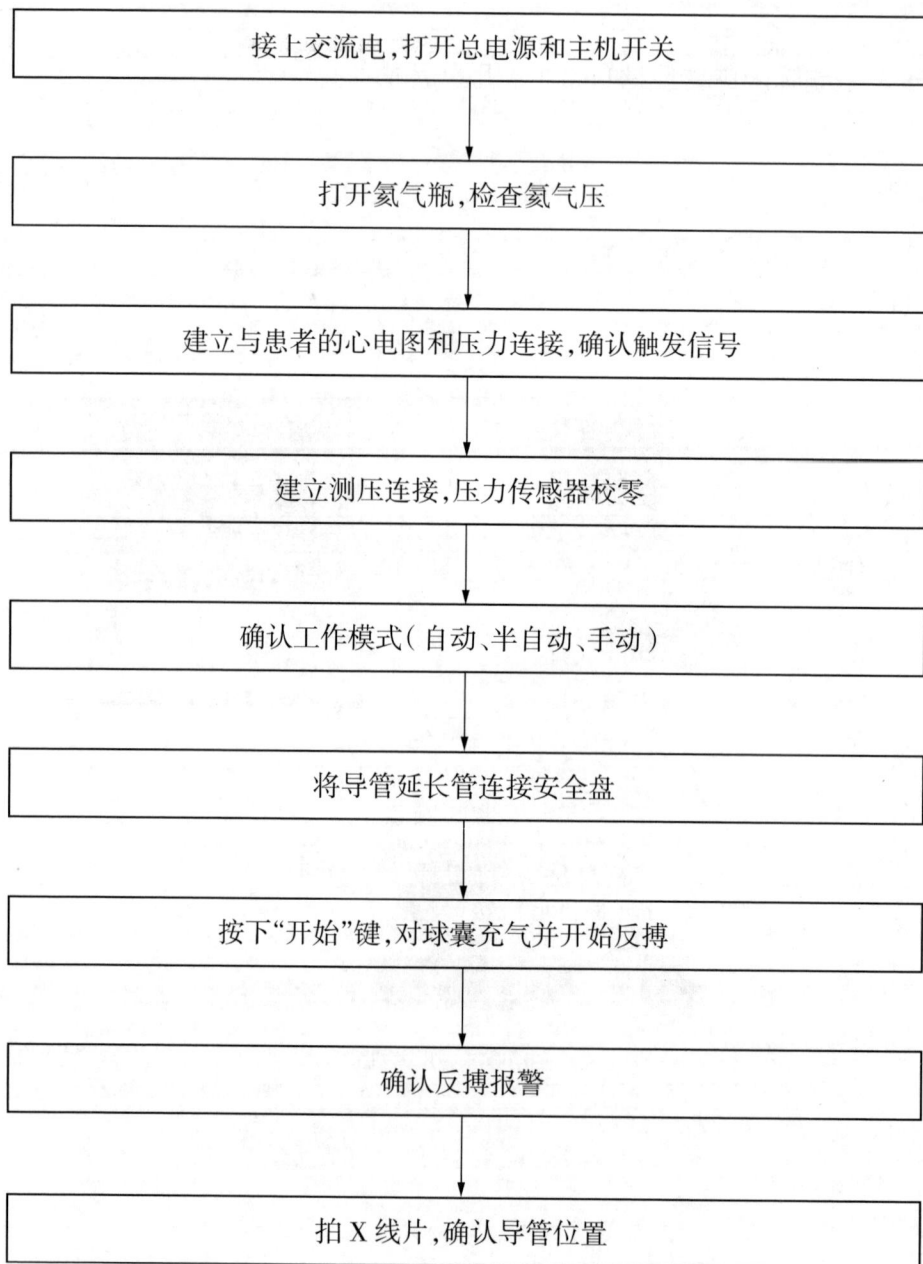

接上交流电,打开总电源和主机开关

打开氦气瓶,检查氦气压

建立与患者的心电图和压力连接,确认触发信号

建立测压连接,压力传感器校零

确认工作模式(自动、半自动、手动)

将导管延长管连接安全盘

按下"开始"键,对球囊充气并开始反搏

确认反搏报警

拍 X 线片,确认导管位置

三、风险防范

风险一：心电图信号受到干扰

【后果】

无法取得清晰可靠的心电图波形，造成伪触发或无效触发。

【预防】

（1）在上机之前避开除颤区放置电极片，取得最佳心电图波形（R波足够高，T波矮且无干扰）。

（2）保持皮肤清洁干燥，贴电极片之前可以用砂纸或者酒精棉清洁皮肤油脂，定时更换电极片。

（3）电极片外面可加用胶布固定，防止因变换体位或其他操作断开心电连接线。

【补救】

（1）心电触发断开时可以立即选用压力触发，寻找心电监测断开原因，及时修复再重新选择心电触发。

（2）如果患者出现严重心律失常或者多方努力都不能取得好的心电图波形，可以改为压力触发。

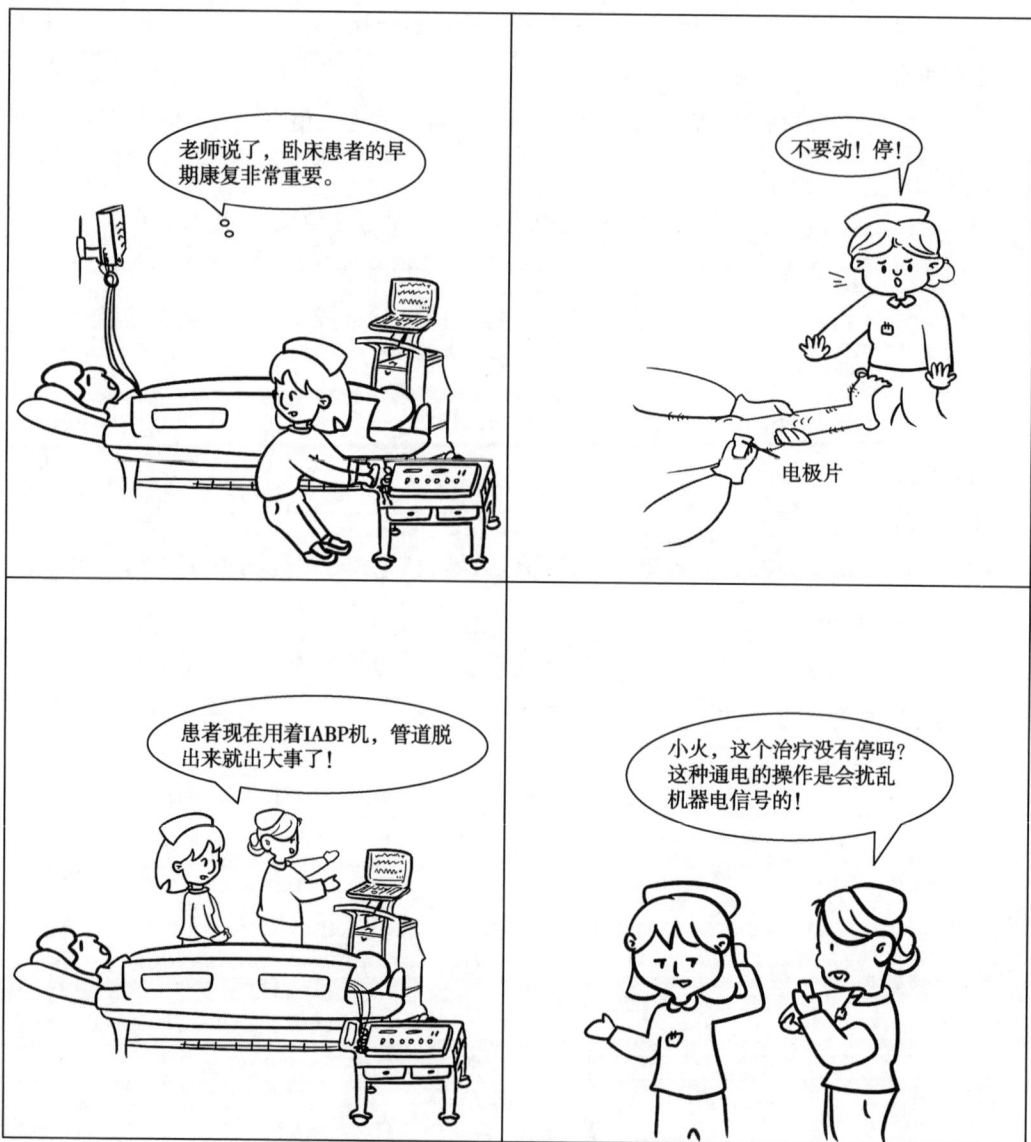

风险二:导管固定不牢,外露测量方法不对

【后果】

导管向外脱出或者向内进入没有及时发现,导致气囊位置偏移,阻塞锁骨下动脉或者肾动脉。

【预防】

(1) 外露管道在膝关节以上缝线固定,勿固定在关节上或者小腿,防止肢体活动导致管道位置变化。

(2) 穿刺口与外固定之间的管道通常不是笔直的,测量时要注意中间的弧度和实际外露长度。

(3) 患者平卧位,床头抬高 15°~20°,穿刺侧下肢保持伸直,避免弯曲,翻身时最好有人专门协助穿刺侧肢体的翻动。

【补救】

(1) 一旦发现位置可疑变化,立即拍 X 线片重新确认管道位置。

(2) 观察患者双臂血压收缩压差距是否 >20mmHg,一侧脉搏弱于另一侧,可能发生锁骨下动脉狭窄或阻塞。

(3) 密切观察尿量的变化,因尿量受肾动脉供血影响,如果导管外脱阻塞肾动脉,可发生急性肾衰竭。

(4) 一旦发生上述事件,立即暂停使用 IABP 机,根据 X 线片结果,重新调整管道位置。

风险三:抗凝不达标或者过量

【后果】

(1) 抗凝不达标,容易出现血栓。

(2) 抗凝过量,容易发生脏器出血。

【预防】

(1) 保证 IABP 机良好运行,勿轻易中断。

(2) 使用生理盐水 500ml+ 肝素钠 12 500U,配合使用压力袋冲洗管路,保持压力在 300mmHg,避免导管打折,受压。

（3）每 4~6h 监测活化部分凝血活酶时间（APTT），保持在 60~80s。

（4）每 2h 观察穿刺侧肢体的皮肤颜色、温度、感觉及足背动脉搏动，观察是否有肢体缺血或下肢血栓形成。

（5）密切观察患者皮肤、牙龈、消化道有无出血倾向，穿刺口有无渗血。

（6）每日测量腿围，观察穿刺侧肢体有无肿胀。

【补救】

（1）根据 APTT 适时调整肝素用量。

（2）发生血栓后可采取溶栓治疗或介入取栓。

（3）发生出血可重新调整肝素用量或者改用其他抗凝方式，必要时停用抗凝剂。

风险四：撤机拔管时操作不熟练

【后果】

（1）动脉血喷射不够，容易有血栓残留在血管内。

（2）按压力度不够、时间不足，容易造成局部血肿。

【预防】

（1）因置入管道比较长，拔管过程勿按压穿刺口。

（2）管道拔除后不要立即按压穿刺口，让动脉血液适当喷出来少许，冲出可能残留的血栓（如果拔除鞘管后没有血液喷出，可以按压穿刺口旁远心端 2~3s 阻断血流，迫使血液从穿刺口喷出少许，再按压穿刺口）。

（3）拔管后手动按压穿刺口至少 30min，其间勿频繁查看穿刺口是否有血渗出；使用纱布卷及弹力绷带继续在穿刺口压迫 12~24h。

（4）按压期间需注意观察足背动脉搏动、下肢皮肤温度以及腿围变化。

【补救】

（1）一旦发现足背动脉搏动、下肢皮肤温度以及腿围有变化，立即行血管超声检查是否有血栓形成，对症进行溶栓或介入取栓。

（2）如果穿刺口局部出现血肿，除继续按压之外，观察血肿有无继续扩大，或者出血从皮下延伸，造成大出血，行 B 超检查血肿内是否有循环血流。

第九节　临时起搏器

一、临时起搏器的组成

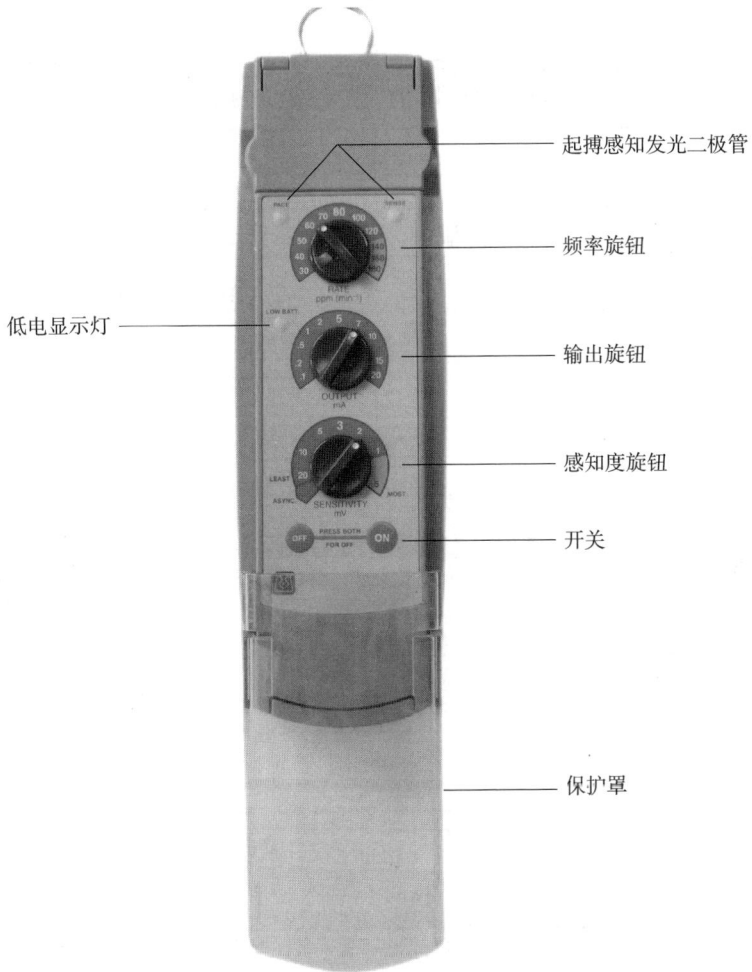

临时起搏器

低电显示灯

起搏感知发光二极管

频率旋钮

输出旋钮

感知度旋钮

开关

保护罩

二、临时起搏器的操作流程

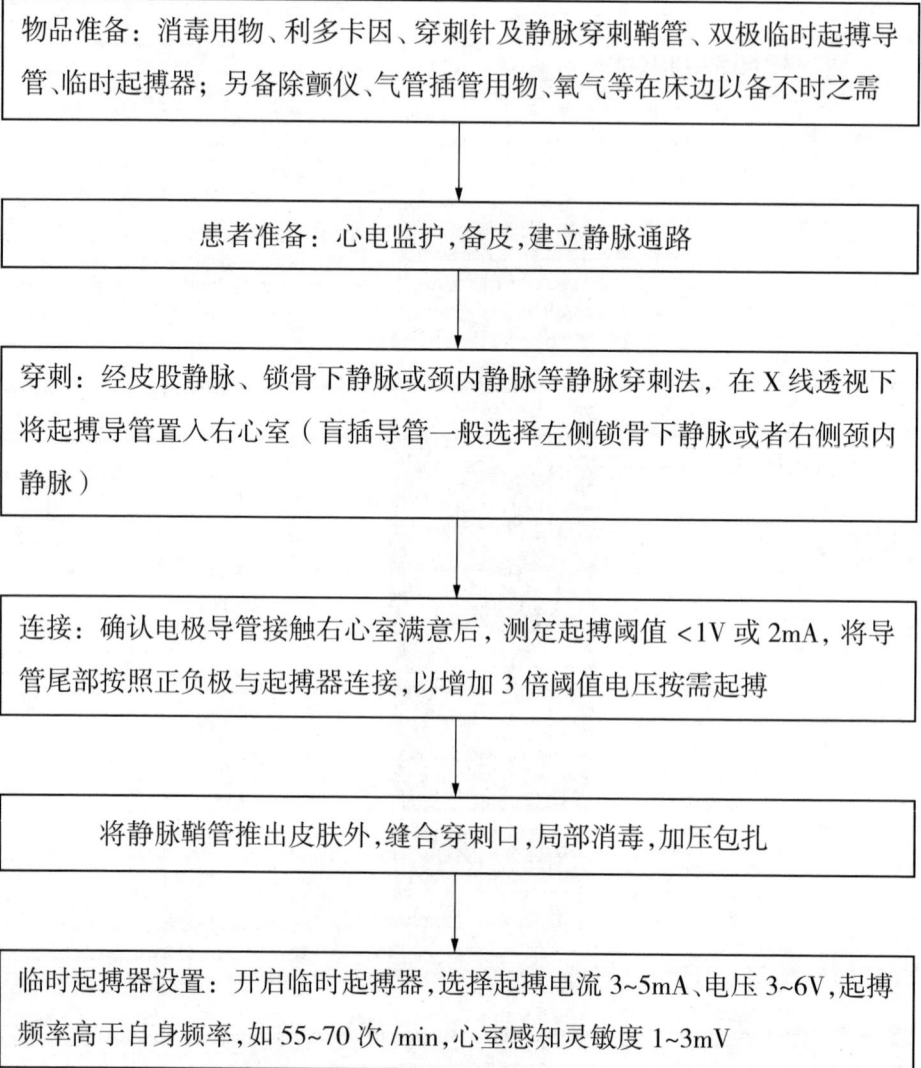

物品准备：消毒用物、利多卡因、穿刺针及静脉穿刺鞘管、双极临时起搏导管、临时起搏器；另备除颤仪、气管插管用物、氧气等在床边以备不时之需

↓

患者准备：心电监护，备皮，建立静脉通路

↓

穿刺：经皮股静脉、锁骨下静脉或颈内静脉等静脉穿刺法，在 X 线透视下将起搏导管置入右心室（盲插导管一般选择左侧锁骨下静脉或者右侧颈内静脉）

↓

连接：确认电极导管接触右心室满意后，测定起搏阈值 <1V 或 2mA，将导管尾部按照正负极与起搏器连接，以增加 3 倍阈值电压按需起搏

↓

将静脉鞘管推出皮肤外，缝合穿刺口，局部消毒，加压包扎

↓

临时起搏器设置：开启临时起搏器，选择起搏电流 3~5mA、电压 3~6V，起搏频率高于自身频率，如 55~70 次 /min，心室感知灵敏度 1~3mV

三、风险防范

风险一：导管固定不稳固，导管移位

【后果】

诱发严重心律失常、心肌穿孔。

【预防】

（1）绝对卧床休息，做好健康宣教，取得患者配合。

（2）起搏电极固定妥当，可以加双重固定，每班检查接头连接处是否牢固，防止在体位变化或者其他操作时移动电极位置，经股静脉穿刺者需要同侧肢体制动，注意预防下肢静脉血栓。

（3）经常巡视，查看电极连接情况以及临时起搏器放置位置是否妥当。

（4）每班观察并记录起搏器参数及电极位置的固定，对起搏效果及其他特殊问题做好交班。

（5）观察患者心率与起搏频率是否一致，如果出现频发室性期前收缩要引起重视。

（6）出现打嗝或者腹肌抽搐，可能是电极位置改变刺激膈肌所致。

【补救】

（1）重新拍 X 线片，确定导管位置，适当进行调整。

（2）重新查看起搏频率、起搏电压的设置，以及电池电量的消耗。

（3）随时做好准备配合医生抢救。

风险二:起搏器参数调节不当

【后果】

未能起到起搏的作用。

【预防】

医生调节起搏参数后护士要认真观察起搏的效果,及时汇报医生,常见参数调节不当的有:

(1) 有起搏脉冲,无心室夺获波。原因:输出能量低于刺激阈值。

(2) 起搏器感知不良,导致起搏计时不恰当,起搏不同步或发放竞争性脉冲导致起搏过度。原因:心脏信号小或者感知灵敏度低。

(3) 感知过度,导致起搏不足。原因:肌电信号或电磁感干扰,感知灵敏度过高。

【补救】

告知医生重新调整起搏参数,调节方法对照原因处理如下:

(1) 加大输出电流。

(2) 提高感知灵敏度,将灵敏度数值调低。

(3) 减低感知灵敏度,提高其数值。

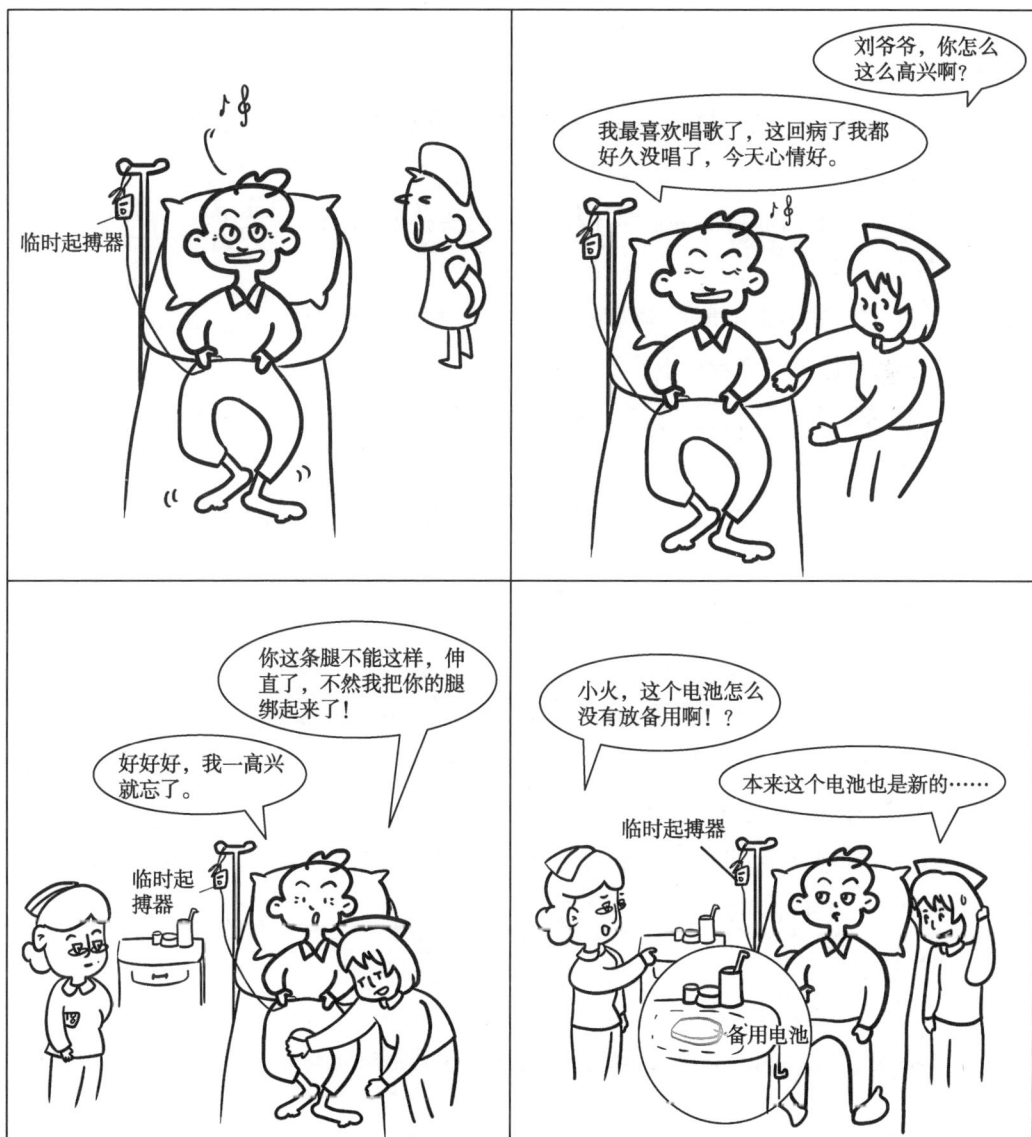

风险三：电池电量不足

【后果】

无起搏脉冲。

【预防】

(1) 在使用之前更换新电池,并准备好备用电池(一般为 9V 的锌汞电池或锌锰电池)。

(2) 注意临时起搏器的低电压报警,及时更换电池。

【补救】

(1) 当电池电量不足时,要立即更换电池,更换电池时要有医生在场。

(2) 时机选择:患者自主心率较快时更换。

(3) 先将起搏频率逐渐减慢,观察自主心律能否出现,再迅速更换。

风险四：起搏器周围有电、磁干扰

【后果】

扰乱起搏频率和节奏。

【预防】

(1) 在应用临时起搏器时,避免靠近磁铁,包括磁疗健身器。

(2) 远离电台、发射机、雷达、马达、内燃机、高压电场、变压器、电弧焊接、磁共振仪等强磁场和强电场环境。

(3) 尽量避免手机靠近起搏器,必须使用时用对侧手,并使手机与起搏器的距离保持在 15cm 以上。

【补救】

(1) 立即离开电磁环境。

(2) 有不适立即寻求医生帮助,重新检查起搏器的运行是否正常。

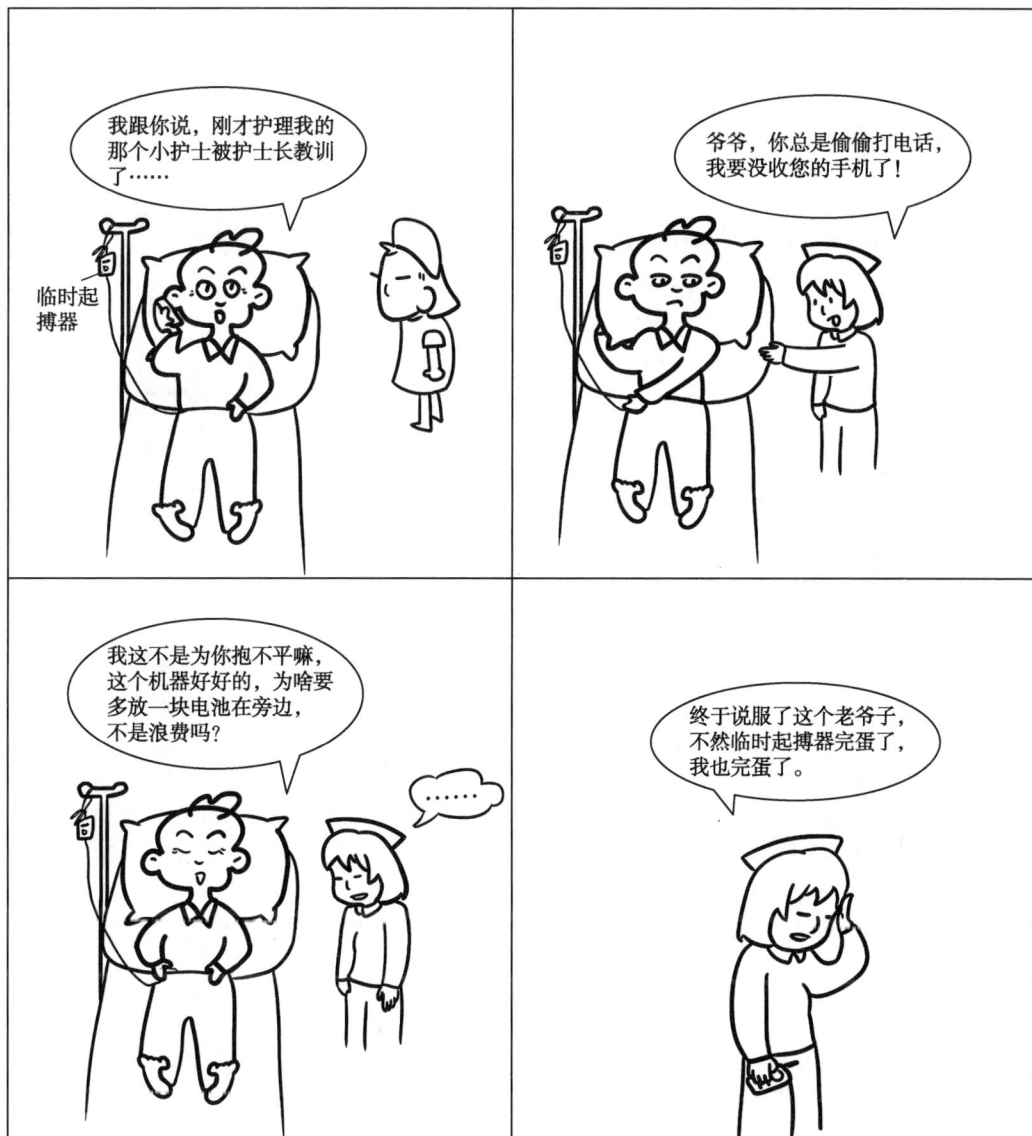

第十节 脉搏指示连续心排血量监测仪

一、脉搏指示连续心排血量（PiCCO）监测仪的组成

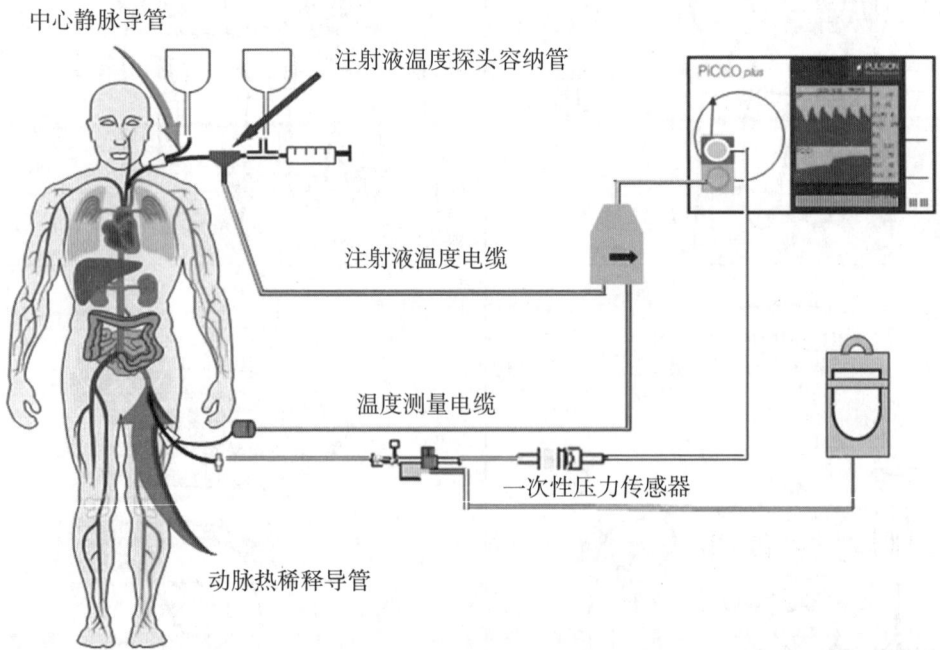

中心静脉导管

注射液温度探头容纳管

注射液温度电缆

温度测量电缆

一次性压力传感器

动脉热稀释导管

PiCCO 监测仪的组成

二、PiCCO 监测仪的操作流程

物品准备：消毒用物、利多卡因、PiCCO 监测仪穿刺导管及配件压力传感器、肝素盐水 500ml、加压袋、冰盐水、注射器、PiCCO 监测仪主机或者模块及连接线（患者另需建立颈部或锁骨下中心静脉导管）

↓

连接：将 PiCCO 监测仪连接线及压力传感器连接线正确连于模块或者 PiCCO 监测仪主机上，输入患者信息，将肝素盐水连接压力传感器，外用加压袋，排气

↓

穿刺：消毒腹股沟皮肤，从股动脉进行穿刺插入 Pulsiocath 动脉导管，缝线固定，连接 PiCCO 监测仪温度测量电缆及连接压力传感器

↓

压力传感器校零，获得波形良好的动脉血压

↓

PiCCO 监测仪的校正：将注射液温度电缆及探头与深静脉中心静脉导管相连，关闭导管腔通道内其他液体，从中心静脉 4s 内注入 15ml 温度指示剂（冰盐水或者常温盐水）进行心排血量（CO）校正，每次校正注入 3 ~ 5 次盐水，去掉差异最大的一次数值进行计算，得出一系列有重要意义的参数

↓

病情稳定后每 8h 测定一次 CO 校正，有病情变化时重新校正

三、风险防范

风险一：不注意操作细节

【后果】

无法获得准确数值。

【预防】

（1）校正过程中，注水完成后未能及时关闭连接注射器的旋阀或者触碰移动患者，容易造成无法测量。

（2）测量之前需暂停中心静脉补液 30s 以上。

（3）每次动脉压修正后，都必须通过热稀释测量法重新校正。

（4）休克患者复苏期每小时校正一次，机械通气参数设置有变化而每搏量变异度（SVV）增加超过 10%，外周血管阻力（PVR）变化超过 20% 时，需重新校正。

（5）为患者进行吸痰、翻身等操作后，需休息 15~20min，待患者平稳后再操作。

【补救】

（1）若患者对血管活性药物十分依赖不能暂停，在药物维持状态下用中心静脉导管的另一腔注水，保证注水腔在校正时无其他液体进入。

（2）当不能测出数值或者测出数值差异较大时，可休息片刻再重新测量。

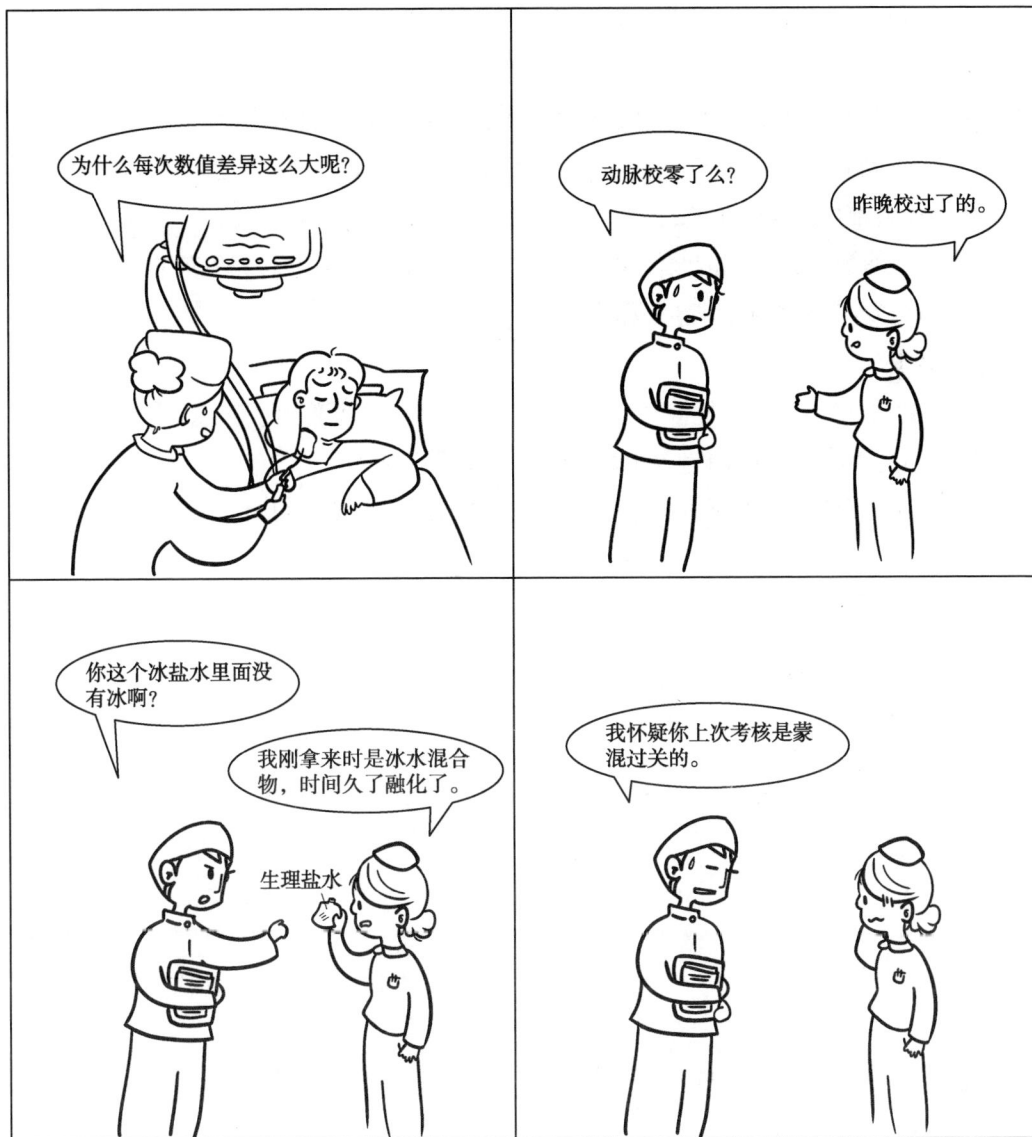

风险二：长时间留置动脉导管

【后果】

引起肢体局部缺血或者血栓形成。

【预防】

（1）每日评估患者状态，血流动力学稳定后尽早拔除动脉导管。

（2）动脉导管通路需要连续给予肝素盐水冲洗管道，保持管道通畅，保持加压袋压力维持在 300mmHg。

（3）每班观察穿刺侧肢体温度及颜色、足背动脉搏动情况，如发现肢体温度低、颜色发绀，警惕有血栓形成的风险。

【补救】

（1）如果患者穿刺侧肢体出现疼痛、肌肉痉挛、颜色苍白或变凉、足背动脉搏动消失等，立即通知医生，行动静脉彩色 B 超检查。

（2）一旦确认血栓形成，可视情况行溶栓治疗或者介入、手术治疗。

第十一节　体外膜肺氧合仪器

一、体外膜肺氧合（ECMO）仪器的组成

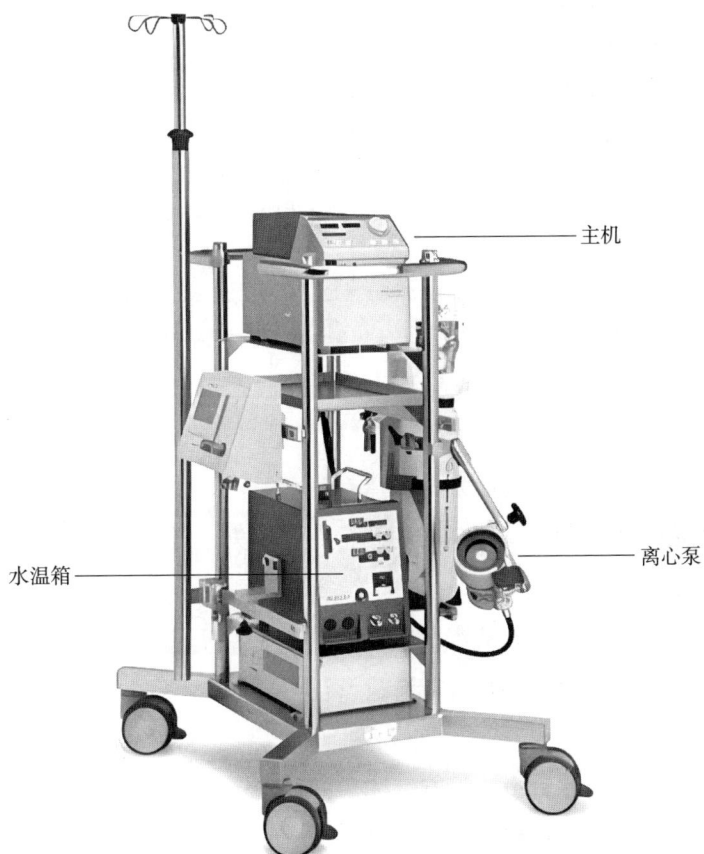

主机

离心泵

水温箱

ECMO 仪器的组成

二、ECMO 仪器的操作流程

ECMO 前准备：

（1）掌握患者一般情况

（2）明确 ECMO 支持方式

（3）成立治疗和护理团队

（4）充分准备支持期间必要的物品和仪器设备

↓

医生负责 ECMO 仪器插管置入，护士进行 ECMO 仪器管道预充

↓

ECMO 仪器管道预充：

（1）打开主机，显示屏提示"VALVE？"，按"管道钳夹毕按钮"，主机提示进行下一步，转动转速旋钮至零转并标定零转

（2）连接静脉引流管和离心泵头入口

（3）分别连接两根预冲管在泵前的两个三通接头，打开氧合器上黄色小帽所覆盖的排气口

（4）连接预充管路与预充盐水及废液袋

（5）连接离心泵并对离心泵进行流量校正

（6）预充管路，排气

（7）当检查氧合器和管道内没有气体后，暂停离心泵

（8）预冲结束，管道自循环备用

（9）连接空氧混合器的空气源和氧气源，使用氧气连接管连接到空氧混合器和氧合器，并连接牢固和理顺管道

（10）预冲结束，管道自循环备用

↓

ECMO 的早期管理：

（1）密切动态监测记录血流动力学指标、呼吸指标、肢体血运

（2）妥善固定管道

（3）做好镇静镇痛

（4）密切关注抗凝指标

ECMO 的中期管理：

（1）预防感染

（2）及时发现气体交换不良导致的血栓或气栓

（3）评价各脏器的功能指标，精细管理出入量

ECMO 的后期管理：

（1）准备撤机前的相关药物、指标采集

（2）调节仪器参数

（3）夹闭拔管

三、风险防范

风险一：抗凝不足，或者频繁在机器管路中抽血，三通管路较多

【后果】

血栓形成，影响 ECMO 仪器的功能，使红细胞和凝血因子的破坏增加，甚至血栓进入体内导致体循环或肺循环栓塞。

【预防】

（1）定期使用高亮度光源检查 ECMO 仪器管路，及早发现可能的血栓形成。

（2）根据支持目的和患者的凝血状况，调整肝素的用量：呼吸支持的活化全血凝固时间（ACT）目标值为 180~200s，循环支持的 ACT 目标值为 150~180s，有出血倾向时 ACT 目标值再减少 10%~15%。

（3）在 ECMO 仪器的外置管路中减少抽血和连接管路。

【补救】

（1）如果血栓出现在外接管路中，更换或者去除此外接管路。

（2）适当调节肝素的用量溶解栓塞。

（3）更换局部或整套 ECMO 装置。

风险二：抗凝剂过量

【后果】

出血，可以发生在插管部位、外科创面、气管、胃肠道、颅内等部位。

【预防】

（1）密切监测 ACT、凝血和血小板功能、血小板计数和血浆纤维蛋白原含量等。

（2）减少不必要的有创操作，尽量避免建立新的静脉通路、皮下注射和皮内注射。

（3）在护理操作时要特别注意黏膜保护，如吸痰、口腔护理。

（4）及时评估神志、瞳孔情况，观察患者有无其他出血征兆，预防性使用胃黏膜保护剂。

【补救】

(1) 局部压迫止血。

(2) 调整抗凝剂剂量,必要时可以使用阿加曲班替代肝素钠,输注抗纤溶药物如氨基己酸、鱼精蛋白。

(3) 结束 ECMO 治疗。

风险三:置管过程或者穿刺口维护过程污染

【后果】

造成局部或者血行感染。

【预防】

(1) ECMO 过程中的各种操作均应高度重视无菌操作原则,强调插管处局部皮肤的护理。

(2) 做好呼吸机相关性肺炎的预防,病情允许情况下尽早考虑拔除气管插管。

(3) 营养支持和控制血糖。

(4) 合理调整 ECMO 辅助的各项参数,通过有效的心肺支持,尽可能缩短患者需要辅助的时间。

【补救】

(1) 抽取血培养,根据培养和药敏试验选择合理的抗生素。

(2) 启动 CRRT,帮助祛除炎性介质,减轻全身炎性反应。

风险四:ECMO 仪器参数调节不当

【后果】

容易造成红细胞破坏过多甚至溶血,临床表现为血红蛋白浓度下降、血浆游离血红蛋白浓度上升($>100mg/dl$)及血红蛋白尿等。

【预防】

(1) 控制辅助流量,避免不必要的高流量辅助,维持适当的红细胞比容(HCT 0.30~0.35)。

(2) 控制静脉引流负压不高于 –30mmHg,维持有效循环血流以保持静脉引流通畅。

【补救】

(1) 如果出现血红蛋白尿,可使用碳酸氢钠碱化尿液,并尽可能维持尿量 >3ml/(kg·h),以降低游离血红蛋白的肾毒性。

(2) 如果溶血情况严重,需积极更换局部或整套 ECMO 装置。

风险五:发生电源故障

【后果】

不能进行有效地循环辅助,造成血液倒流,加重心肺负担。

【预防】

(1) 每班检查电源是否处在交流电的状态中,若发现是仪器储备电池在工作,必须恢复至交流电。

(2) 使用胶布固定电源插头,在仪器运行期间做好危险提示,避免其他医护人员误拔插头。

(3) 将手摇泵安放在最快能启动循环支持的位置上,一旦中断电源不能立即恢复,立即启动手摇泵方案。

【补救】

(1) 立即启动手动摇泵方案:夹闭泵头出口管,摘下离心泵头,将其安装到手摇驱动器上,手摇驱动离心泵至正常运行时的辅助流量。

(2) 尽早排除电源故障,恢复供电。

风险六:管道固定不稳固,不密闭或者突然脱离

【后果】

大量空气进入动静脉管道、患者短时间大量失血,造成休克甚至心搏骤停。

【预防】

(1) 定期检查 ECMO 管路,尽早发现可能出现问题的迹象,如管道有松动,或者发现有小气泡。

（2）监测静脉端压力，避免过度负压，密切观察静脉引流状态。

（3）给予患者充分的镇静镇痛。

（4）插管位置确认后对插管进行可靠的固定，外置管道要使用皮管钳二次固定，翻身时先检查敷料和松开皮管钳。

【补救】

（1）立即按压伤口或穿刺口，暂停 ECMO 转流。

（2）呼叫医生等专业人员进行抢救。

（3）同时钳夹动脉管路和静脉引流管，与此同时调整呼吸机参数和血管活性药物，以代偿 ECMO 暂停时的机体需要。

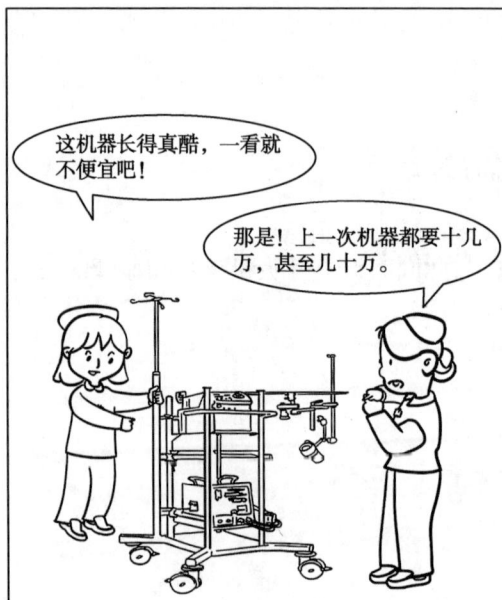

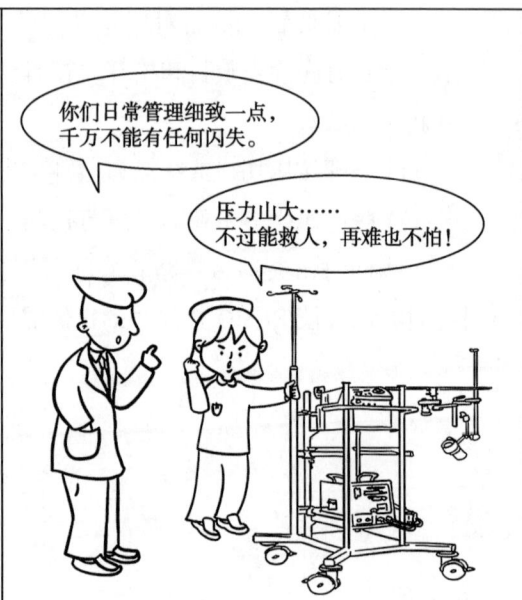

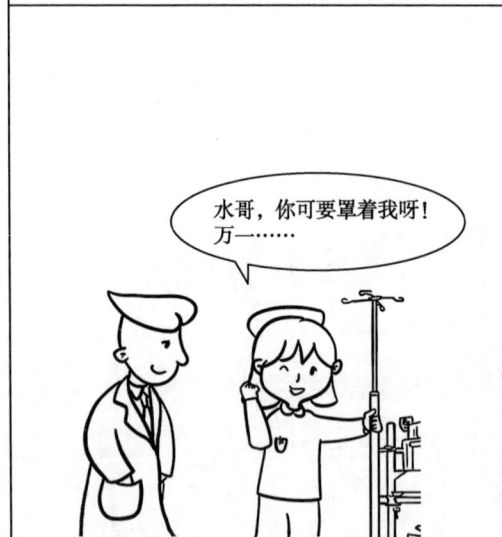

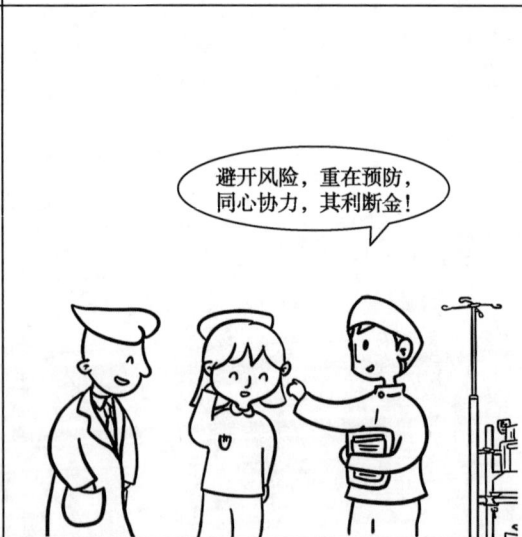

第二章

ICU 基础护理工作中的风险防范

第一节 停电和突然停电

一、停电应急预案

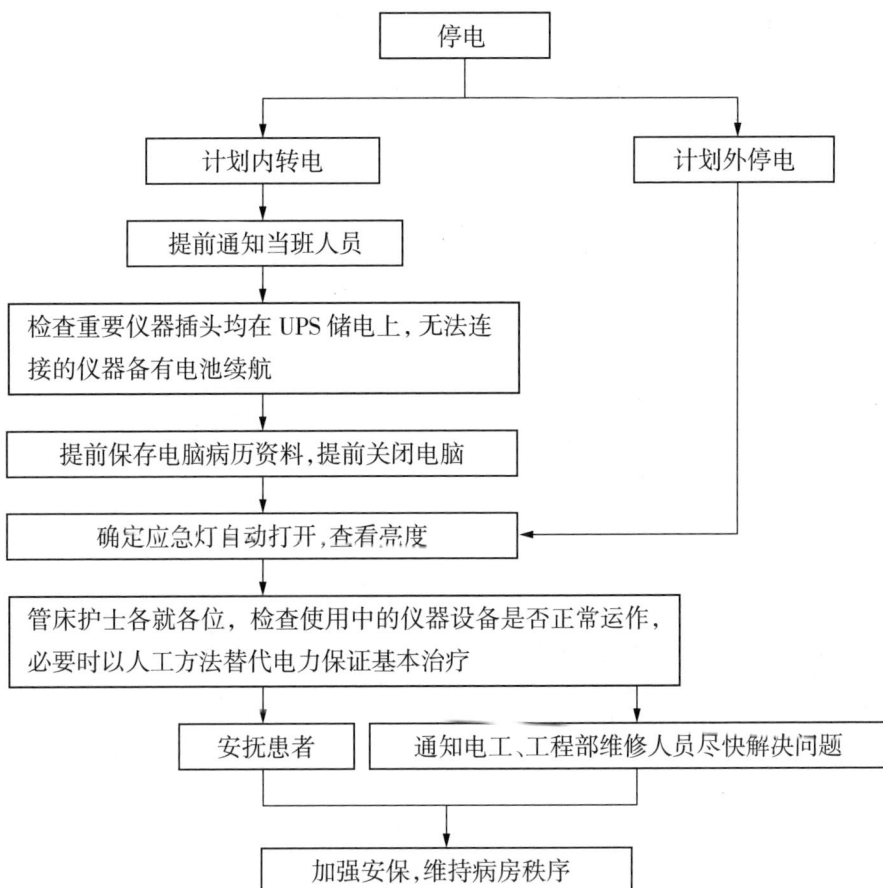

```
                        ┌──────────┐
                        │   停电    │
                        └──────────┘
              ┌──────────────┴──────────────────┐
        ┌──────────┐                       ┌──────────┐
        │ 计划内转电 │                       │ 计划外停电 │
        └──────────┘                       └──────────┘
              │
      ┌──────────────┐
      │ 提前通知当班人员 │
      └──────────────┘
              │
  ┌────────────────────────────────────┐
  │ 检查重要仪器插头均在 UPS 储电上，无法连 │
  │ 接的仪器备有电池续航                  │
  └────────────────────────────────────┘
              │
  ┌────────────────────────────────┐
  │ 提前保存电脑病历资料,提前关闭电脑  │
  └────────────────────────────────┘
              │
  ┌────────────────────────────────┐
  │ 确定应急灯自动打开,查看亮度       │◄──────┐
  └────────────────────────────────┘
              │
  ┌──────────────────────────────────────┐
  │ 管床护士各就各位，检查使用中的仪器设备是否正常运作, │
  │ 必要时以人工方法替代电力保证基本治疗            │
  └──────────────────────────────────────┘
              │
      ┌──────────┐   ┌──────────────────────────┐
      │ 安抚患者   │   │ 通知电工、工程部维修人员尽快解决问题 │
      └──────────┘   └──────────────────────────┘
                              │
                  ┌──────────────────┐
                  │ 加强安保,维持病房秩序 │
                  └──────────────────┘
```

二、停电风险防范

风险一：呼吸机不能正常运转

【后果】

患者可能缺氧、窒息。

【预防】

(1) 呼吸机为 ICU 重要治疗仪器,在开始使用时电源应常规插在 UPS 储电上,而非市电上。

(2) 使用有储电功能的呼吸机。

【补救】

(1) 立即呼叫同事帮忙。

(2) 断开呼吸机与患者之间的连接,建议接吸氧装置或简易呼吸器辅助通气。

(3) 另一同事查找呼吸机断电原因,及时解决问题。

(4) 若短时间内无法重新正常启动呼吸机,则更换有储电功能的呼吸机。

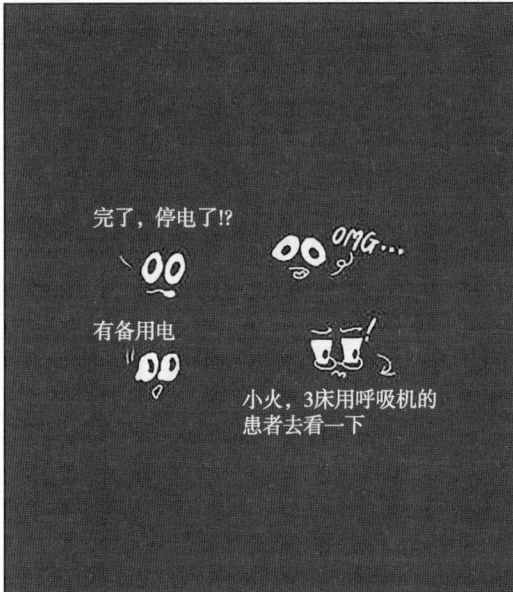

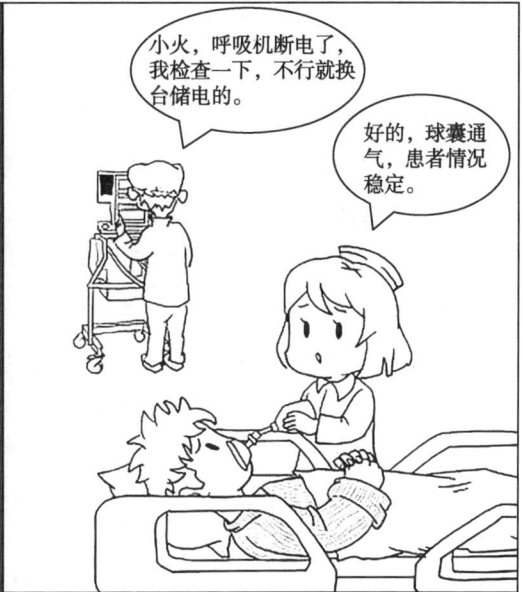

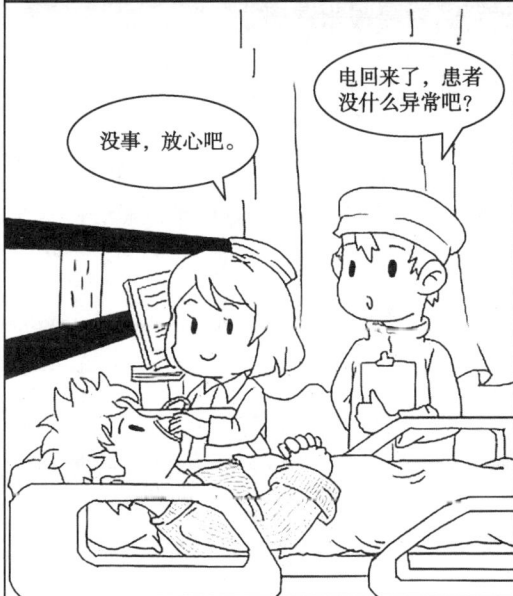

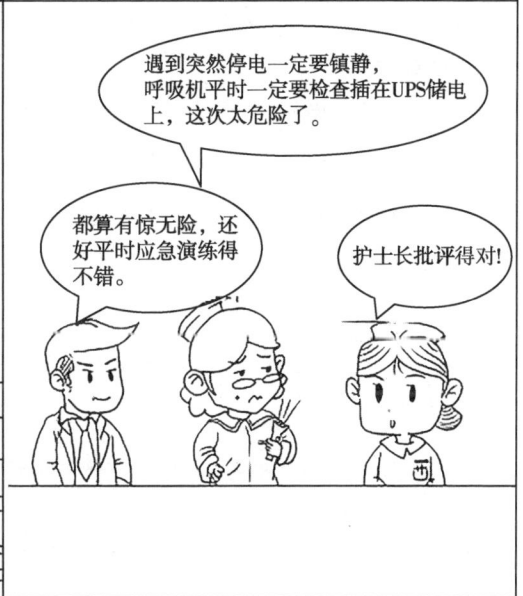

风险二：血液透析机（非储电式）不能正常运转

【后果】

可能造成体外凝血，造成患者医源性失血。

【预防】

（1）血液透析机在开始使用时电源应常规插在 UPS 储电上，而非市电上。

（2）电源线及接头应连接紧密，如果需要跨越较长距离，应加胶布固定，防止电源线因其他外力导致松脱。

（3）电源线接头应有清晰的标识，防止误拔出。

【补救】

（1）立即呼叫同事帮忙，查找血液透析机断电原因，及时解决问题。

（2）若短时间无法解决问题，应打开血液透析机静脉夹，用手动摇柄进行手动血液循环，回血。

（3）问题解决后，重启机器，再次进入治疗。

风险三：电插板放在地板上，容易被水浸湿

【后果】

导致电源短路、停电，甚至仪器故障。

【预防】

（1）电插板固定在安全便捷的位置，离地面至少 10cm，水渍不容易喷溅的地方。

（2）电线统一规划放置，定期整理线路，干、湿区域的严格划分。

（3）严禁湿手触碰，或用金属利器触、捅插头。

【补救】

（1）立即关闭电源，检查相关线路，排除故障。

（2）启用替代设备。

（3）通知水电维修组进行检测排查。

第二节 有创动脉血压监测

一、有创动脉血压监测流程

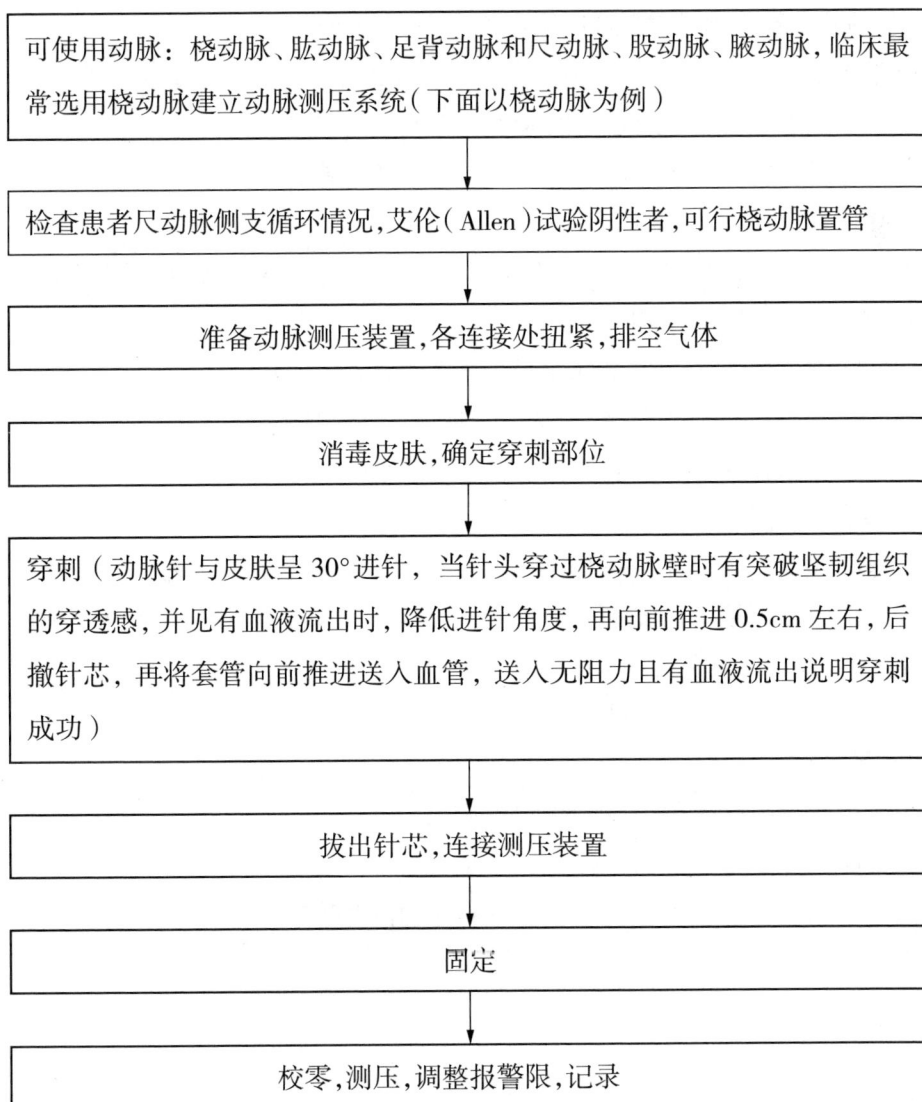

可使用动脉：桡动脉、肱动脉、足背动脉和尺动脉、股动脉、腋动脉，临床最常选用桡动脉建立动脉测压系统（下面以桡动脉为例）

检查患者尺动脉侧支循环情况，艾伦（Allen）试验阴性者，可行桡动脉置管

准备动脉测压装置，各连接处扭紧，排空气体

消毒皮肤，确定穿刺部位

穿刺（动脉针与皮肤呈 30° 进针，当针头穿过桡动脉壁时有突破坚韧组织的穿透感，并见有血液流出时，降低进针角度，再向前推进 0.5cm 左右，后撤针芯，再将套管向前推进送入血管，送入无阻力且有血液流出说明穿刺成功）

拔出针芯，连接测压装置

固定

校零，测压，调整报警限，记录

二、风险防范

风险一:反复穿刺同一部位

【后果】

血管损伤、渗血,造成局部皮下淤血或穿刺口渗血,更甚者局部严重血肿或假性动脉瘤形成,甚至筋膜间隔综合征、桡神经损伤。

【预防】

(1) 加强穿刺基本功训练,熟练掌握穿刺技能。

(2) 掌握进针的角度和深度,缓慢进针,防止穿破动脉后壁。

(3) 采用绳梯式穿刺法,避免定点反复穿刺。

(4) 使用抗凝剂的患者要严密观察穿刺部位的血肿和渗血情况,必要时拔除动脉导管或调整抗凝剂用量。

(5) 严重凝血障碍者、Allen 试验阳性者避免动脉穿刺。

(6) 穿刺时患者诉剧烈疼痛者应立即停止穿刺,给予止痛。

(7) 注意观察患者肢体血流、感觉和运动情况。

【补救】

(1) 抬高患侧肢体,轻微血肿者继续观察,暂不处理,若肿胀加剧要立即采取措施,立即按压止血,或在渗血处用纱布卷压迫止血,压迫无效者可加压包扎。

(2) 有血肿时 48h 之内用冰块局部冷敷,48h 后用热敷或局部红外线照射促进血肿吸收。

(3) 50% 硫酸镁可使血肿消退,疼痛减轻。

(4) 避开血肿,重新选择穿刺点。

(5) 假性动脉瘤较大而影响功能者可采用手术修补。

(6) 筋膜间室压力 >30mmHg 时报告医生,切开减压。

风险二：置管时穿刺部位或穿刺针污染

【后果】

皮肤感染,出现红肿热痛甚至脓肿形成;个别患者出现高热,血液及导管培养有细菌生长。

【预防】

(1) 穿刺时严格遵守无菌操作规程。

(2) 穿刺前认真选择导管,避免在皮肤有感染的部位穿刺。

(3) 穿刺口有渗血者进行止血,及时更换穿刺口敷料。

(4) 患者病情稳定后尽早拔除导管,减轻患者的痛苦。

【补救】

(1) 病情稳定的患者尽早拔除动脉插管,怀疑有导管感染立即拔除并送检。

(2) 拔除导管时严格消毒,压迫止血,用无菌纱布覆盖。

(3) 发生感染者,遵医嘱给予抗生素。

风险三：加压袋压力不足

【后果】

易导致动脉导管堵塞,增加穿刺次数。

【预防】

(1) 加压袋压力充气至 300mmHg。

(2) 每班要定时检查加压袋压力,及时补充,尽早发现缓慢漏气的加压袋并及时更换。

【补救】

(1) 如果动脉导管回血不畅或压力波形改变,则证明动脉导管已经部分或完全阻塞,建议拔除导管重新更换留置部位。

(2) 在冲洗导管不顺畅时严禁强行高压推注,否则容易将栓子注入体内阻塞血管。

(3) 若血栓形成并进入体内,遵医嘱行溶栓治疗。

风险四：穿刺失败后或拔管后未能有效地压迫止血

【后果】

局部血肿或假性动脉瘤形成。

【预防】

（1）拔针后手动按压不少于 5min，直至出血停止，凝血功能差的患者除了延长按压时间外，可适当加压包扎穿刺点，但要注意肢体血液循环的情况。

（2）出血停止后短时间内尽量不在同侧肢体测量血压，避免因压力升高再次出血。

【补救】

方法同风险一。

第三节　输血

一、输血流程

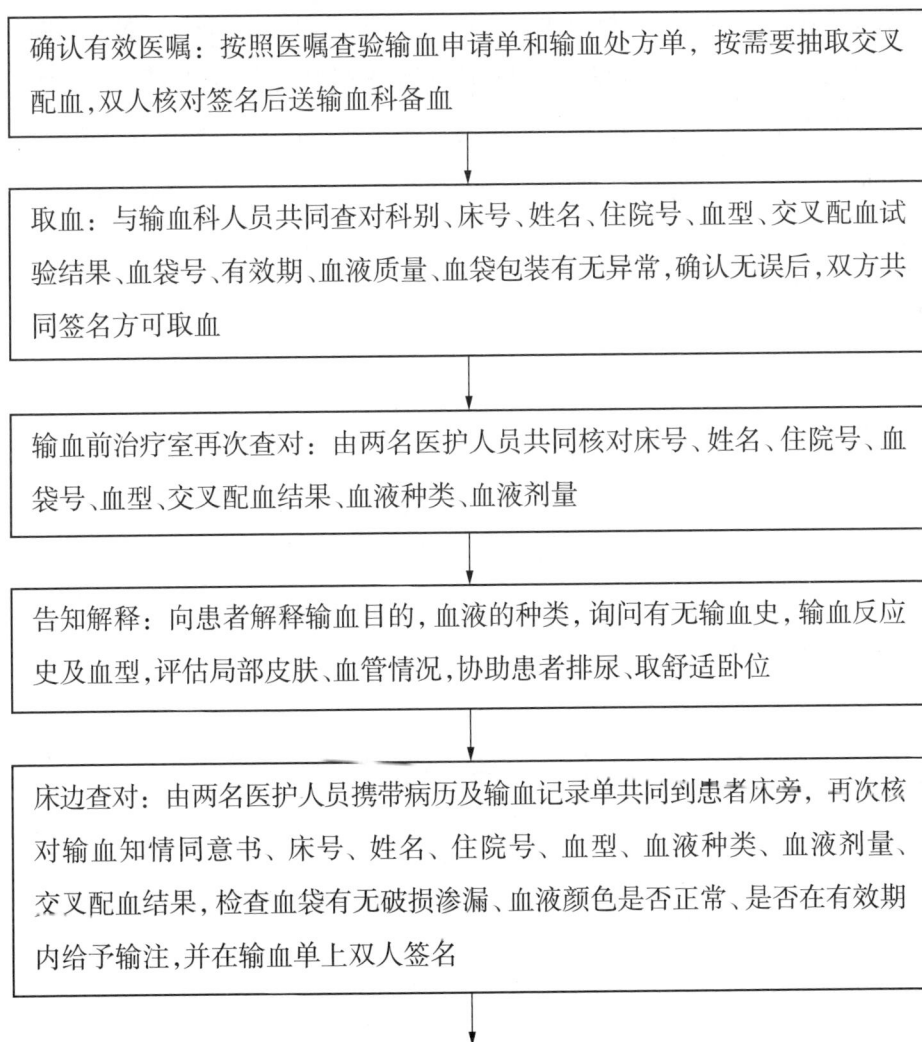

确认有效医嘱：按照医嘱查验输血申请单和输血处方单，按需要抽取交叉配血，双人核对签名后送输血科备血

取血：与输血科人员共同查对科别、床号、姓名、住院号、血型、交叉配血试验结果、血袋号、有效期、血液质量、血袋包装有无异常，确认无误后，双方共同签名方可取血

输血前治疗室再次查对：由两名医护人员共同核对床号、姓名、住院号、血袋号、血型、交叉配血结果、血液种类、血液剂量

告知解释：向患者解释输血目的，血液的种类，询问有无输血史，输血反应史及血型，评估局部皮肤、血管情况，协助患者排尿、取舒适卧位

床边查对：由两名医护人员携带病历及输血记录单共同到患者床旁，再次核对输血知情同意书、床号、姓名、住院号、血型、血液种类、血液剂量、交叉配血结果，检查血袋有无破损渗漏、血液颜色是否正常、是否在有效期内给予输注，并在输血单上双人签名

输血前后生理盐水冲管,输血时先做生物学试验

输血结束后,再次核对医嘱及患者信息,在护理记录单上记录输血过程是否顺利,有无不良反应;如发生不良反应立即停止输血,更换输液器,改生理盐水维持静脉通路;报告医生,遵医嘱予对症处理并记录在输血登记本上,同时填写《输血不良反应回报单》,与输血器和未输完的血液一起,在 24h 内送回输血科

二、风险防范

风险一：输血核对不仔细

【后果】

可能输错血，一旦发生溶血，危及生命。

【预防】

(1) 认真做好血型测定和交叉配血试验。

(2) 任何一个查对步骤皆须严格双人核对。

【补救】

(1) 怀疑发生输错血，立即停止输血，连同输血器一起更换，保留输血器及血袋送检。

(2) 用新的输液器及生理盐水维持静脉通道，遵医嘱予抢救用药。

(3) 热敷双侧肾区。

(4) 严密观察生命体征和尿量、尿色的变化并记录。

(5) 再次做以下核对检查：①核对输血记录单、血袋标签、交叉配血试验记录单；②核对受血者及提供者 ABO 血型、RH（D）血型；③检查血常规、尿常规及尿血红蛋白，如怀疑合并细菌感染，还应将患者的血液标本送检验科做血液细菌培养。

(6) 将血袋连同输血器用无菌治疗巾包好后送输血科做检验。

(7) 准确记录病情变化及相关处理措施，做好交班。

(8) 填写输血反应报告表，24h 内上报护理部。

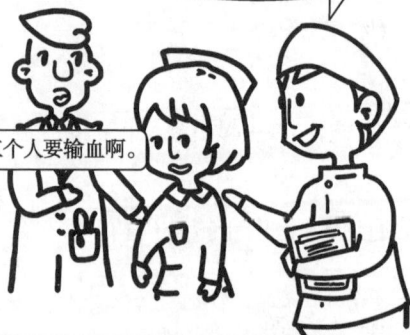

小火，12床也要输血。

输血关键是做好双人核对！

今天三个人要输血啊。

做好三查八对

三查是指：1. 检查血制品质量。
2. 观察血袋是否有渗漏。
3. 血制品在保质期内。

八对是指：核查患者的姓名、床号、
住院号、血袋号、血型、
交叉配血结果、输注剂
量、血制品种类。

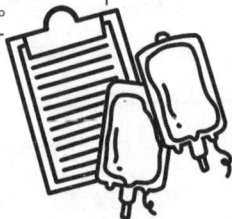

1. 发生患者输血不适，立即停止输血。
2. 更换输液器，用生理盐水维持静脉通路。
3. 上报并保留输血器、血袋，送检。

停！

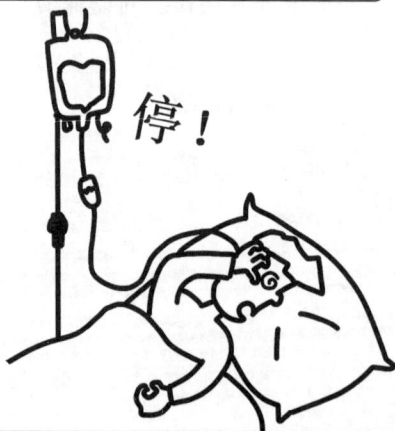

若患者出现腰痛，必要时可热敷
双侧肾区，解除肾小管痉挛，保
护肾脏。

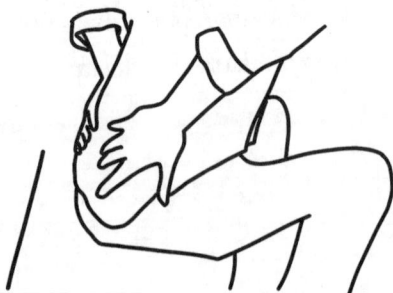

风险二：血液存储不当

例如：转运过程中剧烈震动、以加温的方式复温、血液取回后放置时间过长。

【后果】

血液质量发生改变，容易引起发热等不良反应。

【预防】

（1）血液运输过程勿剧烈震动，以免细胞破坏引起溶血。

（2）库存血不得加温，避免血浆蛋白凝固变性和红细胞破坏。

（3）暂时不能输注的血液不要取回，科室不要自行存血，领回血液放置时间不得超过30min，血小板领回需要立即输注。

（4）输血通道应为独立通道，不得加入任何药物一同输注。

（5）如输注两袋血液制品或不同的血液种类，应在两袋血液制品之间用生理盐水冲净输血器后，再输注另外一袋血液。

【补救】

（1）如果发现血液质量出现（或疑似）问题，立即将血液返回输血科再次进行查验。

（2）一个单位的全血或成分血必须在4h内输完，如未输完，剩余血应弃掉。

（3）对症进行抗过敏或降温处理。

勿剧烈震动，以免细胞破坏引起溶血。

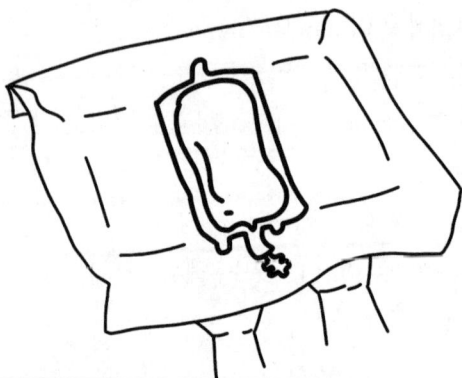

库存血不得加温，避免血浆蛋白凝固变性和红细胞破坏。

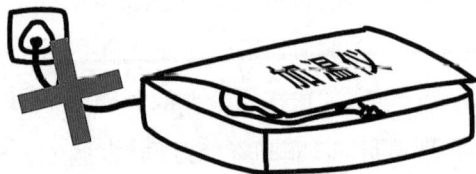

领回血液放置时间不得超过30分钟，血小板领回需要立即输注。

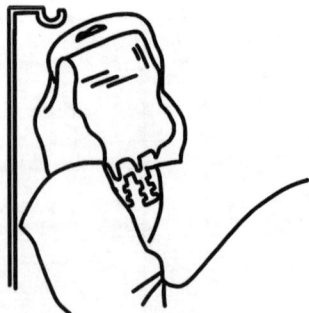

小火啊，患者在输着血，不能加入任何药物输注。而且输注两袋血液制品之间要用生理盐水隔开。

患者还有消炎药要上，我一起给他上了。

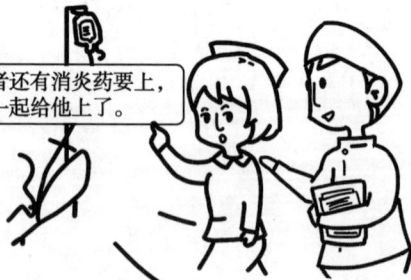

风险三：输血过程污染

【后果】

突发寒战,继之高热、呼吸困难、发绀、腹痛,可出现血红蛋白尿和急性肾衰竭、中毒性休克、弥散性血管内凝血等。

【预防】

(1)输血过程严格执行无菌操作。

(2)输血器 4h 更换一次。

(3)血液制品出现变色或混浊、有絮状物、较多气泡等任何可疑迹象均可认为有细菌污染可能,废弃不用。

【补救】

(1)立即停止输血,报告医生。

(2)将剩余血液包括血袋及输血器送检验科化验。

(3)给予心电监护,严密观察生命体征变化,高热者给予物理降温。

(4)记录出入量,发现休克症状,予抗感染性休克治疗。

为预防输血过程污染，需严格执行无菌操作，输血器4小时更换一次。

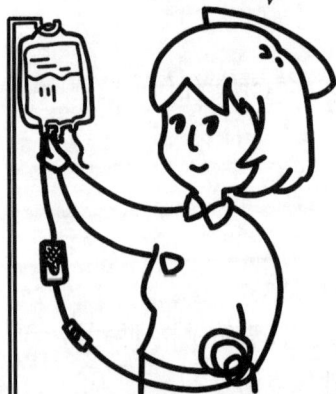

血制品混浊、有絮状物、气泡等，怀疑有细菌污染可能，废弃不用。

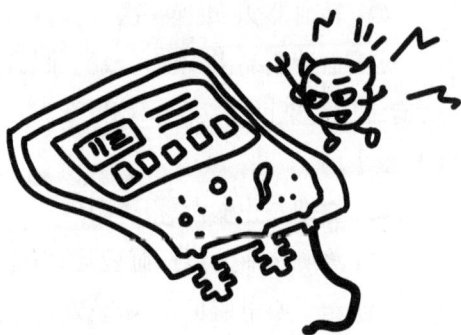

发现患者突发寒战高热等情况，警惕发生输血反应。

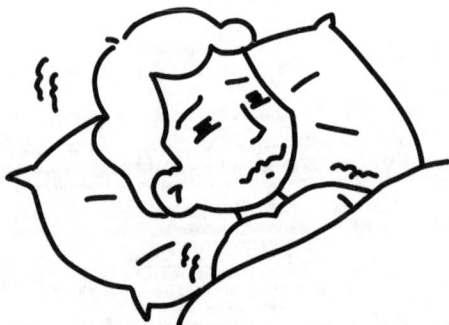

立即停止输血，予抗感染等治疗。

血制品

停！

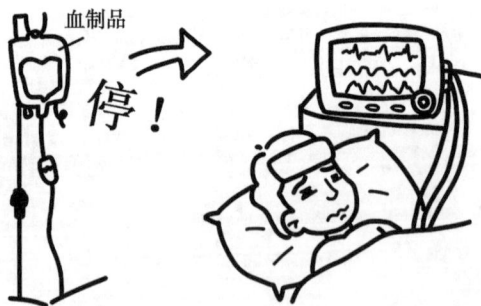

风险四：大量血液低温快速输注

【后果】

容易造成低体温和过敏反应，对老人和小孩及心功能不全患者容易造成心脏负荷过重，亦有枸橼酸钠中毒的可能。

【预防】

（1）库存血放在温度适宜的环境中自然升温至室温再输入，可用热水袋加温输血侧肢体，加强保暖。

（2）严格控制输血速度和短时间输血量。

（3）既往有输血过敏史患者应尽量避免输血，确因病情需要可输洗涤红细胞或冰冻红细胞，输血前遵医嘱应用抗过敏药物。

（4）输血时严密观察患者反应，慎用碱性药物。

【补救】

（1）一旦患者出现体温过低，可用加温设备为患者复温。

（2）出现肺水肿症状立即停止输血，协助患者取端坐卧位，双腿下垂，加压给氧，协助医生给予镇静、镇痛、利尿、强心等治疗。

（3）出现局限性皮肤瘙痒、荨麻疹或红斑时可减慢输血速度，应用抗过敏药，过敏严重者立即停止输血，保持静脉通道畅通，高流量给氧，有呼吸困难或者喉头水肿时做气管插管或切开，防止窒息。

（4）每输注库存血1 000ml，遵医嘱静脉注射10%葡萄糖酸钙10ml，但不能加入血中。

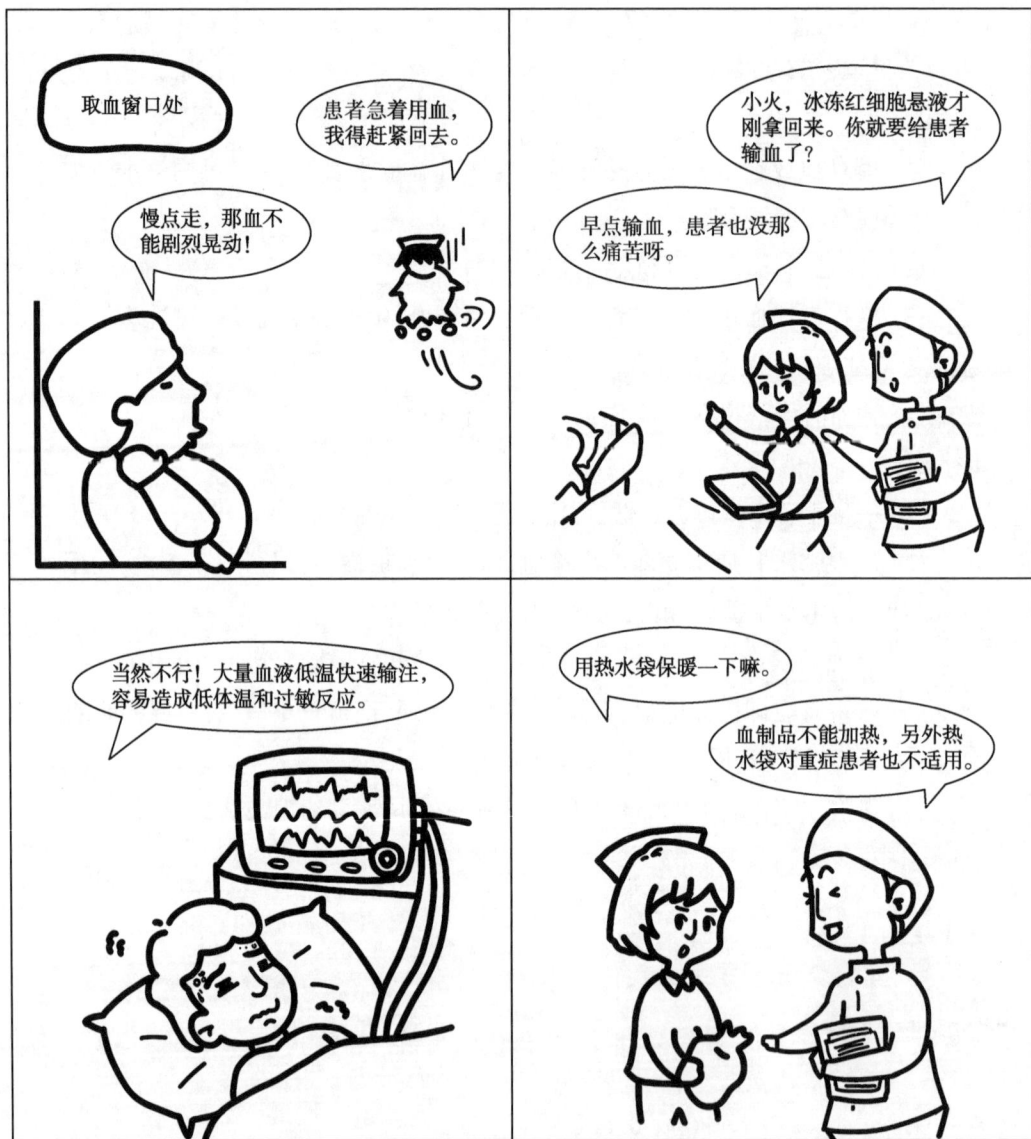

第四节 中心静脉导管穿刺

一、中心静脉导管(CVC)穿刺流程

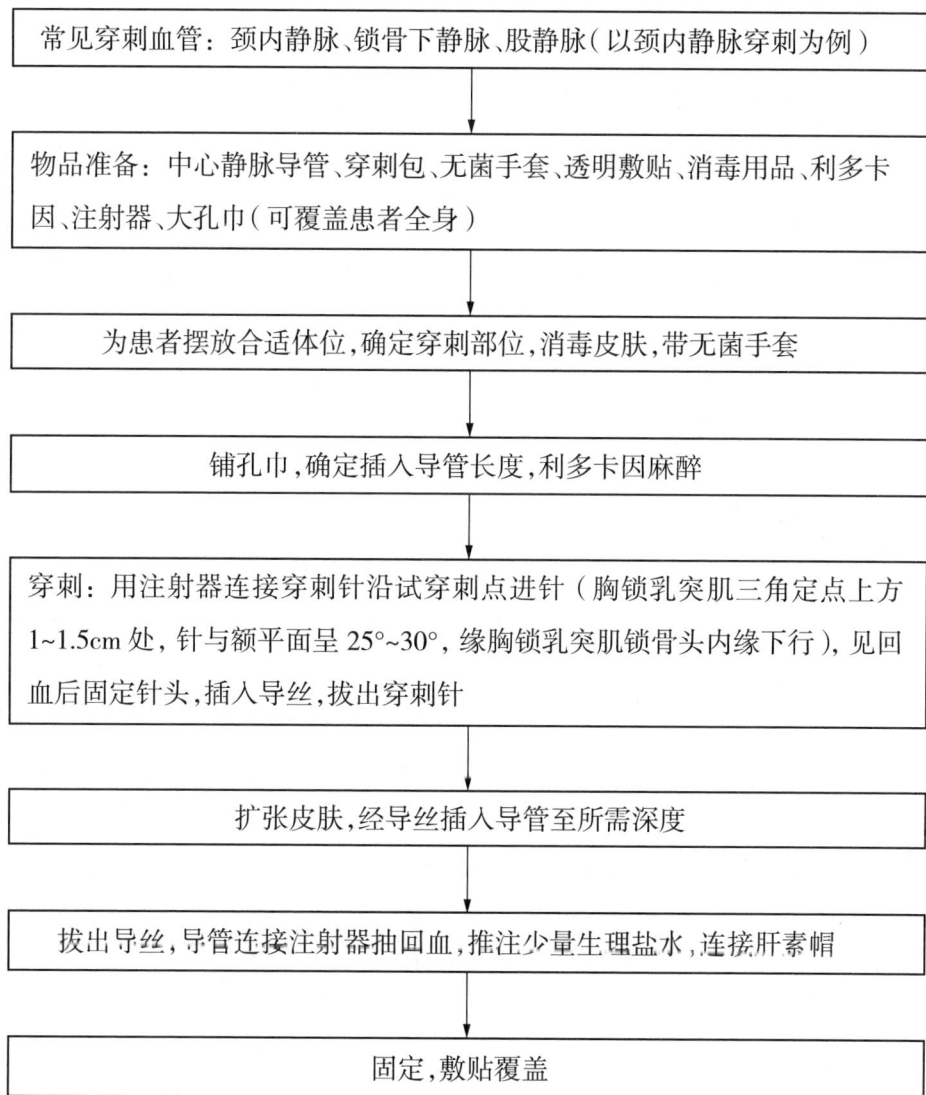

常见穿刺血管：颈内静脉、锁骨下静脉、股静脉(以颈内静脉穿刺为例)

↓

物品准备：中心静脉导管、穿刺包、无菌手套、透明敷贴、消毒用品、利多卡因、注射器、大孔巾(可覆盖患者全身)

↓

为患者摆放合适体位,确定穿刺部位,消毒皮肤,带无菌手套

↓

铺孔巾,确定插入导管长度,利多卡因麻醉

↓

穿刺：用注射器连接穿刺针沿试穿刺点进针(胸锁乳突肌三角定点上方1~1.5cm 处, 针与额平面呈 25°~30°, 缘胸锁乳突肌锁骨头内缘下行), 见回血后固定针头,插入导丝,拔出穿刺针

↓

扩张皮肤,经导丝插入导管至所需深度

↓

拔出导丝,导管连接注射器抽回血,推注少量生理盐水,连接肝素帽

↓

固定,敷贴覆盖

二、风险防范

风险一:置管困难,反复穿刺

【后果】

局部血肿,穿刺点出血不止,送管困难,穿刺失败,亦可能损伤神经、胸膜或者肺尖。

【预防】

(1) 穿刺前与患者做良好沟通,降低患者紧张度,防止血管痉挛。

(2) 要做好局部麻醉,躁动不能配合者可适量应用镇静剂。

(3) 穿刺前正确评估患者凝血功能。

(4) 入导丝时遇到阻力,应稍稍后退,改变方向和角度缓慢插入,一定不可强行推进,以防导丝逆行或损伤血管。

(5) 必要时在超声引导下穿刺。

(6) 提高穿刺技能,遇到困难寻求帮助,不要在同一个位置反复穿刺。

【补救】

(1) 缓解患者的紧张情绪。

(2) 对穿刺条件不好的患者,可在超声引导下穿刺。

(3) 送管困难,可以边推注生理盐水边送管,或者适当改变患者体位继续送管。

(4) 局部出现血肿,或穿刺口流血者,立即按压止血,更换穿刺部位,必要时局部使用止血药,如明胶海绵、凝血酶粉。

(5) 误伤动脉、神经时要沉着应对,找准出血点按压,观察生命体征变化,退出,更换穿刺静脉。

风险二:穿刺过程有污染或消毒不完全

【后果】

造成穿刺口局部红肿化脓或发生导管相关性血行感染。

【预防】

（1）操作过程中严格执行无菌操作。

（2）皮肤消毒范围要够大，等消毒液干燥之后再进行操作。

（3）大面积铺无菌巾（盖过患者的头脚）。

（4）尽量避免反复穿刺。

（5）紧急状况下的穿刺，如果不能保证有效的无菌原则，最好在 48h 内重新置管。

【补救】

（1）当发现有可疑污染时，立即更换相关材料，重新消毒被污染区域。

（2）当出现穿刺口感染或者怀疑血行感染时，可以从导管内取血送血培养，观察其感染的菌群是否与外周静脉血相同；如果是，拔除导管，重新置入。

风险三：置管过深或过浅

【后果】

过浅，容易脱出，中心静脉压（CVP）受血管影响较大；过深，导管尖端入右心房，引起心慌、心律失常。

【预防】

尖端导管的正确位置在上腔静脉的上部，两侧锁骨头下缘连线 2cm 以下处。

（1）颈内静脉：穿刺点至锁骨头上缘的距离加 8cm（右侧）或 11cm（左侧）。

（2）锁骨下静脉：右侧置入 12~15cm，左侧置入 16~19cm。

如果为股静脉穿刺，则成人一般置入 20~25cm。

【补救】

（1）如果导管置入过浅，在无菌区未被破坏的情况下可向患者体内推送导管，一旦无菌区已经被破坏，则应拔除导管，重新选择静脉置管。

（2）发现导管置入过浅或过深，必要时应停止输液。

（3）穿刺过深，可以消毒穿刺口皮肤之后，解除固定，将导管向外拉至适当长度。

风险四：中心静脉导管固定不当

【后果】

容易造成管道打折、扭曲，甚至脱出。

【预防】

(1) 正确使用中心静脉导管专用固定器，或者用"缠绕法"固定导管。

(2) 置管后要注明导管置入深度，做好标识，每班核对，有变化及时处理。

(3) 保持透明敷贴干净整洁，不卷边，可以外加胶布增加管道的稳固性。

(4) 汗液较多者，可选用防汗版敷贴。

【补救】

(1) 打开透明敷贴，消毒后重新固定。

(2) 如果原来的固定方法失败，可以选择其他的固定方式。

第五节 中心静脉导管维护

一、中心静脉导管(CVC)维护流程

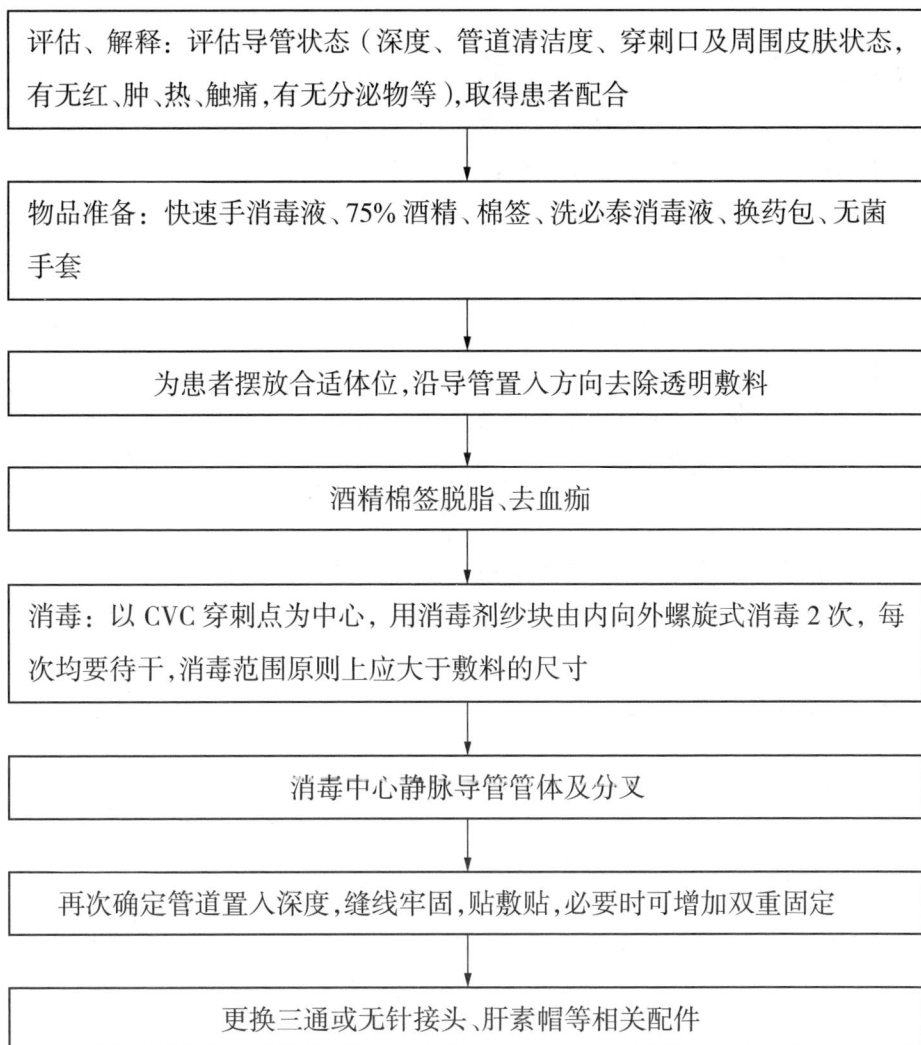

评估、解释：评估导管状态（深度、管道清洁度、穿刺口及周围皮肤状态，有无红、肿、热、触痛，有无分泌物等），取得患者配合

物品准备：快速手消毒液、75% 酒精、棉签、洗必泰消毒液、换药包、无菌手套

为患者摆放合适体位,沿导管置入方向去除透明敷料

酒精棉签脱脂、去血痂

消毒：以 CVC 穿刺点为中心，用消毒剂纱块由内向外螺旋式消毒 2 次，每次均要待干,消毒范围原则上应大于敷料的尺寸

消毒中心静脉导管管体及分叉

再次确定管道置入深度,缝线牢固,贴敷贴,必要时可增加双重固定

更换三通或无针接头、肝素帽等相关配件

二、风险防范

风险一：中心静脉导管维护不及时或没有无菌换药

【后果】

导致穿刺口局部感染或者导管相关性血行感染，患者出现发热、血压过低等感染症状。

【预防】

(1) 日常工作中最大限度做好无菌防护，包括接头处无菌巾包裹、接头处不残留血液、及时更换卷边或渗血敷料等。

(2) 换药时做好无菌操作，选择最优的脱脂和消毒材料及方案。

(3) 选择含预防感染设计或抗菌物质的导管。

(4) 选择高渗透性的透明敷贴。

【补救】

(1) 认真评估导管继续留置的必要性，如有可能尽量减少导管留置时间。

(2) 当患者出现白细胞数量升高、发热、穿刺口感染时及时通知医生，留取导管血和外周血培养。

(3) 血培养阳性且无其他感染源，患者感染症状持续，拔除导管。

(4) 穿刺口局部感染，可以局部用抗菌药物，纱布覆盖，每天换药，行穿刺点培养。

(5) 遵医嘱使用抗生素治疗。

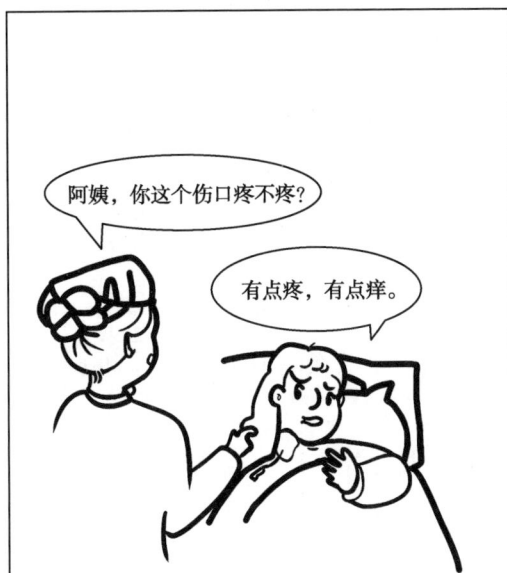

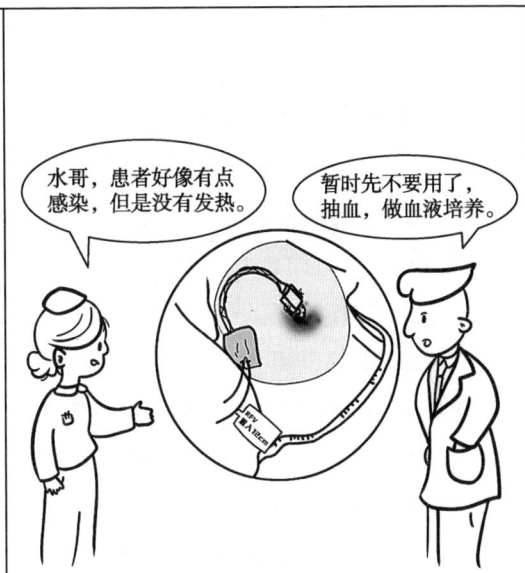

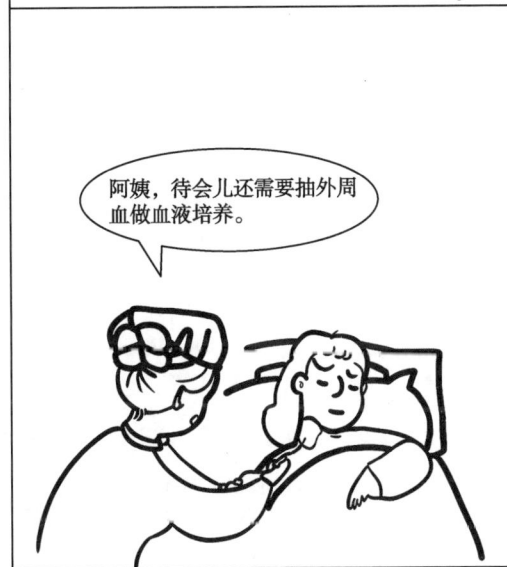

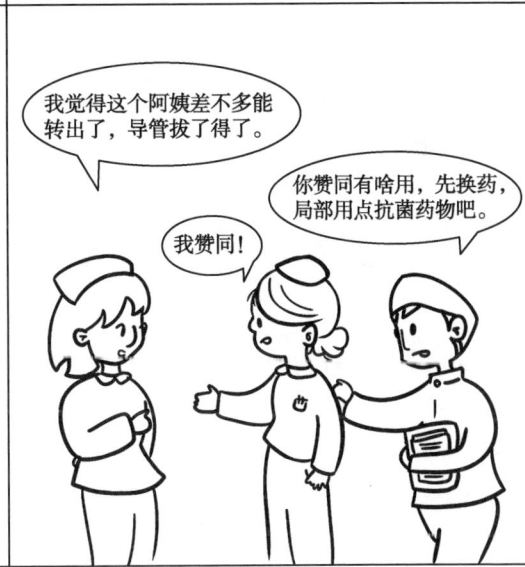

<h1 style="text-align:center">风险二：没有及时冲管或正压封管</h1>

【后果】

导管阻塞，血栓形成。

【预防】

(1) 给予及时、充分、正确的冲封管，每 4h 用生理盐水冲管一次，输注胶体液、脂肪乳等后要及时冲管，采用正压脉冲式封管。

(2) 部分高凝患者可预防性应用抗凝血药。

【补救】

(1) 溶栓治疗。

(2) 不完全阻塞者直接注入溶栓药物 5 000IU/ml 尿激酶 1ml，保留 1~4h 后回抽弃去，再用 20ml 生理盐水冲管。

(3) 若溶栓后导管仍不通畅，可行放射检查，排除导管移位、导管损伤、导管外血管阻塞等情况。

(4) 无法补救时拔除导管重新留置。

第六节　标本采集

一、标本采集流程

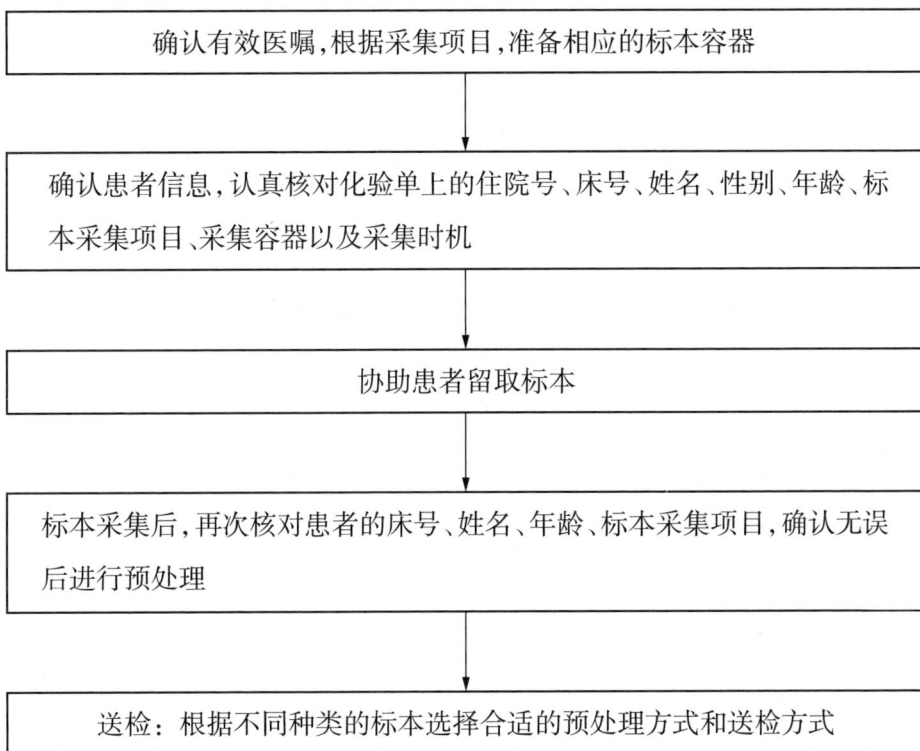

```
┌──────────────────────────────────────────────────────┐
│        确认有效医嘱，根据采集项目，准备相应的标本容器        │
└──────────────────────────────────────────────────────┘
                           │
                           ▼
┌──────────────────────────────────────────────────────┐
│  确认患者信息，认真核对化验单上的住院号、床号、姓名、性别、年龄、标│
│  本采集项目、采集容器以及采集时机                         │
└──────────────────────────────────────────────────────┘
                           │
                           ▼
┌──────────────────────────────────────────────────────┐
│                    协助患者留取标本                      │
└──────────────────────────────────────────────────────┘
                           │
                           ▼
┌──────────────────────────────────────────────────────┐
│  标本采集后，再次核对患者的床号、姓名、年龄、标本采集项目，确认无误│
│  后进行预处理                                           │
└──────────────────────────────────────────────────────┘
                           │
                           ▼
┌──────────────────────────────────────────────────────┐
│     送检：根据不同种类的标本选择合适的预处理方式和送检方式      │
└──────────────────────────────────────────────────────┘
```

二、风险防范

风险一：标本采集错误

【后果】

可能延误治疗或给临床错误的提示，导致错误的诊疗方案，严重者可危及生命。

【预防】

（1）采集标本前严格按照查对制度核查标本采集项目、患者信息。

（2）标本条码应清晰，拒绝使用模糊、破损条码，禁止条码覆盖。

（3）标本采集后应双人核对确认标本信息。

【补救】

（1）若对标本采集或结果有任何疑问，立即回顾操作的各个环节，确保标本采集正确，必要时重新留取标本。

（2）在检验科对比既往结果并提出疑义时，倒查留取标本程序，以及可能的影响因素，必要时重新留取标本送检。

（3）寻找错误原因进行整改，避免再次犯错。

风险二：采集的标本不合格

【后果】

影响结果准确性，拖延时间，影响患者诊治。

【预防】

(1) 采集标本前应熟悉各类标本样本要求，减少不合格标本率。

(2) 采集标本前做好手卫生，按规范执行操作，避免因采集标本不规范导致的标本污染。

(3) 熟悉常见不合格标本，减少发生原因，如：动脉血气标本误抽成静脉血气，采集完后没有密封送检，温度过高等；离子项目在静脉补液端采集，凝血项目在有抗凝血药的动脉端采集，空腹血液标本未能严格执行禁食或者有其他营养液静脉滴入等。

【补救】

若发现标本可疑污染或不符合标准，应及时重新采集送检。

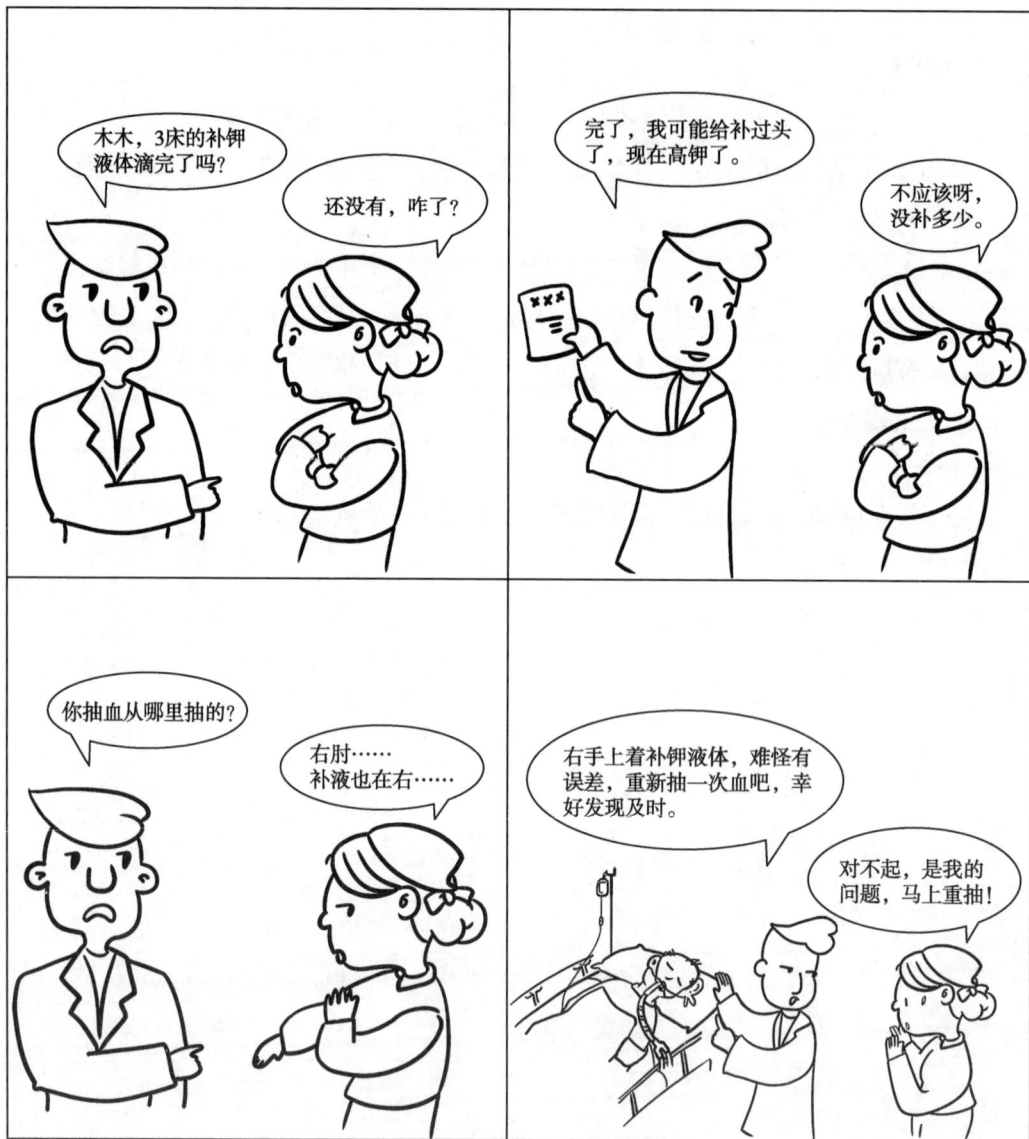

风险三:标本送检不及时或配送方式错误

【后果】

标本变性,影响标本准确度。

【预防】

(1) 医院或者科室设专职外送人员。

(2) 标本采集后放在专用容器内,放在固定位置,容器最好透明,方便大家互相监督提醒。

(3) 及时通知专职人员送检,若无法尽快送检应按要求存放。

(4) 根据不同标本存储要求,运送标本装置应合理选择。

【补救】

对超出送检时间或存储方式错误的标本,定为可疑失效,应及时重新采集送检。

第七节 经口气管插管患者口腔护理

一、经口气管插管患者口腔护理流程

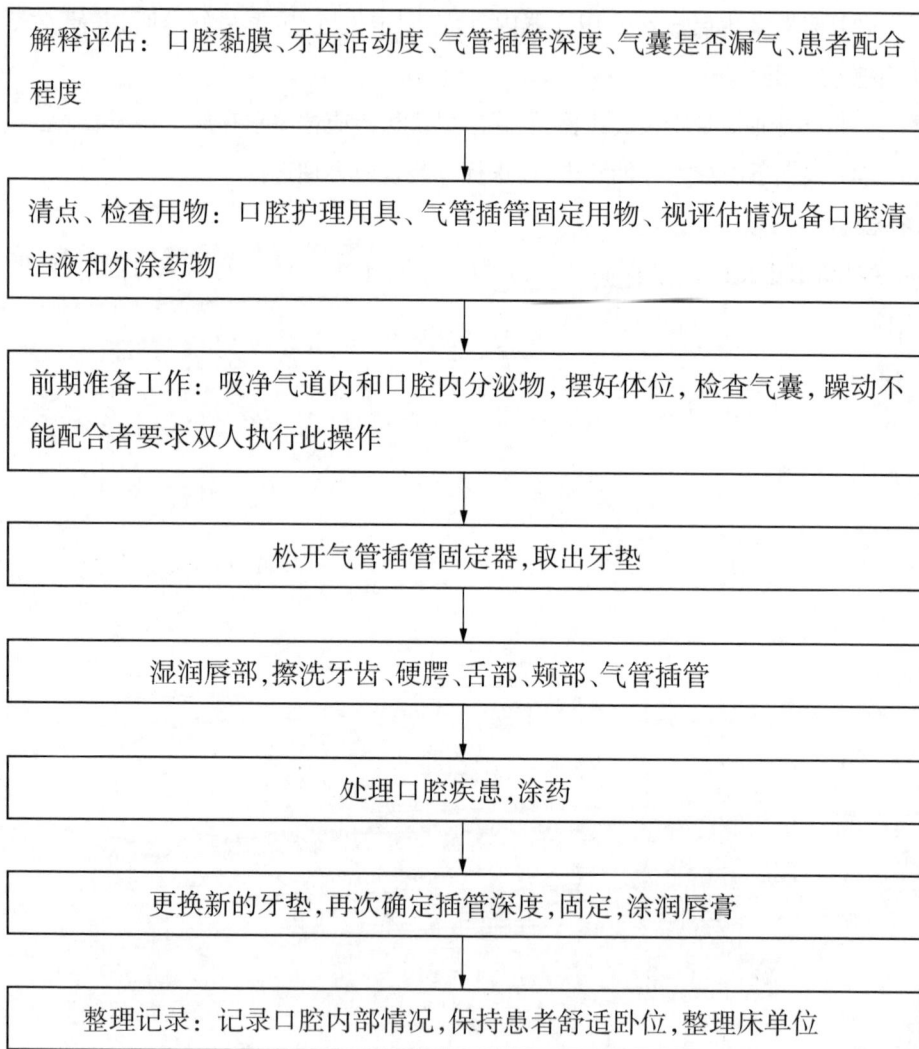

解释评估：口腔黏膜、牙齿活动度、气管插管深度、气囊是否漏气、患者配合程度

↓

清点、检查用物：口腔护理用具、气管插管固定用物、视评估情况备口腔清洁液和外涂药物

↓

前期准备工作：吸净气道内和口腔内分泌物，摆好体位，检查气囊，躁动不能配合者要求双人执行此操作

↓

松开气管插管固定器，取出牙垫

↓

湿润唇部，擦洗牙齿、硬腭、舌部、颊部、气管插管

↓

处理口腔疾患，涂药

↓

更换新的牙垫，再次确定插管深度，固定，涂润唇膏

↓

整理记录：记录口腔内部情况，保持患者舒适卧位，整理床单位

二、风险防范

风险一:气囊压力不足

【后果】

口腔内液体进入肺部造成误吸,气管插管容易脱出。

【预防】

(1) 口腔护理前后检查气囊压力,以不漏气的最小压力为宜,一般为 25~30cmH_2O。

(2) 口腔护理之前要吸净口鼻腔及气道内分泌物。

(3) 用于擦拭的材料不可过湿,以不滴水为宜。

(4) 严禁漱口。

(5) 至少在执行口腔护理前半小时暂停鼻饲。

(6) 操作轻柔,避免气管插管移位导致气囊压力变化。

【补救】

(1) 操作前如果发现气囊压力不足,需补足压力,气囊破裂者需要报告医生重新置管。

(2) 操作过程中如果患者出现剧烈呛咳,怀疑有误吸,立即停止操作,进行初步固定后吸痰,必要时行纤维支气管镜检查。

风险二:执行过程中气管插管固定不牢

【后果】

插管移位,进入单侧肺或者脱出,气道损伤。

【预防】

(1) 认真评估患者配合程度,对于躁动不能配合者,或者过程中有可能出现患者头部活动者,均应有第二人专职辅助固定气管插管。

(2) 用物要准备齐全,摆放位置合理,方便取用,避免因取物导致插管位置移动。

(3) 操作过程中动作尽量轻柔,避免触碰咽后壁等可能引发患者恶心、咳嗽等不自主行为。

【补救】

（1）向内移位：立即双人合作，松气囊，将插管移动至既定刻度，充盈气囊，观察患者生命体征变化。

（2）向外脱出：①如果只脱出 3~5cm，患者氧合无明显变化，可以释放气囊后向内置入到既定位置，听诊双肺呼吸音是否对称，行 X 线检查；②如果插管完全脱出，立即移除插管并使用面罩或者球囊给氧，报告医生，评估患者情况选择是否重新置管，准备激素类药物预防喉头水肿。

风险三：过度清洗口腔

【后果】

口腔黏膜损伤加剧。

【预防】

（1）口腔护理时遇有血痂、溃疡等，勿用力摩擦清洗，避免加重出血。

（2）仔细评估口腔黏膜情况，尤其有很多血痂覆盖时，评估血痂覆盖黏膜是否会脱痂出血，勿强行清除血痂，可先小范围试验。

（3）尽量避免使用刺激性口腔护理液。

（4）使用碳酸氢钠等液体进行口腔护理后，应再用清水擦拭一遍，减少药液残留破坏正常口腔环境。

（5）选择合适的口腔护理工具，避免医源性损伤。

【补救】

（1）口腔护理时一旦出现损伤出血，立即用纱块或者棉球按压止血，必要时应用止血药。

（2）对张口不利或口唇开裂明显的患者，视情况减少口腔清洁次数，先进行口周护理：先用药物止血、油剂软化血痂，等待新的黏膜生成后再进行下一步口腔护理。

（3）摒弃传统的镊子棉球清洗法，选择吸引牙刷等口腔清洁方法。

第八节　ICU 卧床患者翻身

一、ICU 卧床患者翻身流程

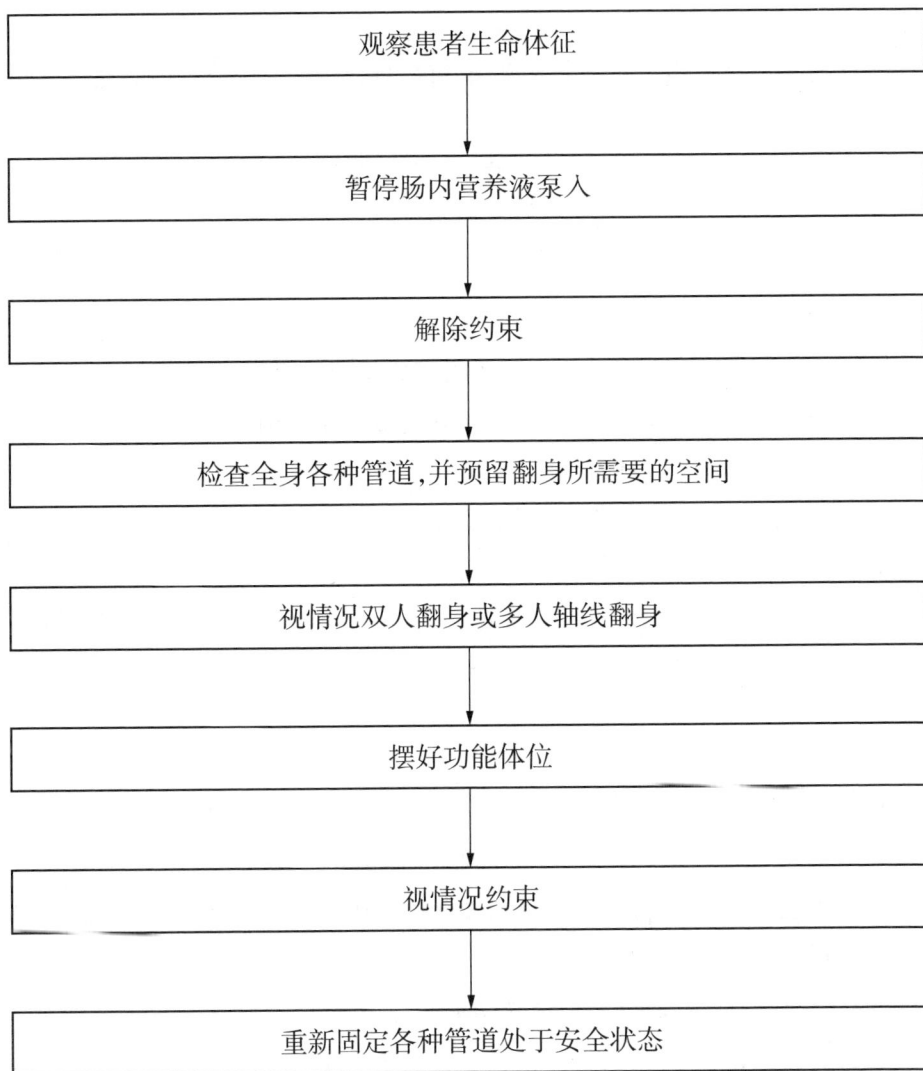

```
┌─────────────────────────────────────────────────┐
│              观察患者生命体征                      │
└─────────────────────────────────────────────────┘
                        ↓
┌─────────────────────────────────────────────────┐
│              暂停肠内营养液泵入                    │
└─────────────────────────────────────────────────┘
                        ↓
┌─────────────────────────────────────────────────┐
│                  解除约束                         │
└─────────────────────────────────────────────────┘
                        ↓
┌─────────────────────────────────────────────────┐
│       检查全身各种管道,并预留翻身所需要的空间      │
└─────────────────────────────────────────────────┘
                        ↓
┌─────────────────────────────────────────────────┐
│          视情况双人翻身或多人轴线翻身              │
└─────────────────────────────────────────────────┘
                        ↓
┌─────────────────────────────────────────────────┐
│                摆好功能体位                       │
└─────────────────────────────────────────────────┘
                        ↓
┌─────────────────────────────────────────────────┐
│                视情况约束                         │
└─────────────────────────────────────────────────┘
                        ↓
┌─────────────────────────────────────────────────┐
│          重新固定各种管道处于安全状态              │
└─────────────────────────────────────────────────┘
```

二、风险防范

风险一:翻身时机选择不合理

【后果】

生命体征不稳定患者可能直接诱发不稳定事件,甚至导致死亡。

【预防】

(1) 生命体征不稳定时不适宜翻动,可通过调整气垫床充气模式减轻皮肤压力。

(2) 汇报医生,不再进行翻身,并向家属解释。

【补救】

立即呼叫医生及同事进行抢救。

风险二:翻身前未检查管道并预留翻身空间,
未将管道进行临时固定或固定不当

【后果】

导致管道脱出或移位,直接需要进行抢救或再次手术。

例如:

(1) 人工气道脱出致患者窒息。

(2) 三腔二囊管脱出导致大出血、窒息。

(3) 手术引流管脱出须重新置管。

(4) 对骨折牵引者造成二次损伤。

【预防】

(1) 翻身前先松解患者身上的各种管道,使其处于安全位置,必要时暂时夹闭管道(例如脑室引流管)并且进行适当的临时固定,保证在翻转患者时管道不反流、不松脱、不移位。

(2) 如有需要可增加翻身人数,专人负责看护管道。

【补救】

立即按照非计划拔管应急预案进行抢救。

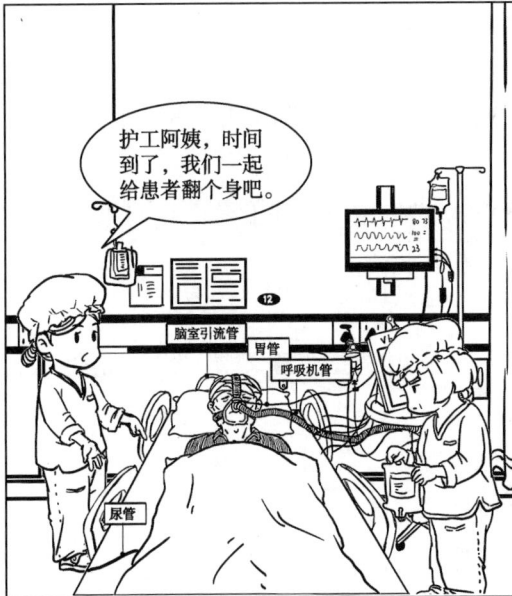

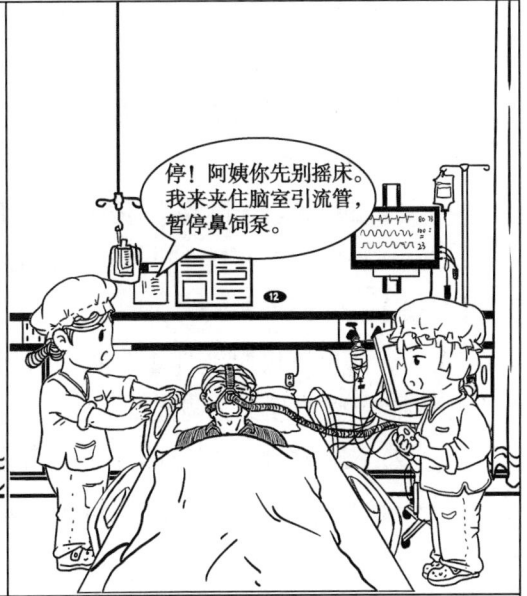

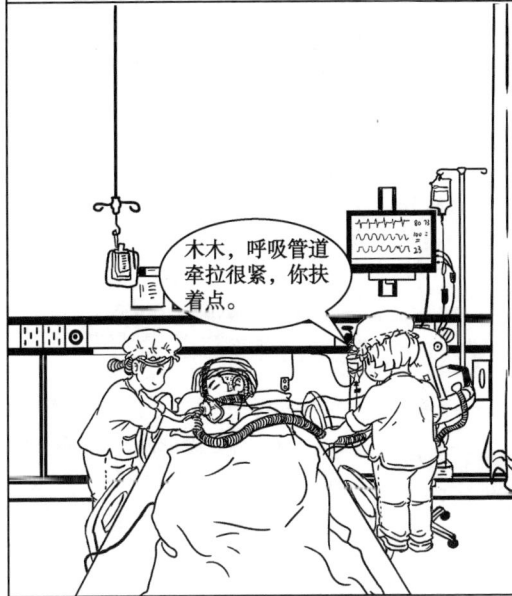

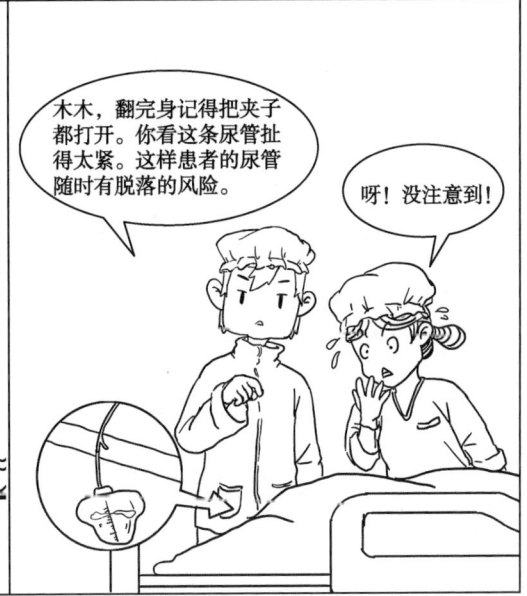

风险三:体位摆放不合理

【后果】

易导致各种并发症的发生,甚至引发新的疾病。

例如:

(1)非限制体位患者床头未能抬高或抬高不足,增加肺炎发生率、反流误吸、伤口引流不畅。

(2)偏瘫患者未摆放功能位造成足下垂,关节固定等不利于复健。

(3)俯卧位患者颈椎和肩膀容易造成炎症和脱位。

【预防】

(1)了解体位摆放的重要性,常规床头抬高 30°的重要意义,并设置灵活可用的指示牌,方便护士调节高度。

(2)认真学习了解长期卧床患者和偏瘫患者的功能位摆放方法。

(3)病房常备各种类型的功能枕协助体位的摆放。

(4)将功能体位的摆放作为日常考核操作之一,能有效提高执行力度。

【补救】

日常工作形成监督机制,由护理组长或相关人员检查提醒,对不常见疾病的特殊体位请专科会诊进行指导。

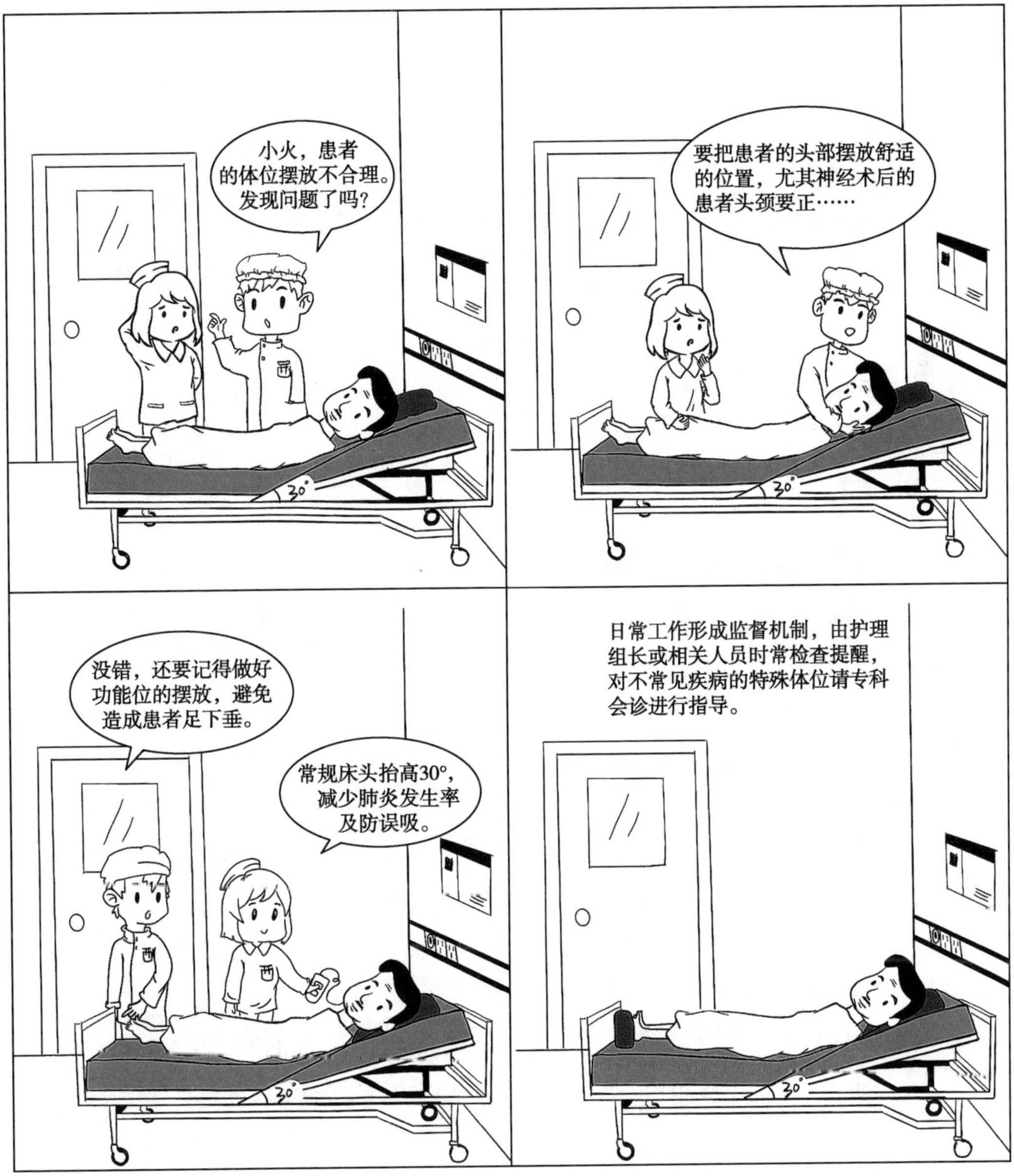
小火，患者的体位摆放不合理。发现问题了吗?
要把患者的头部摆放舒适的位置，尤其神经术后的患者头颈要正……
没错，还要记得做好功能位的摆放，避免造成患者足下垂。
常规床头抬高30°，减少肺炎发生率及防误吸。
日常工作形成监督机制，由护理组长或相关人员时常检查提醒，对不常见疾病的特殊体位请专科会诊进行指导。
30°

第九节　鼻饲

一、鼻饲操作流程

解释评估：清洁鼻腔并检查有无鼻腔疾病，评估有无鼻中隔偏移、食管胃底静脉曲张

↓

清点、检查用物：胃管、注射器、润滑油、固定胶布、听诊器、鼻饲液、无菌手套

↓

插胃管：

（1）摆放体位：半卧位或坐位

（2）测量胃管需置入长度：①前额发际至剑突；②剑突至耳垂再至鼻尖

（3）润滑胃管

（4）胃管由一侧鼻孔缓慢插入，当插入 10~15cm（咽喉部）时嘱患者做吞咽动作（昏迷者抬高头部使下颌靠近胸骨柄），同时顺势将胃管轻轻插入至所需长度，固定；如需要胃肠减压，在原来插入基础上再往里置入 10~15cm；如患者出现呛咳，可能胃管误入气道，立即拔出胃管，让患者休息片刻再插

（5）检查胃管是否在胃内：①先打开口腔检查是否有胃管盘在口内；②抽吸到胃内容物；③将胃管末端至于有水的杯中，无气泡逸出；④听诊器至于患者胃部，快速胃管内注气 10ml，听到气过水声

（6）固定胃管：用胶布将胃管固定于鼻上，在面颊部做二次固定，并做好管道标识

↓

进行鼻饲：

（1）胃管内注入少量温开水

（2）缓慢注入温度适宜的鼻饲液

（3）少量温开水冲洗胃管

$\downarrow$

最终固定：清醒患者可将胃管盲端固定于患者肩部衣服上

$\downarrow$

整理用物，做好记录，保持床头抬高 30°

二、风险防范

风险一：插胃管风险评估不足

【后果】

造成医源性损伤，造成咽部不适、疼痛、损伤出血。

【预防】

严格排查患者的病史，如有以下情况，不建议。

(1) 面部放疗患者可能有鼻腔结构改变。

(2) 有食管或者胃部手术史患者可能会有瘘孔和胃的位置改变。

(3) 肝硬化和消化道出血患者要警惕有食管胃底静脉曲张。

【补救】

(1) 出血后立即拔出胃管，查找出血部位，行紧急鼻腔球囊止血或胃镜止血。

(2) 做好介入或手术止血的准备。

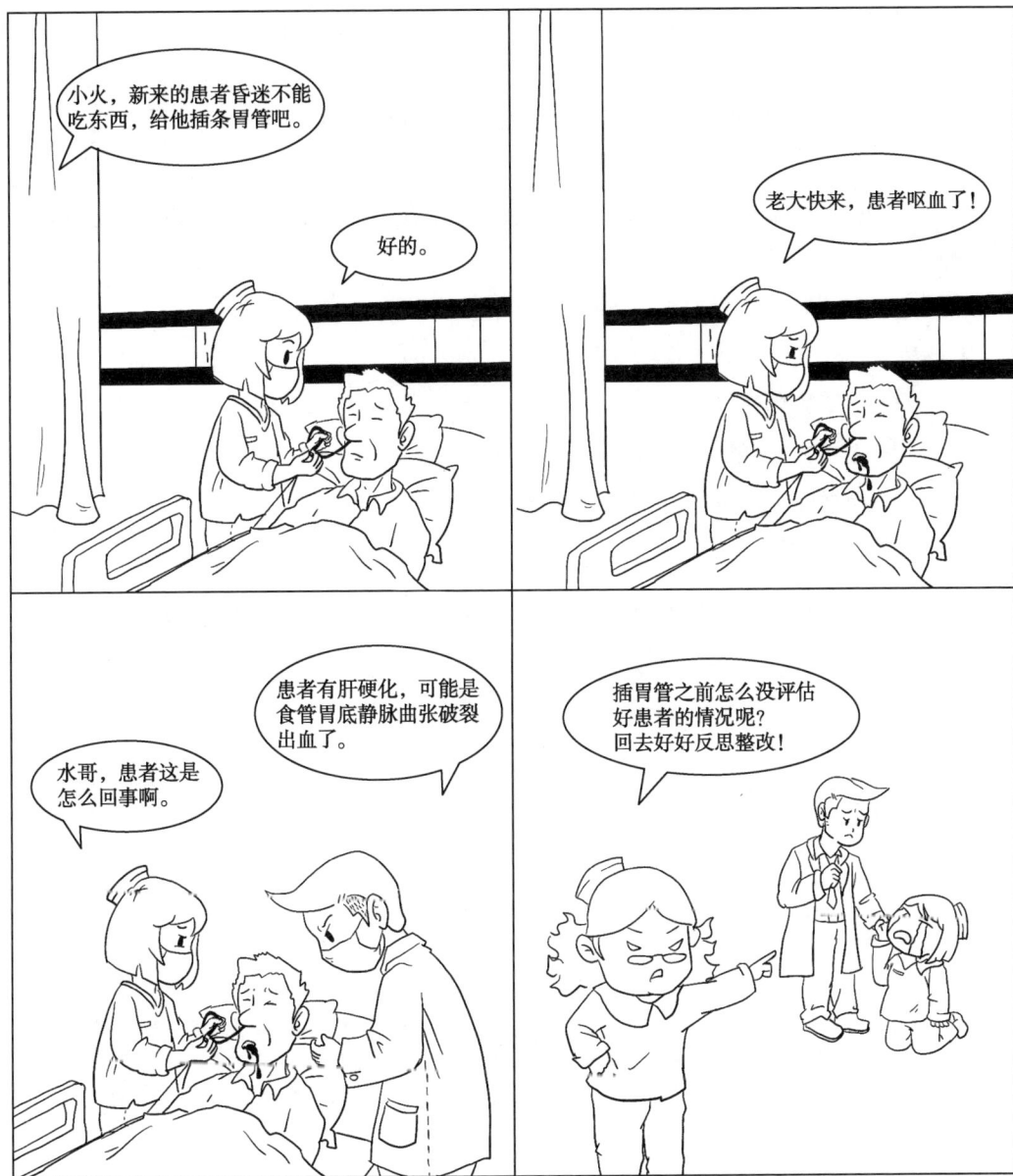

风险二：昏迷患者胃管位置误入气道

【后果】

误吸,导致吸入性肺炎。

【预防】

(1) 昏迷患者可能存在呛咳反射减退,需根据操作流程逐一完成胃管位置检查,确保胃管在胃内。

(2) 双人检查胃管位置,有不确定时寻找更有经验的同事协助判断,判断不明确之前严禁胃管内注食注药。

(3) 必要时可胃镜下判断,胃管能够显影的可行 X 线检查判断。

【补救】

(1) 立即拔出胃管。

(2) 吸痰,尽可能清理呼吸道及口鼻腔异物。

(3) 必要时行纤维支气管镜治疗,清理呼吸道。

(4) 必要时行气管插管。

(5) 遵医嘱用药抗感染。

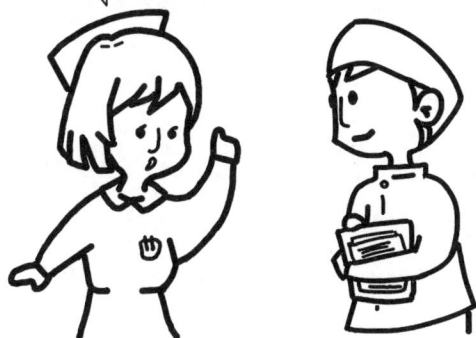

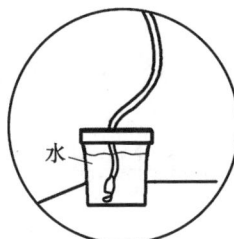

1. 无气泡溢出

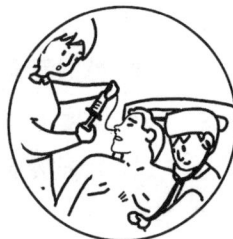

2. 有气过水声

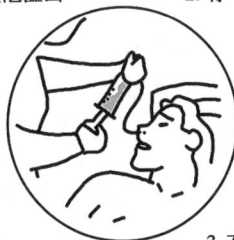

3. 有胃液

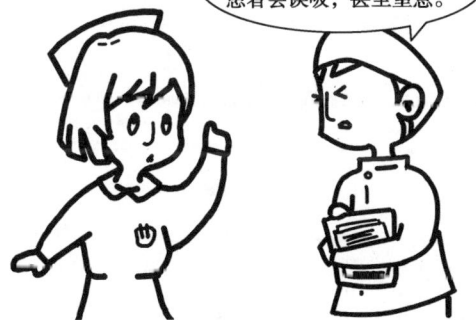

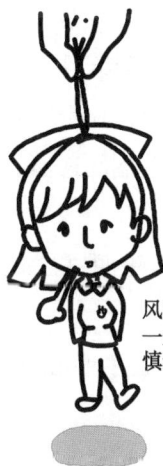

风险三:鼻饲液被污染

【后果】

腹泻、腹痛、腹胀、血糖紊乱。

【预防】

(1) 鼻饲液配制过程防止污染,现用现配,容器每日消毒。

(2) 温度适宜,37~42℃。

(3) 鼻饲液浓度由低到高,鼻饲量由少到多,直至达到患者可以耐受的营养需要量。

(4) 勿给予豆浆、牛奶或其他患者过敏食物。

(5) 根据患者疾病选择合适的鼻饲液,例如肾病、糖尿病患者选择相应配方,一般由营养师配定。

【补救】

(1) 暂停鼻饲或鼻饲液减量观察。

(2) 留取粪便标本,密切监测血糖。

(3) 菌群失调患者给予乳酸菌制剂,真菌感染者给予相关药物治疗。

(4) 必要时调整鼻饲液处方。

(5) 腹泻频繁者注意保护肛周皮肤。

(6) 腹胀、便秘患者给予导泻治疗,另外,饮食中可增加粗纤维蔬菜水果汁或蜂蜜、香油等润肠通便的食材。

风险四:鼻饲后过早放低床位或进行翻身吸痰等治疗

【后果】

可能引发患者呕吐、误吸。

【预防】

(1) 每次鼻饲量不超过 200ml,间隔时间不小于 2h。

(2) 鼻饲前评估胃潴留的量,如果 >250ml 可酌量减半鼻饲量或暂停一餐,给予胃肠动力药物。

(3) 鼻饲前做好吸痰、翻身等准备工作,鼻饲后保持半坐卧位或者坐位

30min,不做其他改变体位或者增加腹内压力、引起恶心呕吐的治疗操作。

【补救】

(1) 立即暂停鼻饲,胃管接负压引流。

(2) 吸痰,尽可能清理呼吸道及口鼻腔异物。

(3) 行纤维支气管镜治疗,清理呼吸道。

(4) 必要时行气管插管。

(5) 遵医嘱用药抗感染。

风险五:鼻饲液中混合有药物或过于黏稠

【后果】

胃管阻塞,影响药效。

【预防】

(1) 选择无渣营养液,粥类可用搅拌机完全打碎后使用。

(2) 营养液使用前要交班。

(3) 药物要严格按照说明书给药,一般的药物研磨好,不留碎渣,餐后半个小时服药。

(4) 每 4h 评估胃管是否通畅。

(5) 选择管腔大小合适的胃管。

(6) 建议使用出口小于胃管内径的灌注器用于服药。

【补救】

(1) 用温开水适当加大力量疏通。

(2) 可采用 α-糜蛋白酶 + 碳酸氢钠注射液注入管腔,浸泡留置 1h 后再次疏通胃管。

(3) 若以上办法皆失败,拔除胃管重新留置。

第十节 床旁康复

一、床旁康复程序

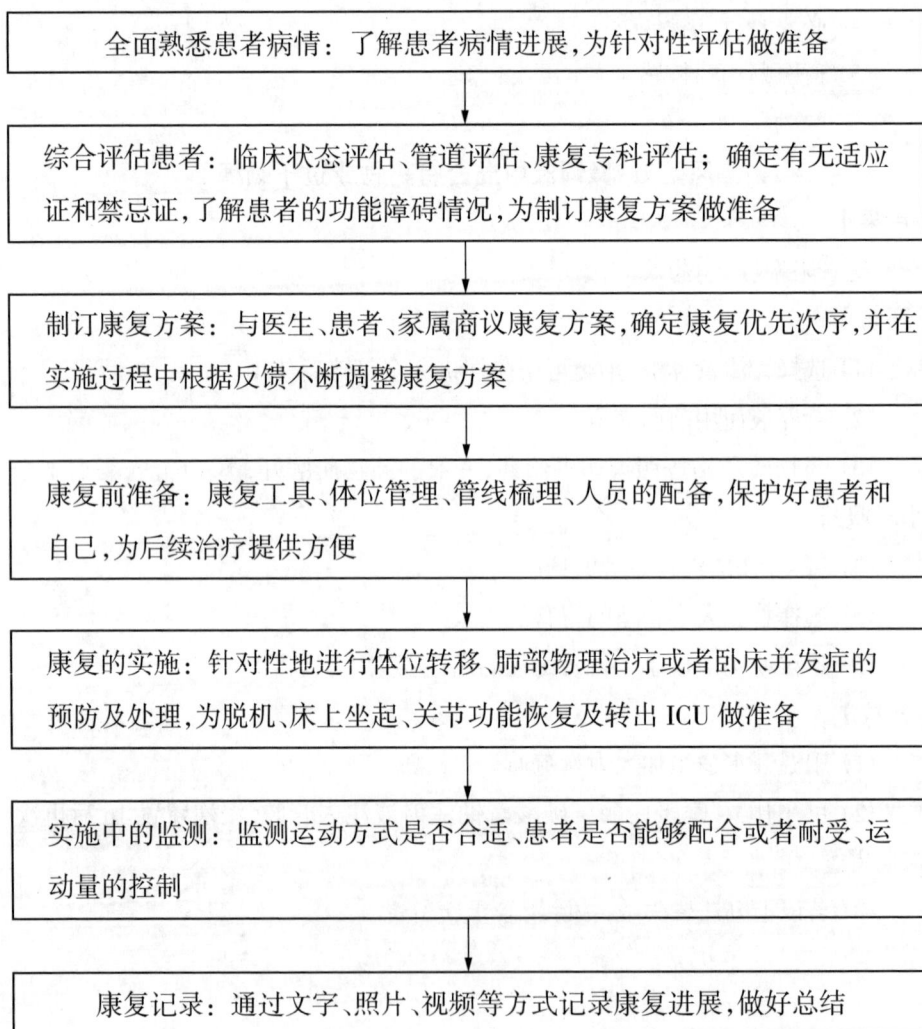

> 全面熟悉患者病情：了解患者病情进展，为针对性评估做准备

↓

> 综合评估患者：临床状态评估、管道评估、康复专科评估；确定有无适应证和禁忌证，了解患者的功能障碍情况，为制订康复方案做准备

↓

> 制订康复方案：与医生、患者、家属商议康复方案，确定康复优先次序，并在实施过程中根据反馈不断调整康复方案

↓

> 康复前准备：康复工具、体位管理、管线梳理、人员的配备，保护好患者和自己，为后续治疗提供方便

↓

> 康复的实施：针对性地进行体位转移、肺部物理治疗或者卧床并发症的预防及处理，为脱机、床上坐起、关节功能恢复及转出 ICU 做准备

↓

> 实施中的监测：监测运动方式是否合适、患者是否能够配合或者耐受、运动量的控制

↓

> 康复记录：通过文字、照片、视频等方式记录康复进展，做好总结

二、床旁康复训练流程

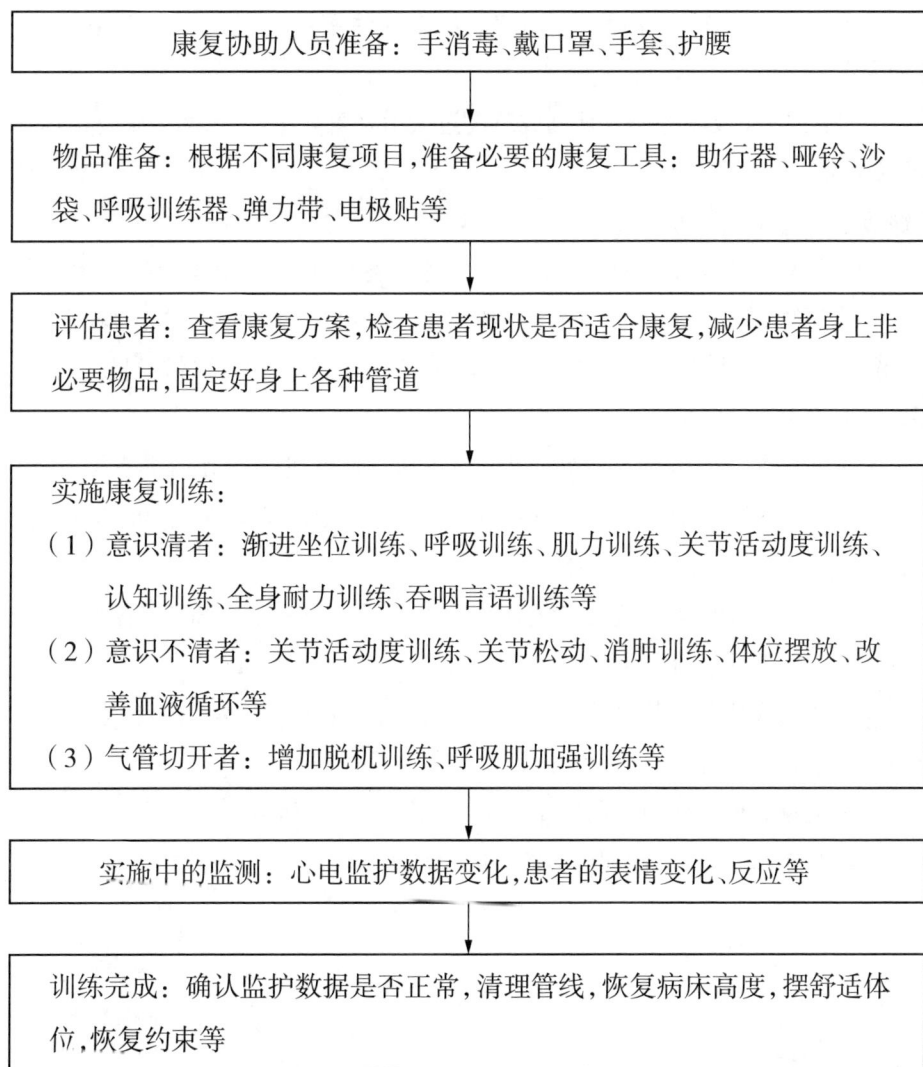

康复协助人员准备：手消毒、戴口罩、手套、护腰

↓

物品准备：根据不同康复项目,准备必要的康复工具：助行器、哑铃、沙袋、呼吸训练器、弹力带、电极贴等

↓

评估患者：查看康复方案,检查患者现状是否适合康复,减少患者身上非必要物品,固定好身上各种管道

↓

实施康复训练：

（1）意识清者：渐进坐位训练、呼吸训练、肌力训练、关节活动度训练、认知训练、全身耐力训练、吞咽言语训练等

（2）意识不清者：关节活动度训练、关节松动、消肿训练、体位摆放、改善血液循环等

（3）气管切开者：增加脱机训练、呼吸肌加强训练等

↓

实施中的监测：心电监护数据变化,患者的表情变化、反应等

↓

训练完成：确认监护数据是否正常,清理管线,恢复病床高度,摆舒适体位,恢复约束等

三、风险防范

风险一:对患者综合评估不足

【后果】

患者不能完成床旁康复计划或难度过大引发意外事件,家属对康复不理解容易引发纠纷。

【预防】

(1) 制订康复计划之前,一定要对患者的病情做一个系统评估,对患者的心理状态和家属对此事的认知要有全面的了解,此处需要医生、护士、康复治疗师、营养师等共同完成,设置重症康复评估表,逐一完成所需评估项目,防止疏漏,掌握好康复开始的时机。

(2) 就早期床旁康复向家属作出解释及知情同意,取得其配合和支持。

(3) 康复治疗前要再次评估患者的精神状态和配合程度,做好物品准备。

【补救】

(1) 康复治疗时需要有经验的医生和专科护士或者康复师全程陪同,过程中严密监测,保证患者安全。

(2) 患者在康复治疗过程中有任何不适,或生命体征有不稳定者,立即停止治疗,给予相应的处理。

(3) 向家属做好解释沟通工作。

(4) 分析总结原因,标记患者的功能活动水平。

风险二:康复训练过程中准备不充分,护理人员经验不足,未能及时发现病情变化

【后果】

可能会发生意外事件,严重者危及生命。

【预防】

(1) 康复治疗时需要有经验的专科护士陪同,专科护士需要掌握管理重症患者护理的特殊知识、技巧和经验,部分患者需要医生陪同。

(2) 康复治疗的各项操作要制定程序流程,并建立对应的培训、考核和管理制度。

(3) 康复治疗前要做好物品和患者准备,安全设施齐备,最大限度减少因物品准备不齐或者需要吸痰等操作增加不安全事件发生率。

(4) 康复治疗时抢救物品要提前准备,以备不时之需。

(5) 明确 ICU 康复治疗中止指征。

【补救】

(1) 患者在康复训练过程中有任何不适,或生命体征不稳定时,立即停止治疗,给予相应的处理。

(2) 如果患者出现跌倒损伤、管道脱出等意外事件,立即按照应急预案进行抢救。

(3) 与家属做好解释沟通工作。

(4) 分析总结原因,标记患者的功能活动水平。

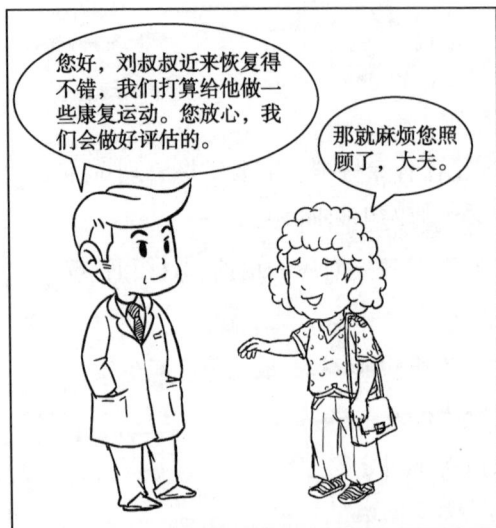

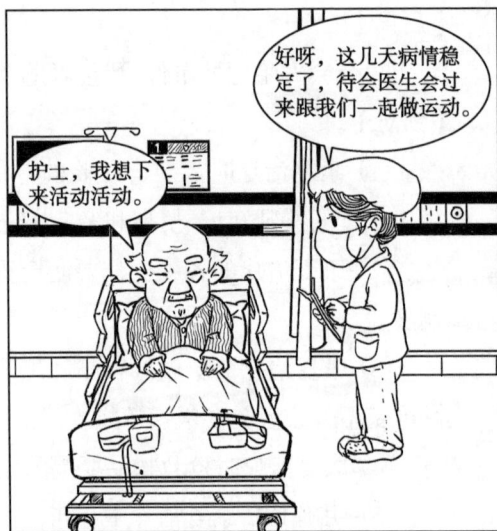

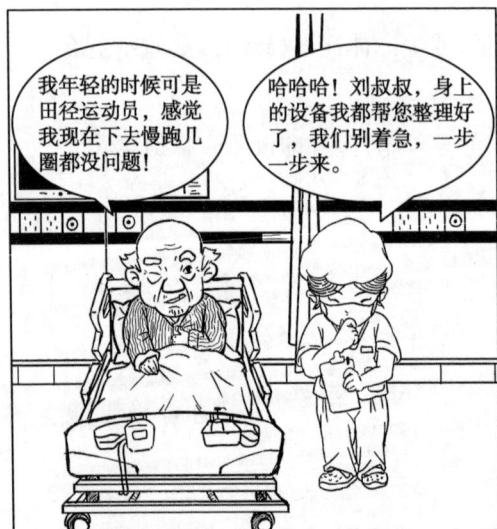

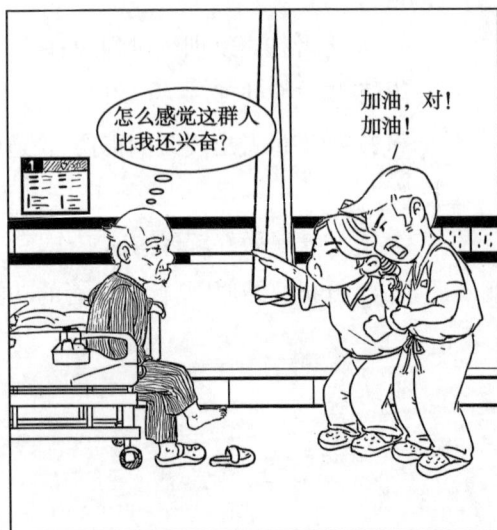

第十一节　转床

一、转床流程

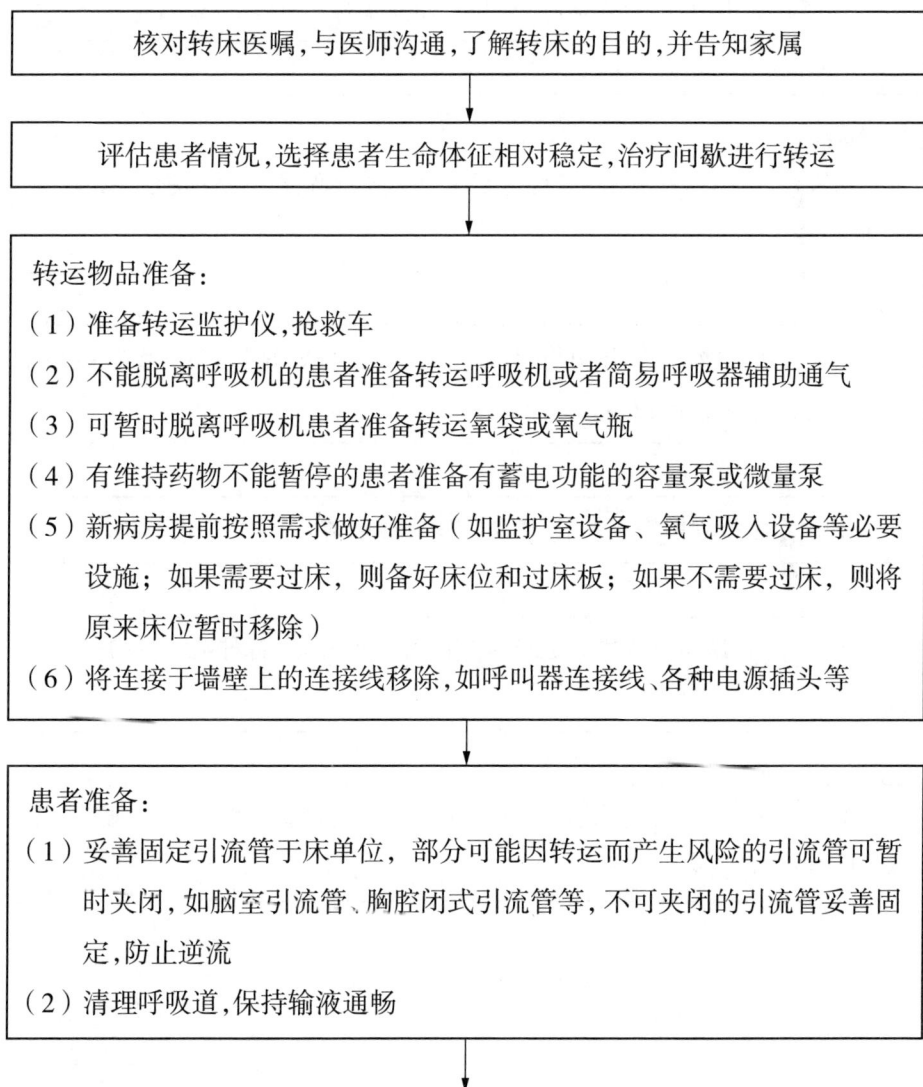

核对转床医嘱,与医师沟通,了解转床的目的,并告知家属

评估患者情况,选择患者生命体征相对稳定,治疗间歇进行转运

转运物品准备:

（1）准备转运监护仪,抢救车

（2）不能脱离呼吸机的患者准备转运呼吸机或者简易呼吸器辅助通气

（3）可暂时脱离呼吸机患者准备转运氧袋或氧气瓶

（4）有维持药物不能暂停的患者准备有蓄电功能的容量泵或微量泵

（5）新病房提前按照需求做好准备（如监护室设备、氧气吸入设备等必要设施；如果需要过床，则备好床位和过床板；如果不需要过床，则将原来床位暂时移除）

（6）将连接于墙壁上的连接线移除,如呼叫器连接线、各种电源插头等

患者准备:

（1）妥善固定引流管于床单位, 部分可能因转运而产生风险的引流管可暂时夹闭, 如脑室引流管、胸腔闭式引流管等, 不可夹闭的引流管妥善固定,防止逆流

（2）清理呼吸道,保持输液通畅

人员准备：

（1）危重症患者需要医生在现场主持转运，必要时协助给予辅助通气

（2）增派转运人员，尽量缩短转运时间。如推床两人，转运设备若干人

开始转运：

将必须维持的治疗仪器先一步移至新床位并进行调试，保证安全，如呼吸机、监护仪

再次检查转运呼吸机、静脉用药、全身管道情况，将患者迅速转移到新病房，途中密切观察患者生命体征

到预定床位立即恢复供氧，重新固定开放引流管，连接心电监护

整理床单位，再次检查各种管道连接和仪器运转情况，各种电源线均在 UPS 接口上

整理原病房用物，做好终末消毒，更改床头卡及一览表、将治疗、口服药、输液、注射等医疗文书转至新床号

二、风险防范

风险一：管道固定不牢固或关闭后忘记打开

【后果】

引流管意外脱出或因未能及时引流导致病情加重。

【预防】

(1) 转床前认真评估管道固定情况，如果需要过床，要将管道夹闭后放在患者身上，防止脱出。

(2) 部分气胸患者不可以夹闭管道，过床时要有专人保护，禁止在未夹闭管道的情况下将水封瓶抬高于穿刺口。

(3) 可制定转床信息核查表，严格按照转床步骤执行，并做最后核查确认，以免疏漏。

【补救】

(1) 按照引流管脱出应急方案进行处理。

(2) 报告医生，进行进一步检查和处置。

风险二：转床后没有更改患者转床信息

【后果】

给后续的治疗埋下安全隐患。

【预防】

(1) 转床后及时更改患者相关的信息。如床头卡、一览表、病历系统、当日及次日的输液卡、输液瓶签、口服药及治疗、药物过敏标识等患者信息。

(2) 可将上述内容制成转床信息核查表，转床后一一核对并签名。

(3) 加强三查七对的核查，杜绝出错。

【补救】

(1) 一旦因转床导致患者治疗出现错误，立即按照差错事故上报护长及护理部。

(2) 视情况做出补救措施。

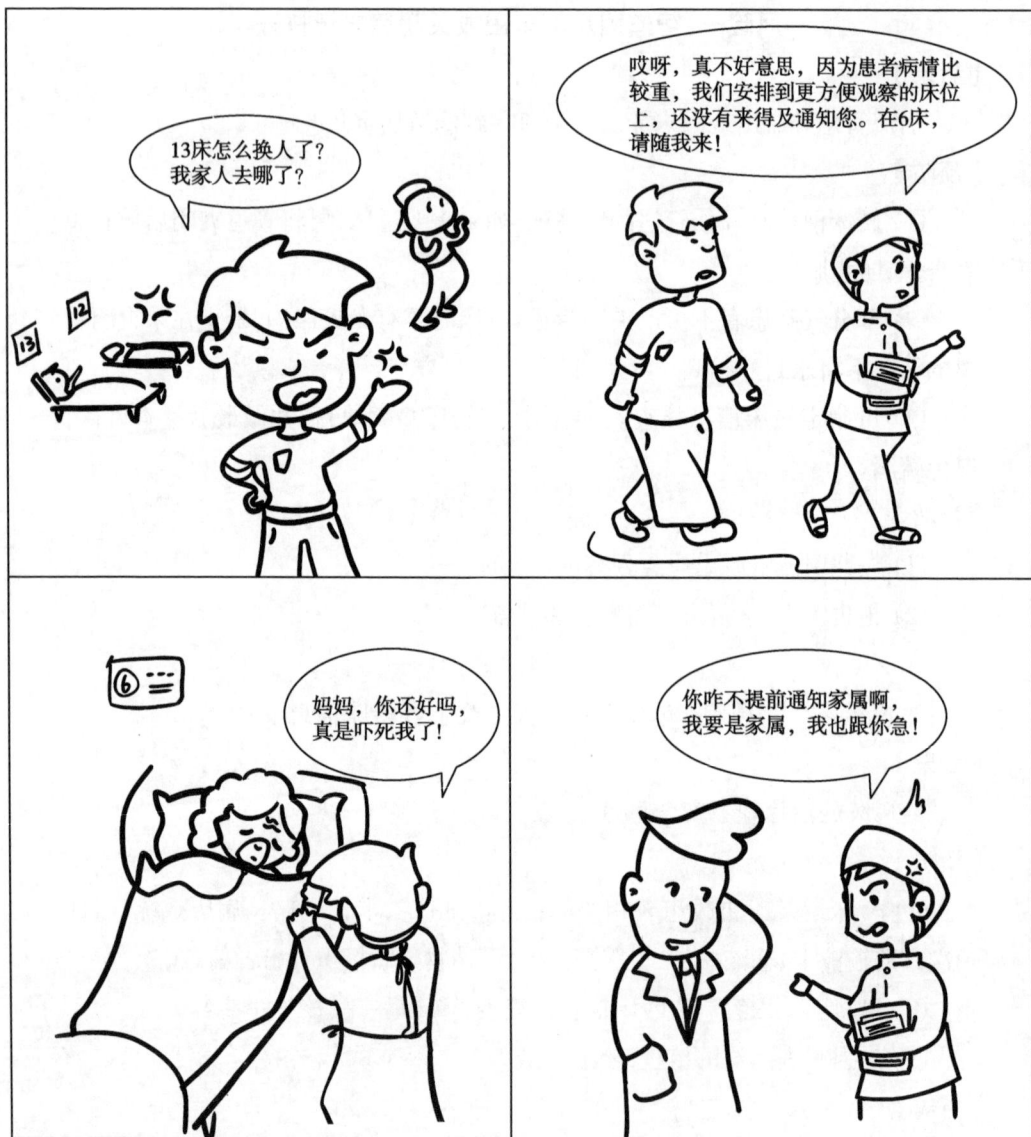

第十二节 转运

一、转运流程

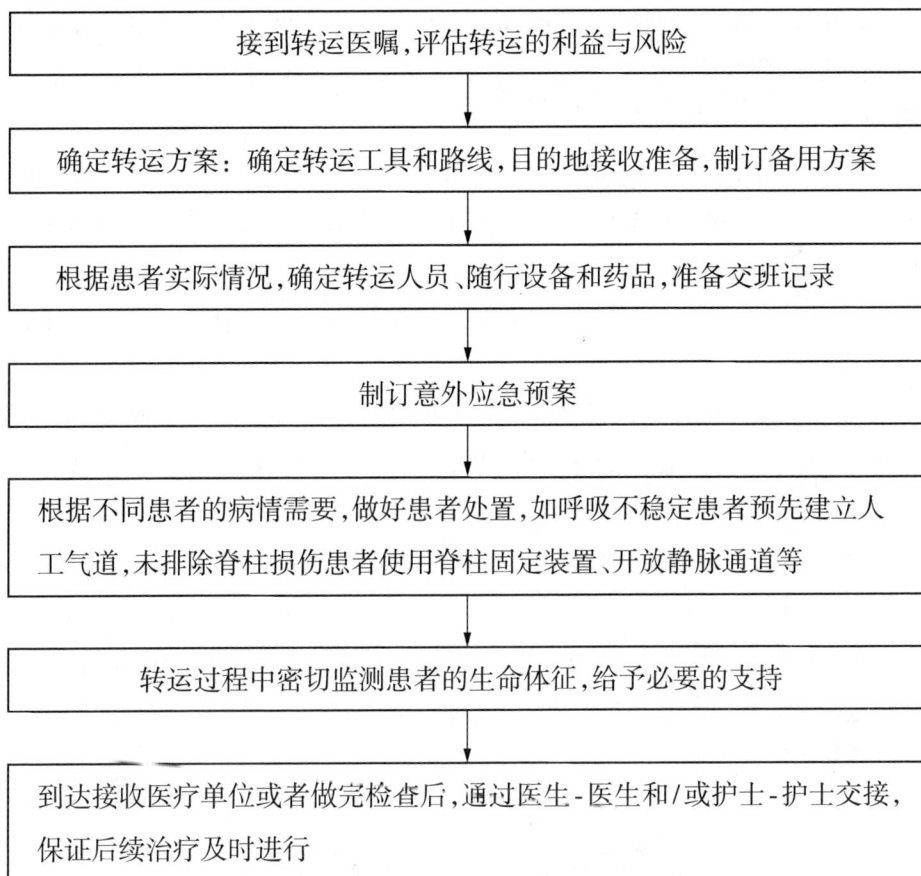

接到转运医嘱,评估转运的利益与风险

确定转运方案:确定转运工具和路线,目的地接收准备,制订备用方案

根据患者实际情况,确定转运人员、随行设备和药品,准备交班记录

制订意外应急预案

根据不同患者的病情需要,做好患者处置,如呼吸不稳定患者预先建立人工气道,未排除脊柱损伤患者使用脊柱固定装置、开放静脉通道等

转运过程中密切监测患者的生命体征,给予必要的支持

到达接收医疗单位或者做完检查后,通过医生-医生和/或护士-护士交接,保证后续治疗及时进行

二、风险防范

风险一：患者病情评估不到位

【后果】

引发路途中病情变化不能及时成功抢救等不安全事件,如漏带相应仪器或药品、转运人员不足或技术不过关等。

【预防】

(1) 危重症患者转运要由医生和护士一起充分评估转运的可行性,可以根据转运分级标准或早期预警评分(MEWS 评分)确定转运级别和相应的物品及人员安排。

(2) 评估的内容主要包括:患者的意识障碍程度,生命体征,呼吸、循环支持,临床主要问题,伤口处理等。

(3) 其他的评估情况包括:是否存在内环境紊乱诱发心律失常,搬运时是否会导致病情加重或者出现意外损伤,躁动患者是否有坠床可能性,引流装置是否有脱落的可能,有无影响呼吸循环的潜在危险因素等。

(4) 转运人员要配备齐全,提前制订应急处理方案。

【补救】

在前期病情评估不到位的情况下,路上如果遇到棘手问题,只能随机应变,就地抢救并寻找可替代方案,以最快速度抵达目的地或者返程,或者就近寻找可以依靠的医疗机构。

风险二：转运中设备器械故障

【后果】

延误抢救、处置。

【预防】

(1) 转运之前,对于携带的和转运车(飞机)上已经配备的仪器设备全都要再次检查,保证其性能完好,处于备用状态。

(2) 对储电、氧气等消耗品,要充分计算转运路程所需的最大量,并且上浮至少 30%,以备不时之需。

(3) 对氧气供给、负压吸引、微量泵等重要设施,要有故障后的备用方案。

(4) 对一次性用物和药品要考虑全面,宁多勿少。

【补救】

同风险一。

风险三:转运中管道固定不牢固

【后果】

管道断开或者脱出。

【预防】

(1) 危重症患者尽量选用中心静脉导管留置。

(2) 转运前检查穿刺部位、检查静脉通路是否通畅,调整好补液速度。

(3) 各种引流管短距离快速转运可暂时夹闭,长距离转运则需保持通畅、有效,加固引流管口和各连接处,保持紧密,防止滑脱,清空引流袋内液体。

(4) 脑血管意外的患者转运前尽量去除增加颅内压的因素,控制烦躁,妥善约束,适当使用镇静剂。

(5) 胸腔闭式引流的患者保持引流通畅,防止水封瓶倾倒,必要时夹闭。

【补救】

(1) 静脉通道意外脱出,立即寻找外周静脉进行穿刺,必要时可以选择体表大静脉进行穿刺,如肘正中静脉、颈外静脉等。

(2) 气管插管意外脱出者,立即给予呼吸球囊辅助通气,保证患者氧气供应,必要时配合医生重新插管。

(3) 外科引流管意外脱出,应立即用无菌敷料封闭穿刺口,按需要适当按压,观察生命体征变化及伤口情况,并做好详细记录及交班。

风险四:沟通协调工作脱节

【后果】

导致转运时间延长、转运风险增加、患者及家属不满意甚至发生纠纷。

【预防】

（1）转运前与家属做好转运的沟通,告知其途中可能遇到的风险,权衡利弊,家属同意方可转运。

（2）对转运工具、转运线路等提前与相关人员做好沟通,减少等待时间。

（3）转运前与接收科室做好沟通,如预约手续齐备、床位安排、物品准备等方面,接收科室提前完成。

（4）出发前与快要到达时与接收科室做好对接,方便接收科室做好准备。

【补救】

（1）转运过程中遇到意外状况要镇静,不要慌乱,立即启用应急预案。

（2）安抚患者及家属,避免引起患者及家属的不安和愤怒。

（3）做好转运途中的相关记录。

（4）做好总结,避免再次发生类似状况。

第十三节 负压封闭引流技术

一、负压封闭引流技术操作流程

评估伤口,准备无菌环境:此技术可广泛应用于创伤、骨科、外科、烧伤科等伤口,禁忌癌性溃疡创面和活动性出血伤口,多在无菌间进行

↓

清点、检查用物:根据伤口大小和形状准备好专用的海藻盐泡沫敷料、生物半透膜、多孔引流管、引流延长管、低负压吸引器、无菌剪刀

↓

伤口清创,尽可能彻底清除创面内的坏死组织和异物,开放所有腔隙

↓

准备引流用物:再次根据清创后的伤口将大块的材料裁剪成适合伤口的形状和大小

↓

填充:把准备好的材料置入被引流区,保证材料与需要被引流的创面充分接触,不留空隙;尽量避免泡沫材料直接接触或者跨越大的血管、神经,保证多侧孔引流管的端孔和所有侧孔都位于泡沫材料内

↓

准备封闭:清洁创周皮肤,用生理盐水将创口周围皮肤血迹擦拭干净,坏死组织剔除,用 75% 酒精擦涂残留的碘剂消毒液、皮脂、角质皮屑等,毛发密集的部位先备皮

↓

贴膜：取出专用半透膜，去除贴面上的隔离纸，暴露贴面，保持贴面平整，从没有引流管引出的健康皮肤上，采用"叠瓦法"逐层粘贴，一边贴一边按压，再去除背面覆盖膜，半透膜的覆盖范围包括至少 2cm 的创周健康皮肤

引流管封闭：根据需要可选择戳孔法和系膜法

开放负压：将引流管接通负压源，压力一般在 125~450mmHg，保证泡沫敷料塌陷，紧贴创面，管型凸显，可持续负压或间歇负压吸引；一次封闭负压引流可持续 5~7 天

二、风险防范

风险一：伤口清创不彻底，止血不完全

【后果】

伤口感染和出血。

【预防】

创面严格清创，如果护理操作难度大，可以请外科医生协助清创。

【补救】

（1）打开半透膜，重新清创、止血。

（2）可以适当在伤口与半透膜之间添加高渗盐敷料以促进伤口愈合。

风险二：创面较大时敷料没有充分接触创面或有漏洞

【后果】

引流不畅，达不到负压引流的效果。

【预防】

（1）创面较大时候可使用多块材料。

（2）部分不规则伤口，要适当裁剪不同形状。

（3）保证材料充分接触创面。

【补救】

重新进行海藻盐泡沫敷料的填充和封闭。

创面较大时可使用多块材料。

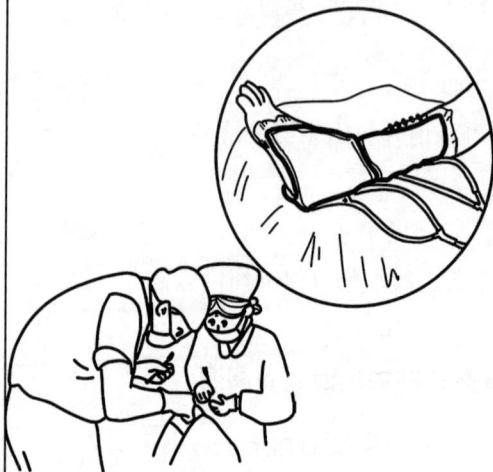

适当裁剪不同形状，填充不规则的伤口。

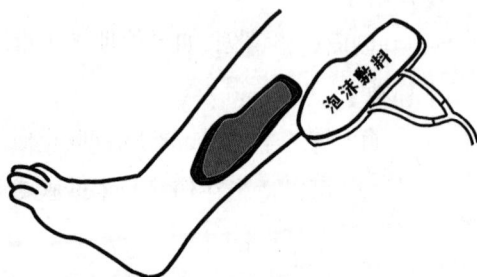

保证材料充分接触创面。

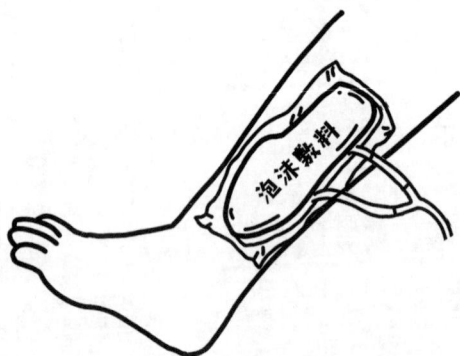

注意观察患者的敷料情况，定期更换敷料，确保敷料的清洁。

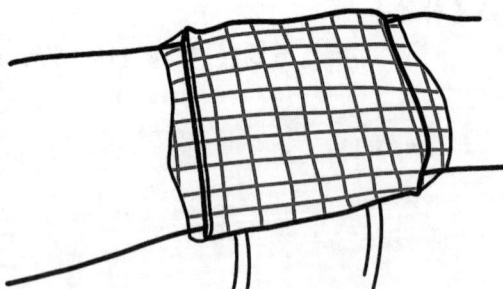

风险三：引流管的侧孔直接接触人体组织

【后果】

组织损伤、引流管阻塞。

【预防】

(1) 在放置引流管的时候,将所有侧孔和顶端全部包裹在泡沫内。

(2) 引流管距泡沫材料边缘距离不超过 2mm。

(3) 如果所用泡沫敷料较大,应置入两根或更多引流管。

【补救】

(1) 在半透膜封闭之前再次检查引流管及泡沫敷料的位置,及时进行调整。

(2) 若半透膜已封闭,则需先移除半透膜,再次按操作流程重新调整引流管及泡沫敷料并完成贴膜。

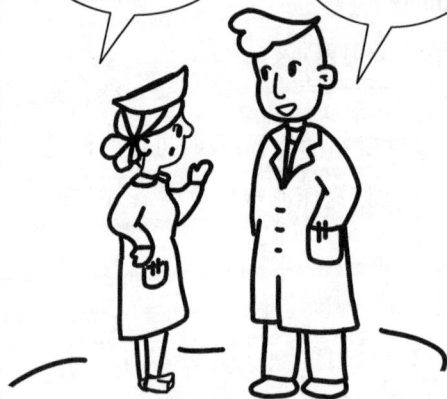

所以引流管侧孔和顶端全部包裹在泡沫内，以免直接接触人体组织。

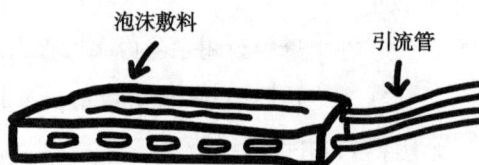

引流管距泡沫材料边缘距离不超过2mm。

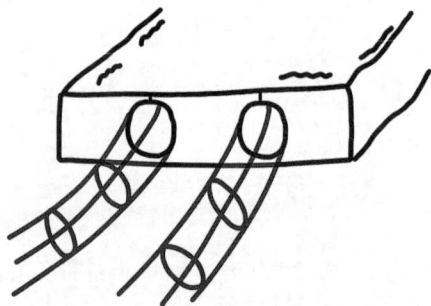

如果所用泡沫敷料较大，应置入两根或更多引流管。

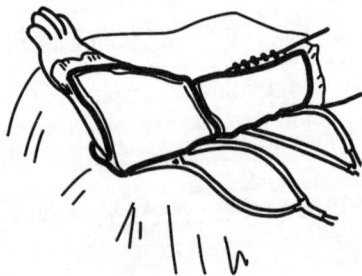

风险四：创面封闭不严

【后果】

无法达到治疗效果，反而因为伤口的透气性不佳而加重感染。

【预防】

(1) 贴膜的皮肤要进行脱脂，防止松脱。

(2) 采用"叠瓦法"逐层粘贴，一边贴一边按压。

(3) 半透膜的覆盖范围至少包括 2cm 的创周健康皮肤。

(4) 引流管周围可以采用"肠系膜法"，利用足够长度的薄膜先包裹引流管，再敷贴在创面周围。

(5) 告知患者活动力度和范围不宜过大，避免引流管脱落、打折，或者扭曲。

【补救】

(1) 仔细寻找漏气的地方，再次消毒，增加贴膜进行补救。

(2) 重症患者不能配合者可适当行保护性约束。

(3) 一旦发生感染，留取细菌培养，再次清创换药，重新放置负压引流管。

采用"叠瓦法"逐层黏贴，一边贴一边按压。

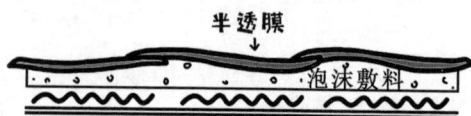

半透膜

→ 泡沫敷料

半透膜的覆盖范围包括至少2cm的创周健康皮肤。

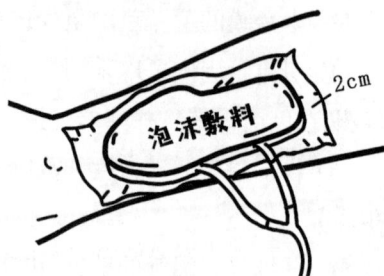

泡沫敷料

2cm

采用"肠系膜法"，利用足够长度的薄膜先包裹引流管，再敷贴在创面周围。

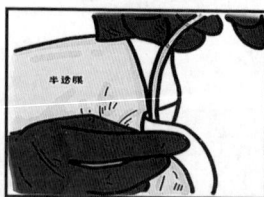

半透膜

根据引流管形状塑形。

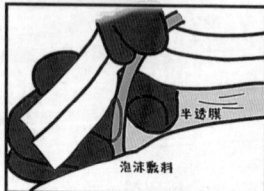

半透膜

泡沫敷料

两个手指收聚贴膜包绕引流管。

告知患者活动力度和范围不宜过大，避免引流管脱落、打折、或者扭曲。

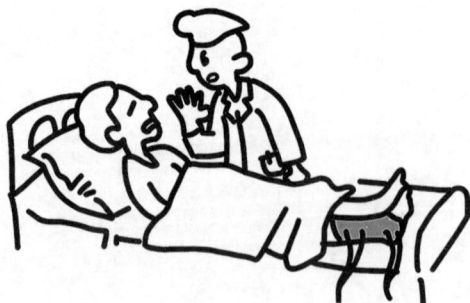

第十四节　危急值报告

一、接危急值报告操作流程

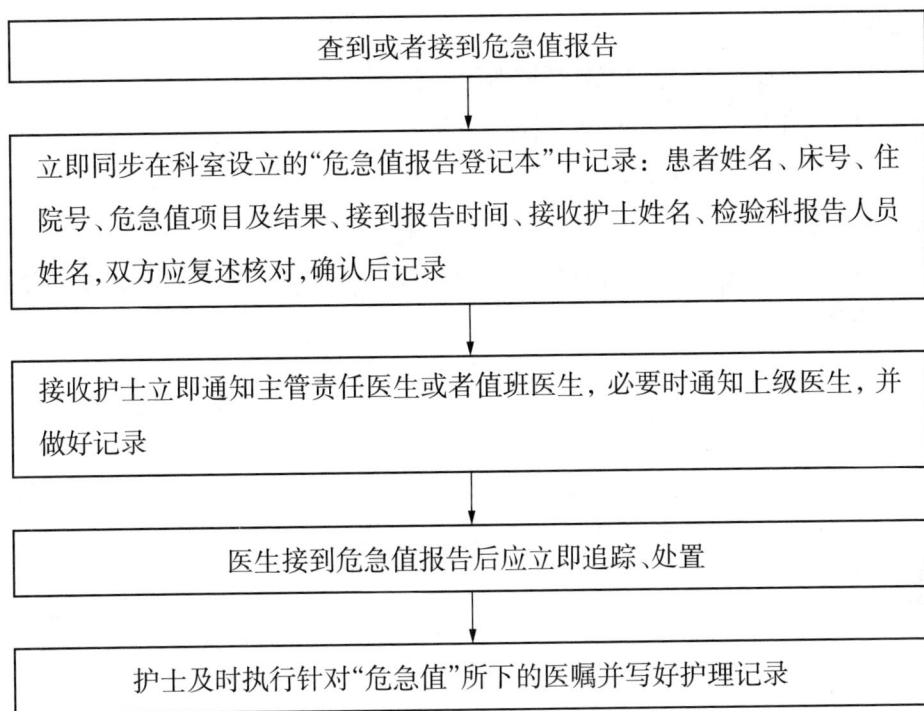

查到或者接到危急值报告

↓

立即同步在科室设立的"危急值报告登记本"中记录：患者姓名、床号、住院号、危急值项目及结果、接到报告时间、接收护士姓名、检验科报告人员姓名，双方应复述核对，确认后记录

↓

接收护士立即通知主管责任医生或者值班医生，必要时通知上级医生，并做好记录

↓

医生接到危急值报告后应立即追踪、处置

↓

护士及时执行针对"危急值"所下的医嘱并写好护理记录

二、风险防范

风险:对接收危急值报告不重视

【后果】

延误治疗,甚至危及生命,无法补救。

【预防】

(1) 科室设立"危急值报告登记本"。

(2) 全科人员要熟知危急值报告处理流程。

(3) 培训常见危急值项目临床意义。

(4) 对危急值报告的后续处理要有跟踪记录。

(5) 对于一些未达到危急值但仍旧异常的检验检查结果要加以重视,调整护理方案。

第十五节　保护性约束

一、约束流程

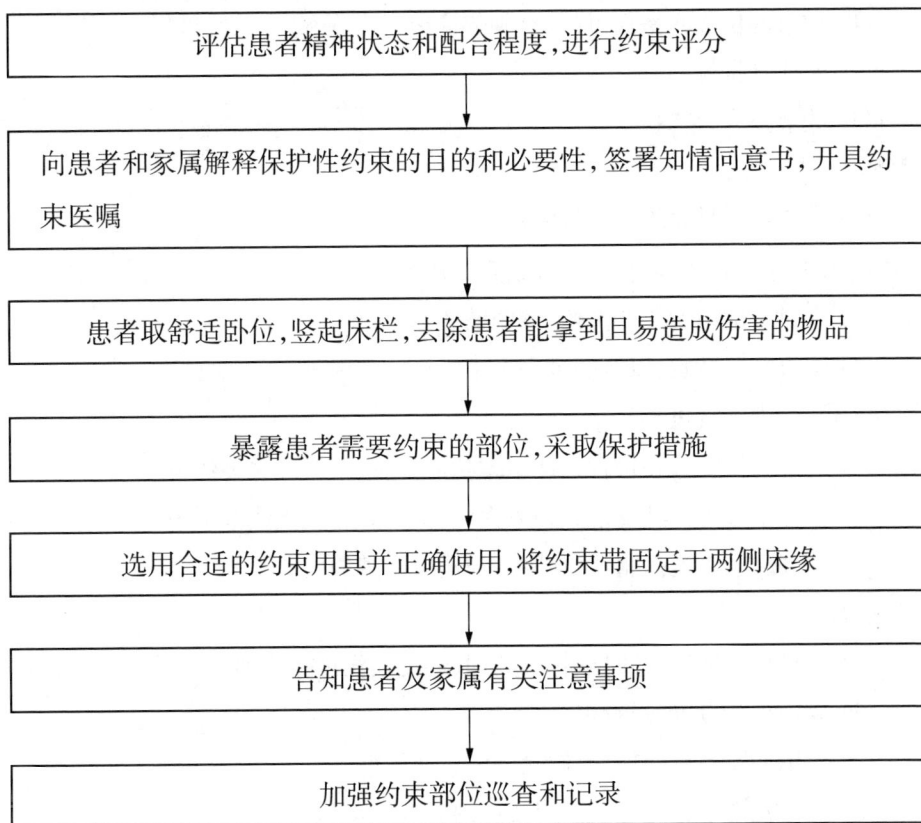

评估患者精神状态和配合程度,进行约束评分

向患者和家属解释保护性约束的目的和必要性,签署知情同意书,开具约束医嘱

患者取舒适卧位,竖起床栏,去除患者能拿到且易造成伤害的物品

暴露患者需要约束的部位,采取保护措施

选用合适的约束用具并正确使用,将约束带固定于两侧床缘

告知患者及家属有关注意事项

加强约束部位巡查和记录

二、风险防范

风险一：约束过紧或关节不在功能位上

【后果】

(1) 约束部位皮肤擦伤,局部红肿热痛或者出现水疱、皮肤破损。

(2) 肢体骨折。

(3) 关节强直。

【预防】

(1) 约束的器具要柔软,可调节。

(2) 约束时间不宜过长,每 2h 松解一次。

(3) 定时帮助患者改变体位,按摩肢体。

(4) 约束松紧适宜,以能插进一个手指为宜。

(5) 约束带不宜过窄。

(6) 约束部位肢体要符合人体生理功能位置,不可反关节约束。

(7) 剧烈抵抗者尤其要注意约束损伤,保持患者在视线范围内。

(8) 持续躁动不能控制者,与医生沟通予以镇静。

【补救】

(1) 一旦出现损伤,及时做相应处理,避免损伤进一步加重。

(2) 放松约束带,加强看护。

(3) 使用加厚内衬棉垫,条件允许可更换约束部位。

(4) 条件允许的患者可以应用镇静剂。

(5) 请康复科进行复健。

风险二:改变体位后未重新检查约束

【后果】

因体位的改变导致原来的约束过松或过紧,导致松脱或皮肤、关节损伤。

【预防】

(1) 每次为患者翻身或者做其他改变体位的治疗时,均要先解开约束带。

(2) 翻身后将患者安置在最舒适体位,摇高床头后再行约束。

(3) 他人协助翻身后,管床护士要再次检查双侧约束情况,保证约束安全有效。

(4) 定时评估约束部位的皮肤和关节情况,避免发生损伤。

(5) 多种途径转移患者注意力,进行心理疏解,治疗原发病,早日解除约束。

(6) 躁动严重者可选用合适的镇静药物。

【补救】

(1) 若出现固定不牢的情况,立即重新进行约束,并检查有无造成意外伤害或非计划拔管的情况。

(2) 如果出现皮肤或关节损害,立即松开约束并报告医生,请相关专科进行会诊,改用其他方法进行约束或者镇静。

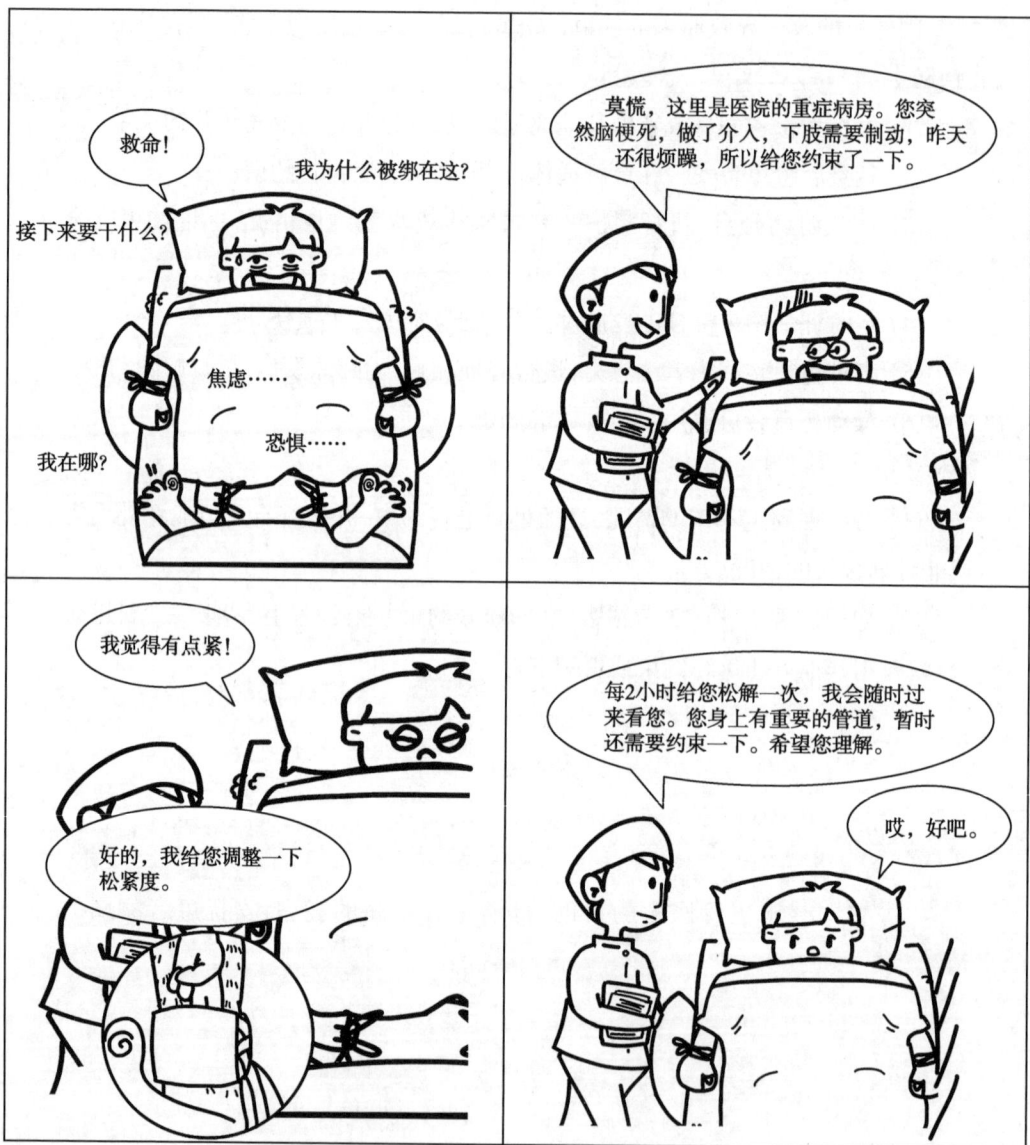

第十六节 护理沟通

风险防范

风险一：护理人员单独与家属沟通病情时，与医生不一致

【后果】

造成严重的纠纷隐患。

【预防】

(1) 医护应当加强有效沟通，分工明确，避免对疾病及诊疗情况的告知不一致。

(2) ICU 患者病情一律由医生沟通，护士可以告知患者一些客观指标，如当天的体温、大便次数等。

(3) ICU 护士仅允许与家属沟通与护理有关的情况。

(4) 不在床边讨论患者病情，避免患者误解，从而对治疗产生疑虑或者丧失治疗信心。

(5) 用真诚、通俗易懂、清晰、准确并个体化的语言，避免产生误会。

【补救】

(1) 当意识到说错话或者家属质疑时，视情况立即向家属致歉，表示自己因何种原因导致没有掌握全部情况，一切以医生沟通为准。

(2) 立即寻求主管医生的帮助，打消患者家属的疑虑，安抚患者家属的情绪。

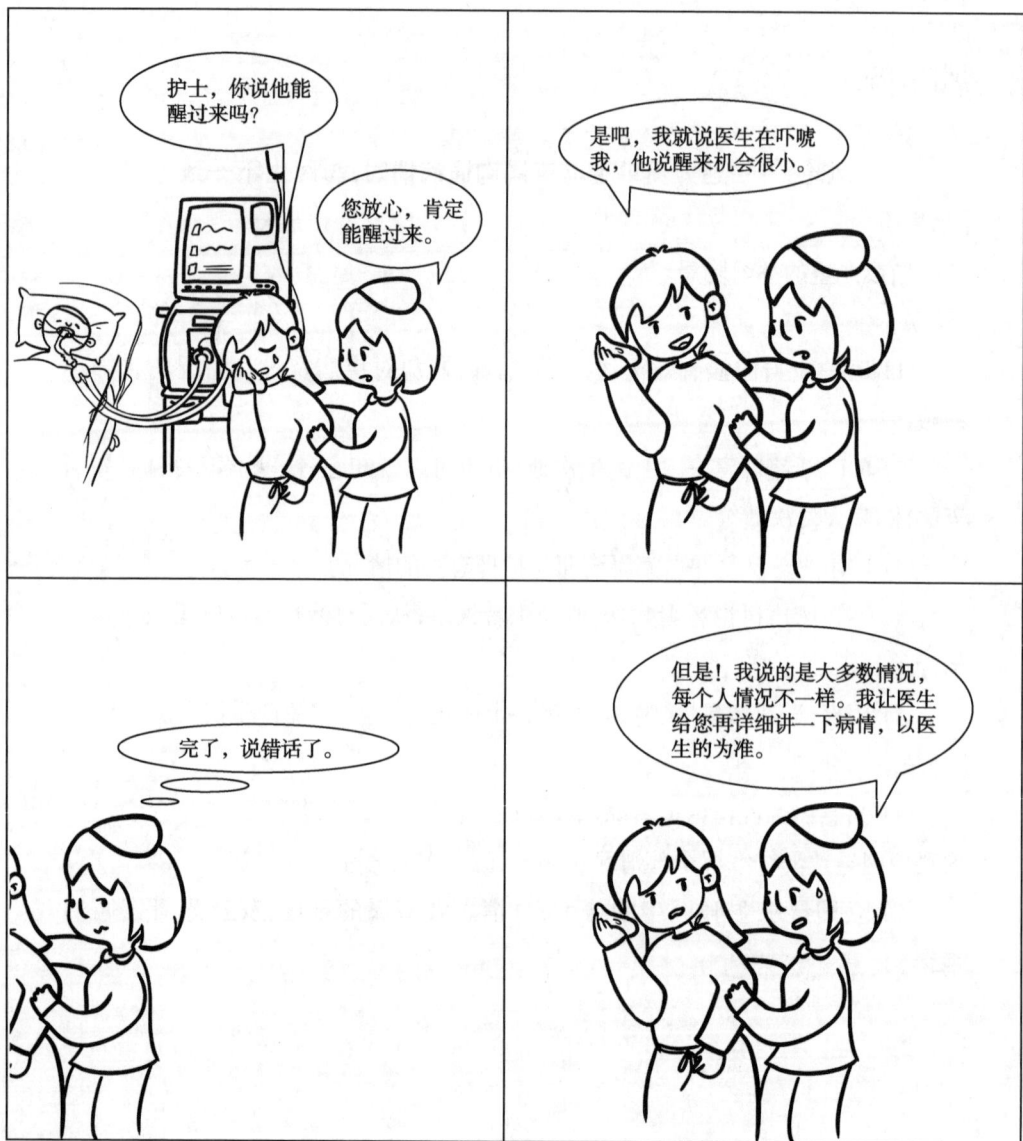

风险二:与家属谈话时态度不友好

【后果】

造成家属对科室的不信任,可能产生过激行为和投诉。

【预防】

(1) 护士要系统学习和考核病房礼仪。

(2) 当家属向护士询问病情时,管床护士应认真落实首接负责制,立即请医生进行解答,杜绝生、冷、硬、顶、推现象。

(3) 非探视时间家属要求进病房探视时,应婉言拒绝,不可生硬。

(4) 探视时接待家属态度要热情、主动,对家属提出的问题要耐心解答,但不要对病情妄加评论和揣测。

(5) 家属探视期间,护士不要离开床边,对家属及时呼应,排解疑问。

(6) 合理调配护理人力资源,避免因无暇与家属沟通造成家属误会。

【补救】

(1) 发现有护士对家属态度不友好,应及时制止,致歉,并代替其继续接待。

(2) 对不严格执行探视管理制度且屡劝不改者,不可严词训斥,可以请上级护士或医生帮助。

(3) 对言辞激烈、情绪激动的家属,立即请上级护士或医生进行帮助,不可进一步激化矛盾,发现有暴力倾向者立即离开,并报告保卫处。

(4) 对服务不当的护士进行再教育,科室加强服务培训。

风险三:未能及时分辨家属的意图,认为家属不易沟通

【后果】

未能形成有效沟通,及时排解家属心中郁结,造成潜在的纠纷和投诉。

【预防】

(1) 初次接触患者及家属,要对患者及家属的学历、家庭情况、社会背景做一定调查,并了解患者和家属对治疗的态度是否积极。

(2) 了解患方对疾病的了解程度和治疗预期,了解其支付能力和最大预期,提高收费的透明度,对费用情况定时与家属沟通,了解其态度。

（3）每天沟通患者病情变化，告知为患者做了哪些努力，循序渐进，让其了解疾病及其进展，从而取得理解。

（4）针对个别沟通困难的家属要寻求上级帮助并做好交班。

【补救】

（1）当患方因各种原因产生不满时，由上级医生主动预约家属坐下来进行一次深度交流，从病情到治疗再到费用，从各方面了解其真正意图，以真诚为其解决困难的姿态，在不违反原则的条件下给予一定的安抚和帮助，并且针对患者的意见做出一些工作的调整，让患方感受到医院的真诚和努力。

（2）拓宽沟通渠道，设立意见箱，多途径了解患者及家属意见，及时给予答复，避免造成更大的误会。

第三章

危急重症患者护理工作中的风险防范

一、专科操作

（一）人工气道给氧

1. 人工气道给氧操作流程

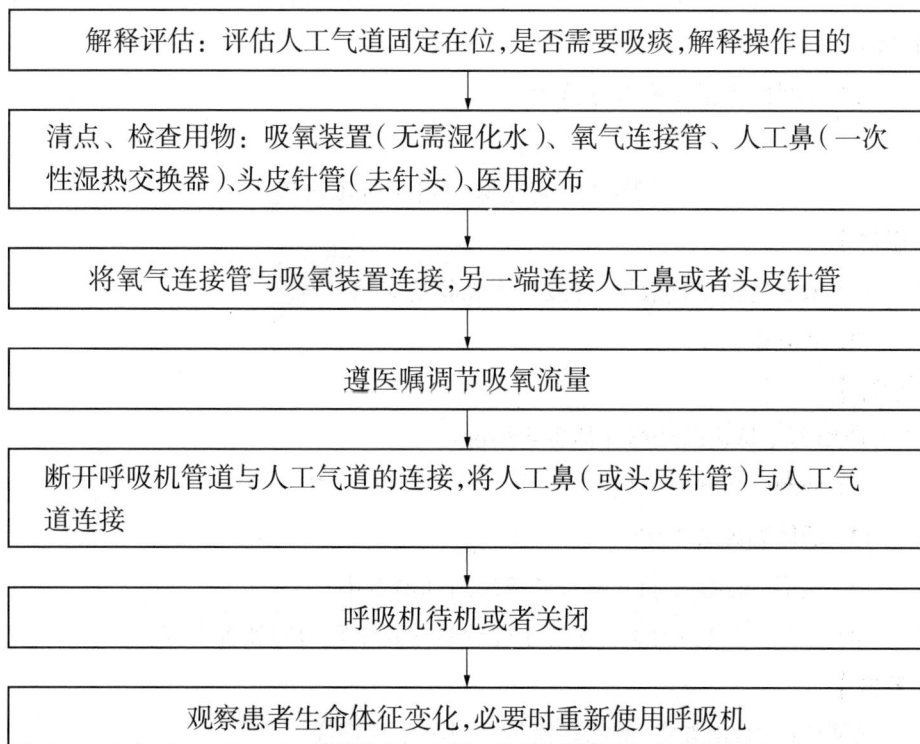

解释评估：评估人工气道固定在位，是否需要吸痰，解释操作目的

↓

清点、检查用物：吸氧装置（无需湿化水）、氧气连接管、人工鼻（一次性湿热交换器）、头皮针管（去针头）、医用胶布

↓

将氧气连接管与吸氧装置连接，另一端连接人工鼻或者头皮针管

↓

遵医嘱调节吸氧流量

↓

断开呼吸机管道与人工气道的连接，将人工鼻（或头皮针管）与人工气道连接

↓

呼吸机待机或者关闭

↓

观察患者生命体征变化，必要时重新使用呼吸机

2. 风险防范

风险一：使用不合适的氧气导管直接给氧

【后果】

可能导致气道阻塞、气道黏膜受损。

【预防】

(1) 临时给氧时,进入人工气道的氧气导管直径 < 人工气道内径的 1/2,保证呼吸顺畅,但不可连续使用超过 1h,避免造成气道黏膜的功能障碍。

(2) 尽量避免使用雾化器连接管等非专用连接管道。

(3) 在启动人工气道给氧后,要密切观察患者生命体征变化,必要时复查血气。

【补救】

(1) 一旦发现患者呼吸困难,血氧饱和度下降,立即取下吸氧导管,重新连接呼吸机。

(2) 呼叫医生至床旁指导抢救。

风险二：人工鼻使用时机不合理

【后果】

(1) 未能达到湿化效果,导致气道黏膜功能障碍。

(2) 低氧血症。

【预防】

使用人工鼻之前严格评估患者情况：

(1) 低潮气量患者不用。

(2) 低体温患者不用。

(3) 气道分泌物多而稀薄且咳嗽反射强烈者不宜。

(4) 小儿、严重肺功能不全等不能耐受通路中阻力增加者不宜。

【补救】

更换氧气湿化方式,例如高流量呼吸湿化治疗仪。

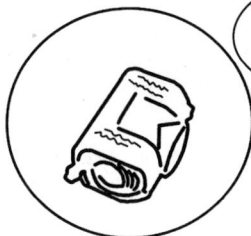

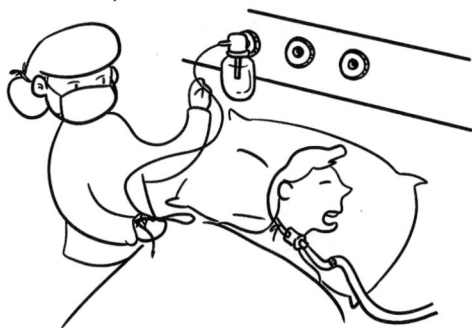

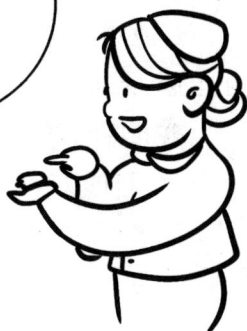

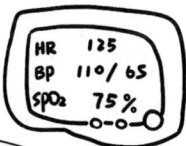

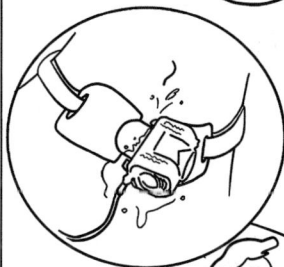

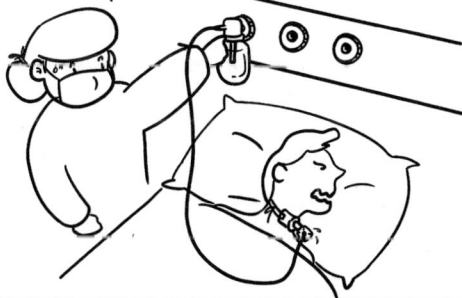

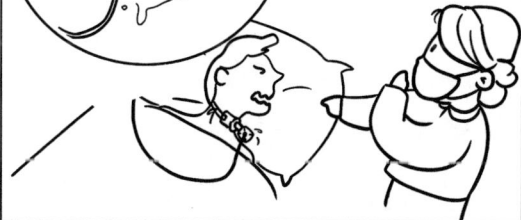

风险三：人工鼻潮湿

【后果】

人工鼻效能下降，给氧流量自动减少，阻塞气道，导致患者呼吸困难、缺氧。

【预防】

保持人工鼻干洁：

（1）氧气流量装置不需添加湿化水，防止水汽过剩或氧气流量大时有水滴喷出。

（2）在人工气道和人工鼻连接之间可以添加一个90°接头，防止痰液喷出来时直接污染人工鼻。

（3）按需吸痰。

（4）每日更换。

（5）密切关注患者生命体征变化，尤其是外周血氧饱和度变化。

【补救】

（1）立即更换人工鼻。

（2）添加辅助接头，防止痰液直接污染人工鼻。

（3）更换给氧方法，例如高流量呼吸湿化治疗仪给氧。

（4）短暂试停呼吸机辅助通气，外接给氧时（1h以内），可直接用头皮针管吸氧，但不适宜长时间给氧。

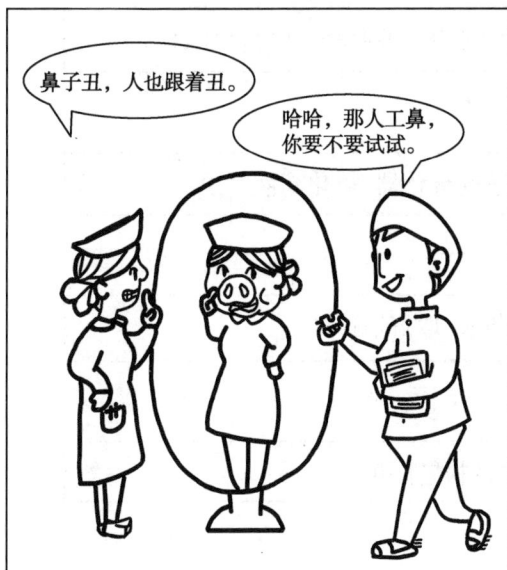

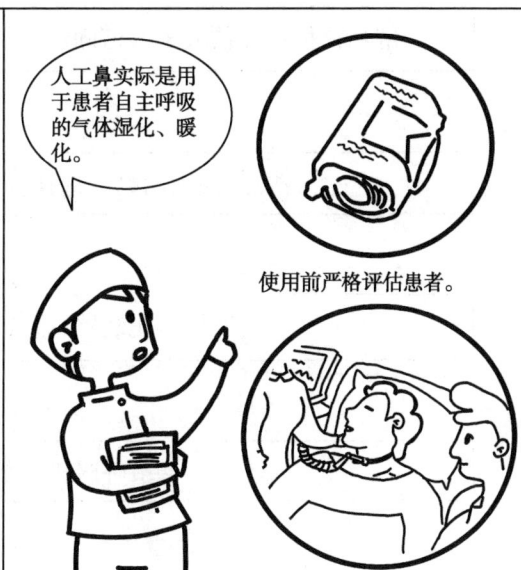

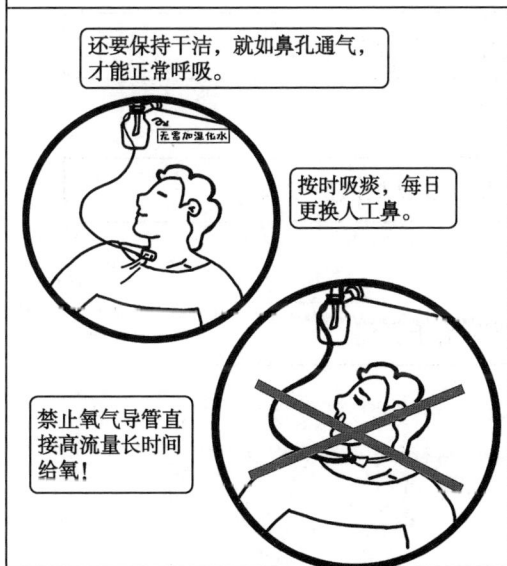

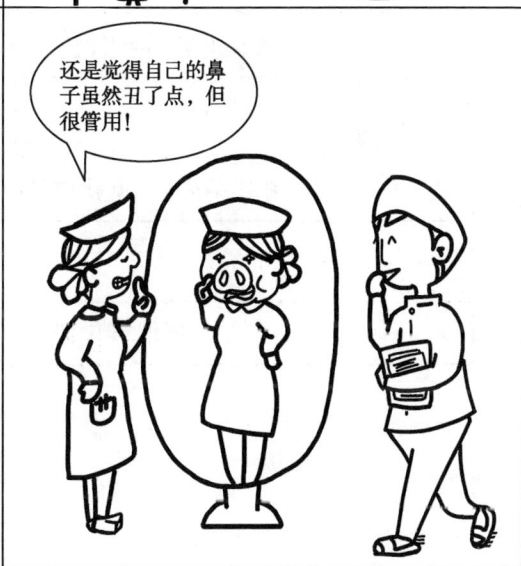

(二) 人工气道雾化吸入

1. 人工气道雾化吸入操作流程

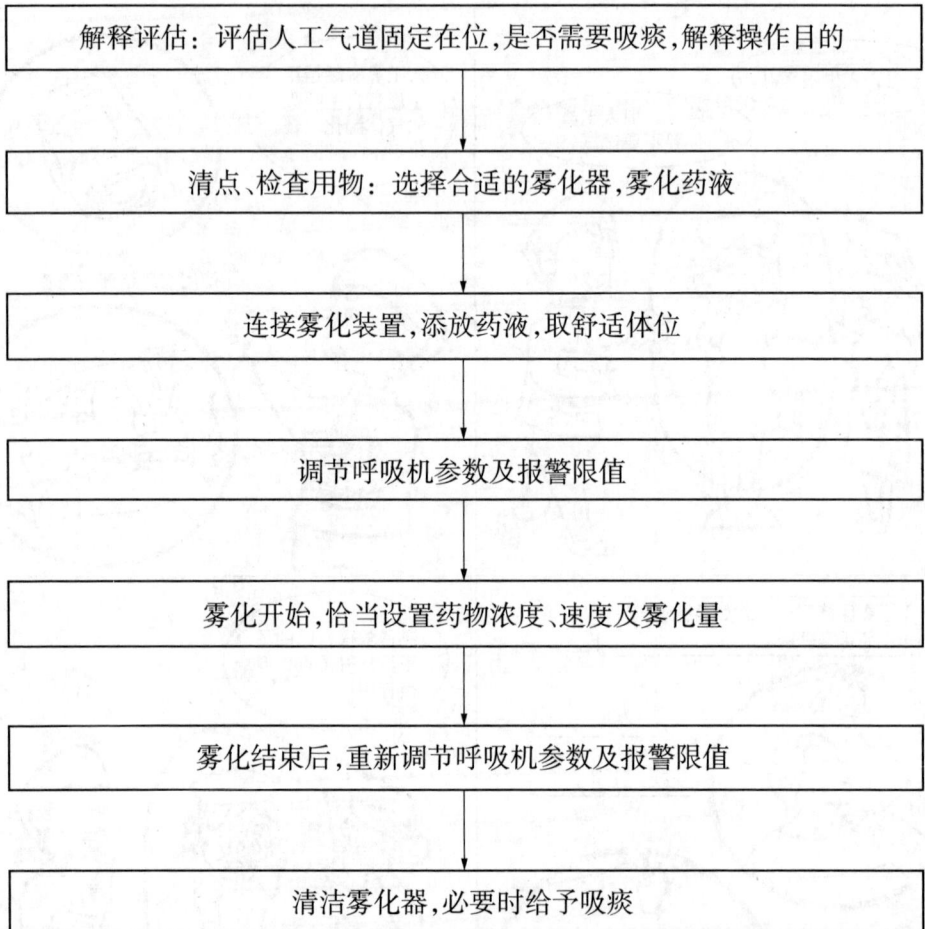

解释评估：评估人工气道固定在位,是否需要吸痰,解释操作目的

清点、检查用物：选择合适的雾化器,雾化药液

连接雾化装置,添放药液,取舒适体位

调节呼吸机参数及报警限值

雾化开始,恰当设置药物浓度、速度及雾化量

雾化结束后,重新调节呼吸机参数及报警限值

清洁雾化器,必要时给予吸痰

2. 风险防范

风险一:联合雾化时药液混放

【后果】

药物变性,雾化无效甚至有害。

【预防】

(1) 联合雾化时,要充分了解各种药物在同一雾化器中配伍使用的相容性和稳定性。

(2) 沙丁胺醇、复方异丙托溴铵不可以与其他任何药物混合在同一雾化器中。

(3) 连续两种雾化药物之间需清洁雾化器。

(4) 通常先使用 β2 受体激动型雾化药,后使用糖皮质激素类雾化用药。

【补救】

(1) 立即停止雾化。

(2) 密切观察患者有无不良反应,对症处理。

(3) 清洗雾化器,重新用药。

风险二：雾化器位置摆放不正确

【后果】

雾化效果欠佳。

【预防】

(1) 根据呼吸机的使用和设置，连接雾化器在机械通气人工管道的不同位置，当只有人工气道未连接呼吸机通气时，雾化器放在吸气支管路距 Y 型管 15cm 处，当呼吸机正常通气时，雾化器放在加热湿化器进气口处。

(2) 雾化器保持直立向上。

(3) 雾化后及时清理呼吸机湿化器温度探头处的积水。

【补救】

(1) 纠正后可以适当通过延长雾化时间，或者重新连接雾化器，配制药物进行雾化。

(2) 震动筛孔雾化器每次雾化后用，加入灭菌水 1ml 再雾化 10min，以清洁筛孔。

(3) 若筛孔雾化器雾量不大，要适当延长雾化时间才能达到预期目的，必要时更换雾化器。

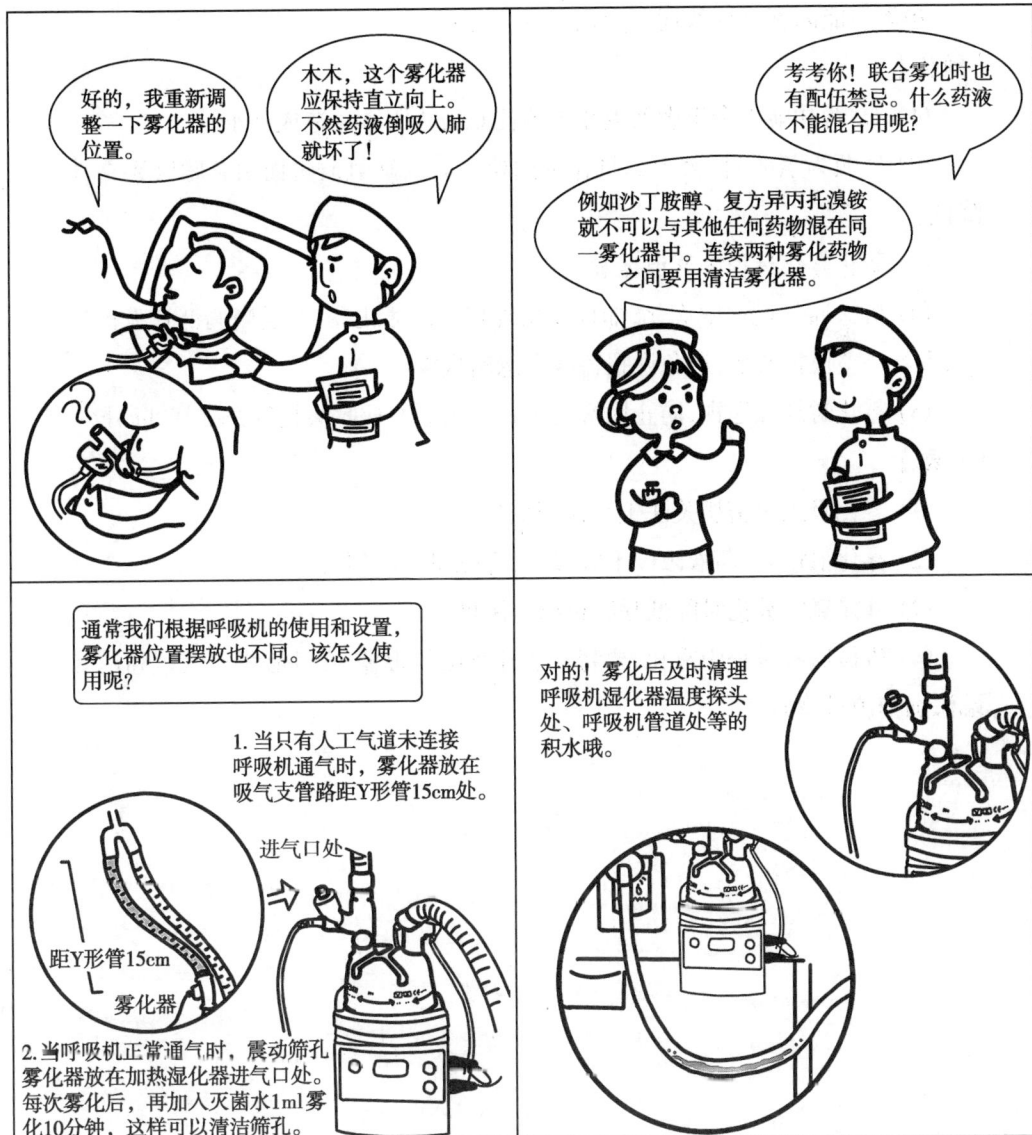

好的，我重新调整一下雾化器的位置。

木木，这个雾化器应保持直立向上。不然药液倒吸入肺就坏了！

考考你！联合雾化时也有配伍禁忌。什么药液不能混合用呢？

例如沙丁胺醇、复方异丙托溴铵就不可以与其他任何药物混在同一雾化器中。连续两种雾化药物之间要用清洁雾化器。

通常我们根据呼吸机的使用和设置，雾化器位置摆放也不同。该怎么使用呢？

1. 当只有人工气道未连接呼吸机通气时，雾化器放在吸气支管路距Y形管15cm处。

进气口处

距Y形管15cm

雾化器

2. 当呼吸机正常通气时，震动筛孔雾化器放在加热湿化器进气口处。每次雾化后，再加入灭菌水1ml雾化10分钟，这样可以清洁筛孔。

对的！雾化后及时清理呼吸机湿化器温度探头处、呼吸机管道处等的积水哦。

风险三：雾化时容易出现并发症

【后果】

患者可能因雾化导致病情变化。

【预防】

(1) 心、肾功能不全患者及老年人要注意防止因雾化造成肺水肿。

(2) 气源为氧源时，警惕二氧化碳潴留患者因缺氧改善而引起呼吸兴奋性降低。

(3) 防止雾化过程中气道痉挛。

(4) 机械通气过程中雾化，如果使用外接气源雾化器，要适当调低呼吸机参数，重新调整报警参数，避免误报警或者忽略报警。

(5) 雾化时加强巡视，防止因雾化器接口松脱造成呼吸机管路漏气、断开。

【补救】

(1) 雾化吸入时密切关注生命体征变化。

(2) 雾化治疗时，药液浓度不宜过大，雾化量由小到大。

(3) 外接氧气雾化时降低呼吸机给氧浓度。

(4) 机械通气过程中雾化，要特别关注呼吸机报警，在呼吸机送气端和出气端添加细菌过滤器。

（三）密闭式吸痰

1. 密闭式吸痰操作流程

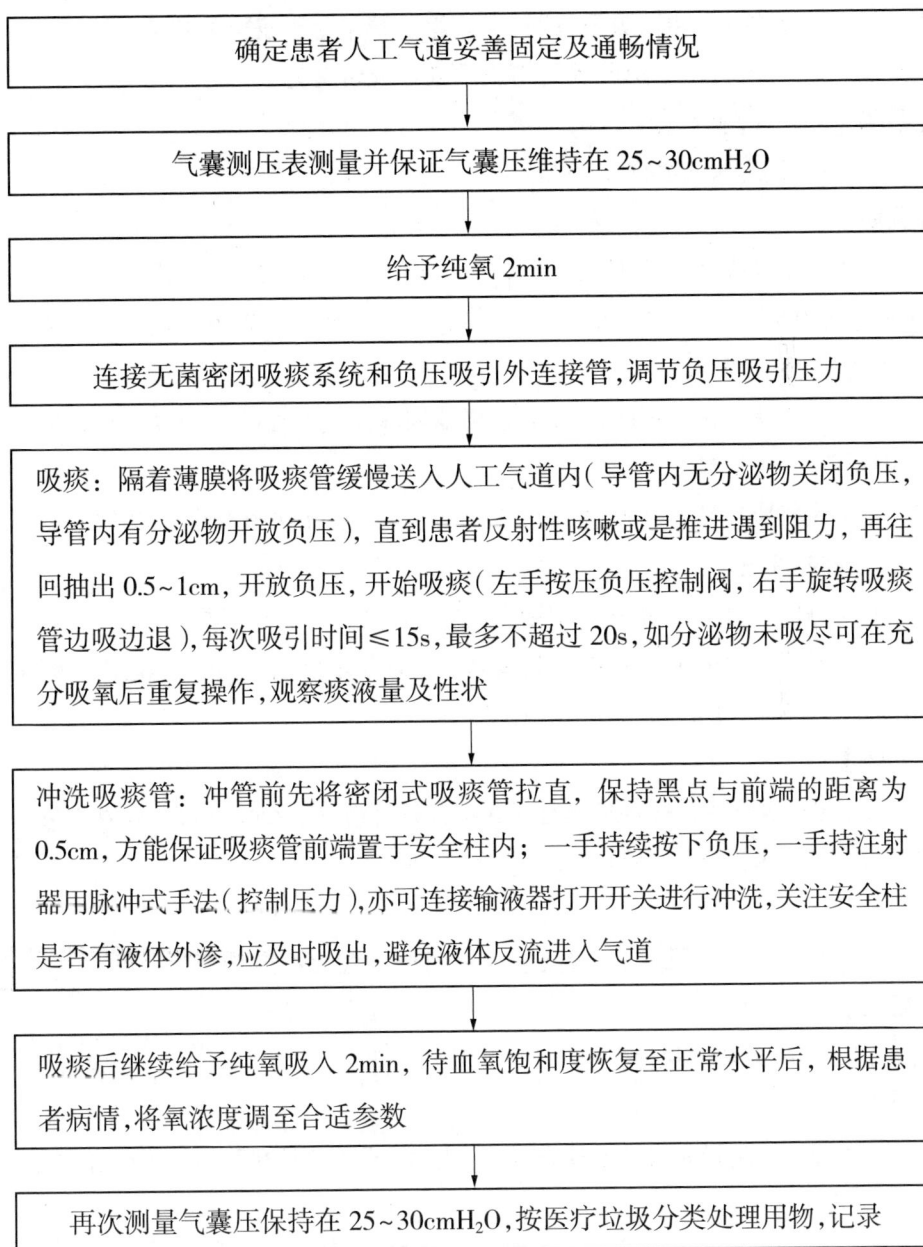

```
┌─────────────────────────────────────────────────────────────┐
│         确定患者人工气道妥善固定及通畅情况                   │
└─────────────────────────────────────────────────────────────┘
                              ↓
┌─────────────────────────────────────────────────────────────┐
│    气囊测压表测量并保证气囊压维持在 25~30cmH₂O               │
└─────────────────────────────────────────────────────────────┘
                              ↓
┌─────────────────────────────────────────────────────────────┐
│                   给予纯氧 2min                              │
└─────────────────────────────────────────────────────────────┘
                              ↓
┌─────────────────────────────────────────────────────────────┐
│   连接无菌密闭吸痰系统和负压吸引外连接管,调节负压吸引压力     │
└─────────────────────────────────────────────────────────────┘
                              ↓
┌─────────────────────────────────────────────────────────────┐
│ 吸痰：隔着薄膜将吸痰管缓慢送入人工气道内（导管内无分泌物关闭负压, │
│ 导管内有分泌物开放负压）, 直到患者反射性咳嗽或是推进遇到阻力, 再往 │
│ 回抽出 0.5~1cm, 开放负压, 开始吸痰（左手按压负压控制阀, 右手旋转吸痰 │
│ 管边吸边退）, 每次吸引时间≤15s, 最多不超过 20s, 如分泌物未吸尽可在充 │
│ 分吸氧后重复操作, 观察痰液量及性状                          │
└─────────────────────────────────────────────────────────────┘
                              ↓
┌─────────────────────────────────────────────────────────────┐
│ 冲洗吸痰管：冲管前先将密闭式吸痰管拉直, 保持黑点与前端的距离为   │
│ 0.5cm, 方能保证吸痰管前端置于安全柱内；一手持续按下负压, 一手持注射 │
│ 器用脉冲式手法（控制压力）, 亦可连接输液器打开开关进行冲洗, 关注安全柱 │
│ 是否有液体外渗, 应及时吸出, 避免液体反流进入气道             │
└─────────────────────────────────────────────────────────────┘
                              ↓
┌─────────────────────────────────────────────────────────────┐
│ 吸痰后继续给予纯氧吸入 2min, 待血氧饱和度恢复至正常水平后, 根据患 │
│ 者病情,将氧浓度调至合适参数                                 │
└─────────────────────────────────────────────────────────────┘
                              ↓
┌─────────────────────────────────────────────────────────────┐
│ 再次测量气囊压保持在 25~30cmH₂O,按医疗垃圾分类处理用物,记录    │
└─────────────────────────────────────────────────────────────┘
```

2. 风险防范

风险一：冲洗吸痰管时，吸痰管前端未置于安全柱内或负压吸引与注水未能配合良好

【后果】

冲管液体进入气道，造成误吸。

【预防】

（1）每次吸痰后，确定吸痰管回拉时，须将管壁前端之黑点超出 T 型接头之透明部分 0.5cm 处，方能保证吸痰管前端置于安全柱内，以免影响冲洗管道时生理盐水流向患者端。

（2）一手持续按下负压，一手持注射器用脉冲式手法（控制压力），过程中切勿中断负压，注水勿用力过猛。

（3）注射器不易配合者，可以用输液器连接袋装盐水用于冲洗，用输液器控制阀控制冲洗液。

（4）每次吸痰后，管道拉直勿用力过猛，以免将气体导入薄膜内。

（5）熟练掌握负压控制阀，一定要在开生理盐水前按压，关生理盐水后停止按压。

【补救】

冲洗时，操作者应关注安全柱是否有液体外渗，应及时吸出，一旦流向患者端引起患者呛咳，应立即停止冲洗，再次进行吸痰。

风险二：吸痰管闲置时位置摆放不当

【后果】

造成压疮或意外脱管。

【预防】

（1）吸痰管闲置时视患者神志及配合情况，常规摆放在胸前位置或者枕旁，清醒患者适当固定。

（2）翻身时候注意防止压在身下，躁动不配合者给予保护性约束，将吸痰管

置于患者的手接触不到的地方。

【补救】

(1) 如果因密闭吸痰管导致压疮,应立即对症处理伤口。

(2) 因密闭吸痰管导致意外脱管后,按照气管插管意外脱出应急预案处理:生命体征尚稳定者,立即清除口鼻腔内分泌物,给予患者无创通气或者中流量给氧,给予激素雾化防止喉头水肿,密切观察生命体征变化,严重者立即重新置管。

（四）气管插管拔除

1. 气管插管拔除流程

接到拔管医嘱,再次评估拔管指征:

（1）呼吸机自主通气模式,参数下调,吸氧浓度 <40%,血气分析结果正常

（2）咳嗽反射、吞咽反射恢复,感染控制,痰量减少并可自行排痰

（3）自主呼吸情况:潮气量 >5ml/kg、呼吸频率 <20 次 /min、小儿呼吸频率 <30 次 /min

（4）无喉头水肿、上呼吸道通畅

（5）下颌活动度良好

（6）胃内无较多的内容物残留

↓

物品准备:吸痰用物、吸氧面罩 / 氧管 / 无创呼吸机用物、吸氧装置、雾化装置、呼吸球囊、10ml 注射器、急救车

患者准备:

（1）拔管前 6~8h 禁食,4~6h 禁用镇静剂或肌松剂

（2）向清醒患者做好解释工作,消除恐惧心理

（3）对于带管时间长的患者,可视情况拔管前 20~30min 按医嘱给予地塞米松 0.1mg/kg,i.v.,以防喉头水肿

↓

拔管：

（1）充分吸净存留在口鼻、咽喉部及气管内分泌物（必要时可先雾化、叩背），清除气囊上分泌物

（2）拔管前给予 50% 以上氧气 1~2min

（3）揭开寸带、胶布，将吸痰管预先放置在气道内并越出内端口，用注射器放掉气囊中的气体，一边做气管内吸引，一边随气管导管一起缓慢轻柔地拔出，拔管后，继续吸引口、咽部的分泌物，并将患者头偏向一侧，以防呕吐、误吸

立即给予吸氧或无创呼吸机辅助通气，氧流量 >4L/min

拔管后护理：

（1）遵医嘱予雾化治疗，鼓励患者咳嗽、深呼吸，并协助其排痰

（2）行口腔护理，观察口腔内黏膜情况

（3）拔管后 0.5~1h 复查血气分析

（4）由于患者会厌反射未完全恢复，拔管后 2h 内禁食水，防误吸

（5）生命体征的观察：心率、心律、血压、脉搏、神志、SO_2、呼吸等

（6）密切观察呼吸道是否通畅，有无声音嘶哑、咽喉疼痛，有无缺氧、呼吸困难、发绀

2.风险防范

风险一:放松气囊时未能做好准备工作,吸引不及时

【后果】

气囊上分泌物跌落气道,造成误吸、感染。

【预防】

(1)拔管前先吸净口鼻腔分泌物,更换吸痰管。

(2)拔管时双人配合,吸净气道内分泌物后,吸痰管停留在气道内,吸痰管前端长于气管插管前端5cm左右,放松气囊的同时立即吸痰,避免气囊上分泌物跌落至深部。

(3)尽可能用可清除气囊上分泌物的气管插管。

(4)拔管前亦可用球囊冲击法清除气囊上分泌物:断开呼吸机用球囊辅助通气5~6次之后,给一次大潮气量,在呼气相迅速放松气囊,让肺部呼出气体一部分从插管外部涌出,同时将气囊上准备跌落的分泌物喷出至口腔,在下一个呼气末立即充盈气囊,吸净口腔分泌物。

【补救】

拔管后聚集在气囊上的分泌物跌落肺部,若吸痰不能解决,可行纤维支气管镜下吸引,密切监测患者肺部感染情况,调整抗生素使用。

风险二:拔管后激素类药物雾化不及时,发生喉头水肿

【后果】

喉头水肿,阻塞气道,造成窒息。

【预防】

(1)对于带管时间长的患者,可视情况拔管前20~30min按医嘱给予地塞米松0.1mg/kg,静脉推注,以防喉头水肿。

(2)拔管后立即给予激素类药物雾化,预防喉头水肿,不能配合雾化器使用者,可接面罩雾化,密切观察。

【补救】

（1）一旦患者发生喉头水肿，轻度患者可局部应用血管收缩药物，例如：麻黄素、肾上腺素雾化吸入或直接喷入咽喉部。

（2）静脉注射地塞米松等糖皮质激素类药物，以改善声门水肿，也可局部用药。

（3）当上述措施不能奏效或气道梗阻严重时，应立即重新建立人工气道。

（五）无创机械通气

1. 上机流程

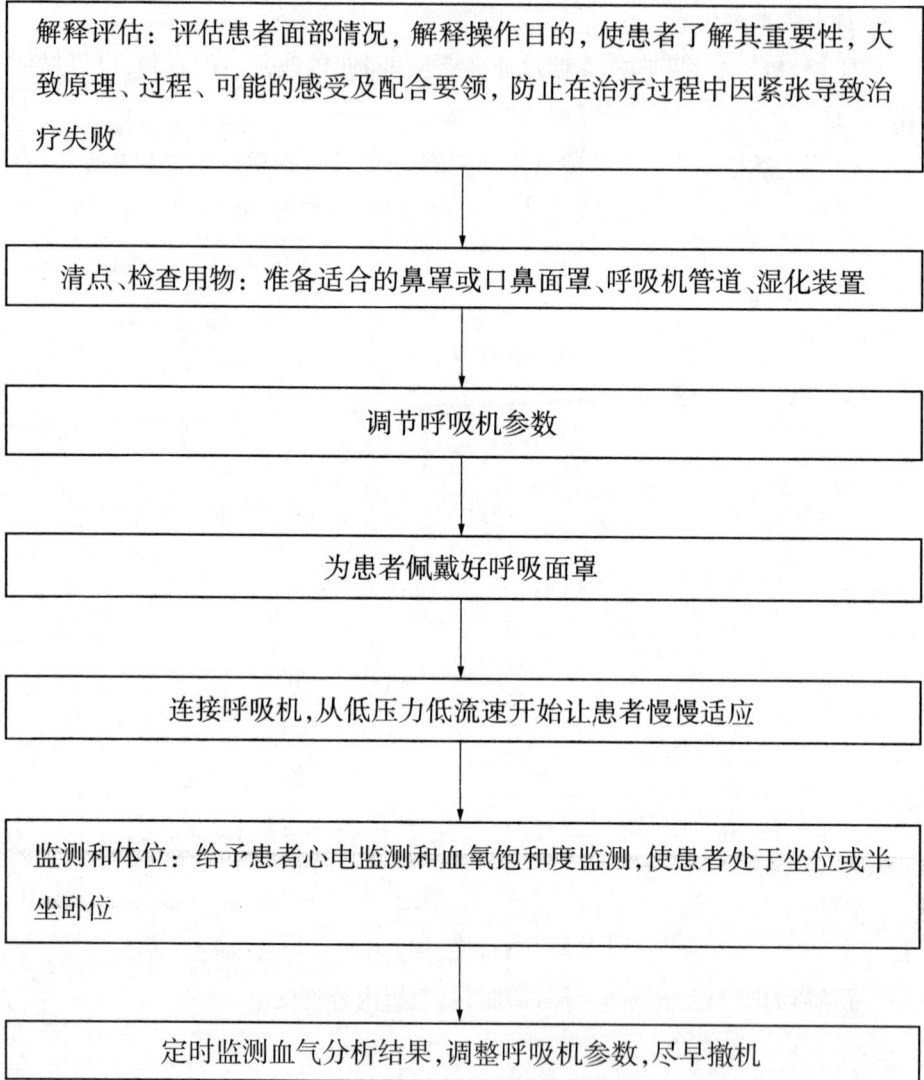

解释评估：评估患者面部情况，解释操作目的，使患者了解其重要性，大致原理、过程、可能的感受及配合要领，防止在治疗过程中因紧张导致治疗失败

清点、检查用物：准备适合的鼻罩或口鼻面罩、呼吸机管道、湿化装置

调节呼吸机参数

为患者佩戴好呼吸面罩

连接呼吸机，从低压力低流速开始让患者慢慢适应

监测和体位：给予患者心电监测和血氧饱和度监测，使患者处于坐位或半坐卧位

定时监测血气分析结果，调整呼吸机参数，尽早撤机

2. 风险防范

风险一：无创通气患者面罩扣压过于用力，佩戴面罩时间过久

【后果】

面部皮肤损伤，鼻梁容易出现压疮。

【预防】

（1）根据患者不同的脸型选择合适型号及形状的面罩，必要时选择头罩或鼻罩；面部较瘦、没有牙齿或颧骨突出的患者，必要时可用棉垫或其他减压敷料填充面部未能贴合的缝隙。

（2）面罩固定面部不要太紧，以患者感觉舒适、不漏气为准。

（3）面部可以应用减压敷料或皮肤保护剂。

（4）每 2h 要定时查看面部受压皮肤，病情允许情况下可以间断更改其他给氧方式。

【补救】

（1）面部皮肤受压发红时要立即引起注意，在原来基础上加用更高级的保护措施。

（2）已经出现破损的皮肤不宜继续受压，根据伤口情况选择适宜的敷料进行护理，增加营养，控制血糖，让伤口快速愈合。

（3）改用其他类型的面罩或通气方式。

风险二：无创通气患者张口呼吸

【后果】

胃肠道内吸入大量气体，导致腹胀，甚至胃内容物反流。

【预防】

（1）指导患者有效配合无创呼吸机通气，勿张口呼吸。

（2）不能配合的患者使用下颌托或者面罩，将患者口腔闭合。

（3）无体位禁忌证的患者，最好取坐位或半坐卧位。

（4）饮食上避免产气的食物。

【补救】

（1）耐心指导患者正确的吸气方法，尽量减少气体进入胃内。

（2）胃肠胀气者给予持续胃肠减压，尽量排出胃内气体。

（3）每日给予患者腹部按摩及能促进胃肠蠕动的治疗措施，如电针双足三里、灌肠、中药热敷腹部等。

风险三：患者吐痰或者呕吐时无法拆除面罩

【后果】

容易给患者造成极差的体验，严重者造成误吸甚至窒息。

【预防】

（1）无创通气之前对清醒患者做好解释和沟通，让患者了解呼吸机治疗对其疾病的重要意义、配合的方法，使其愿意并且能够顺利配合无创呼吸机使用，减少约束。

（2）教会患者紧急时摘下面罩的方法，约束的患者将呼叫铃放在其可以触及之处。

（3）加强病房巡视，及时解决患者吐痰、眼干、口干、腹胀等不适及生活需求。

【补救】

（1）患者发生呕吐或需要吐痰时，应立即协助清理，做好皮肤及口腔清洁，安抚患者。

（2）一旦患者发生误吸或者窒息，立即给予吸痰，清除气道内阻塞物，必要时建立人工气道，行纤维支气管镜检查。

（3）总结经验，做好预防措施，防止类似事件再次发生。

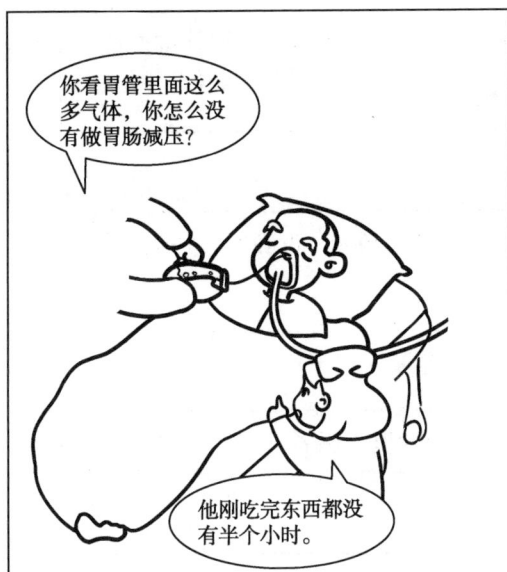

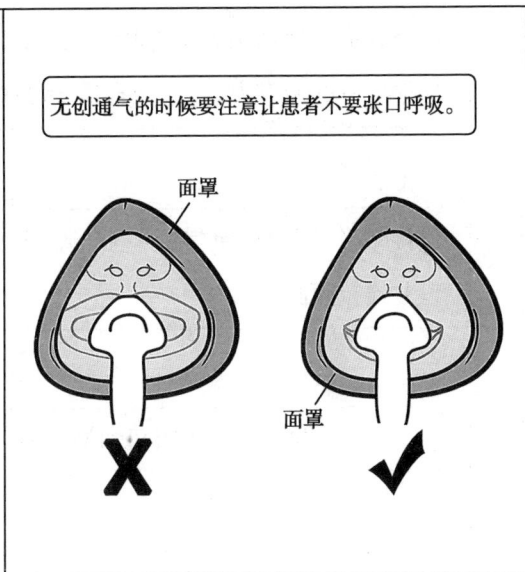

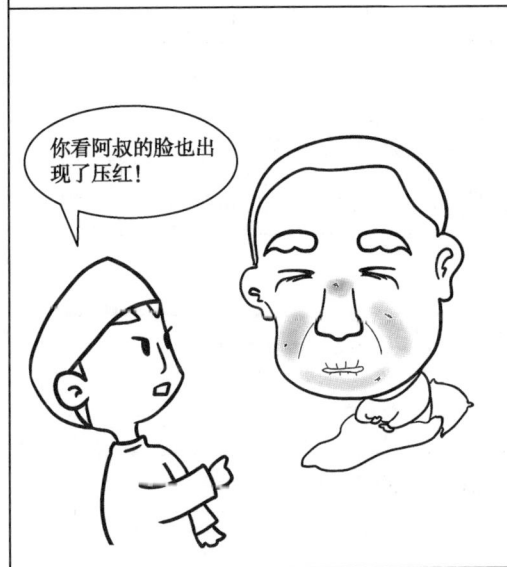

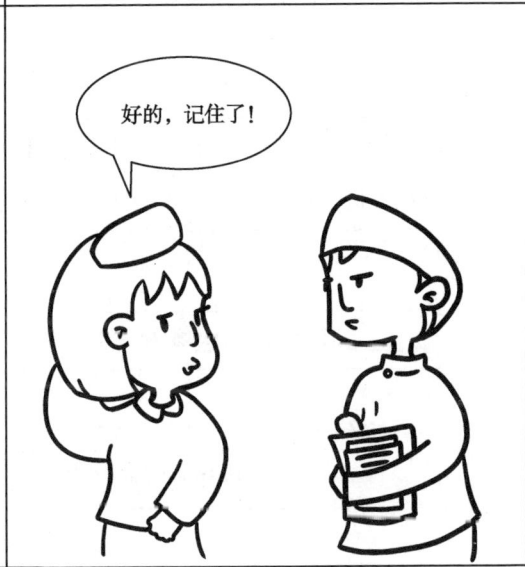

（六）有创机械通气

1. 上机流程

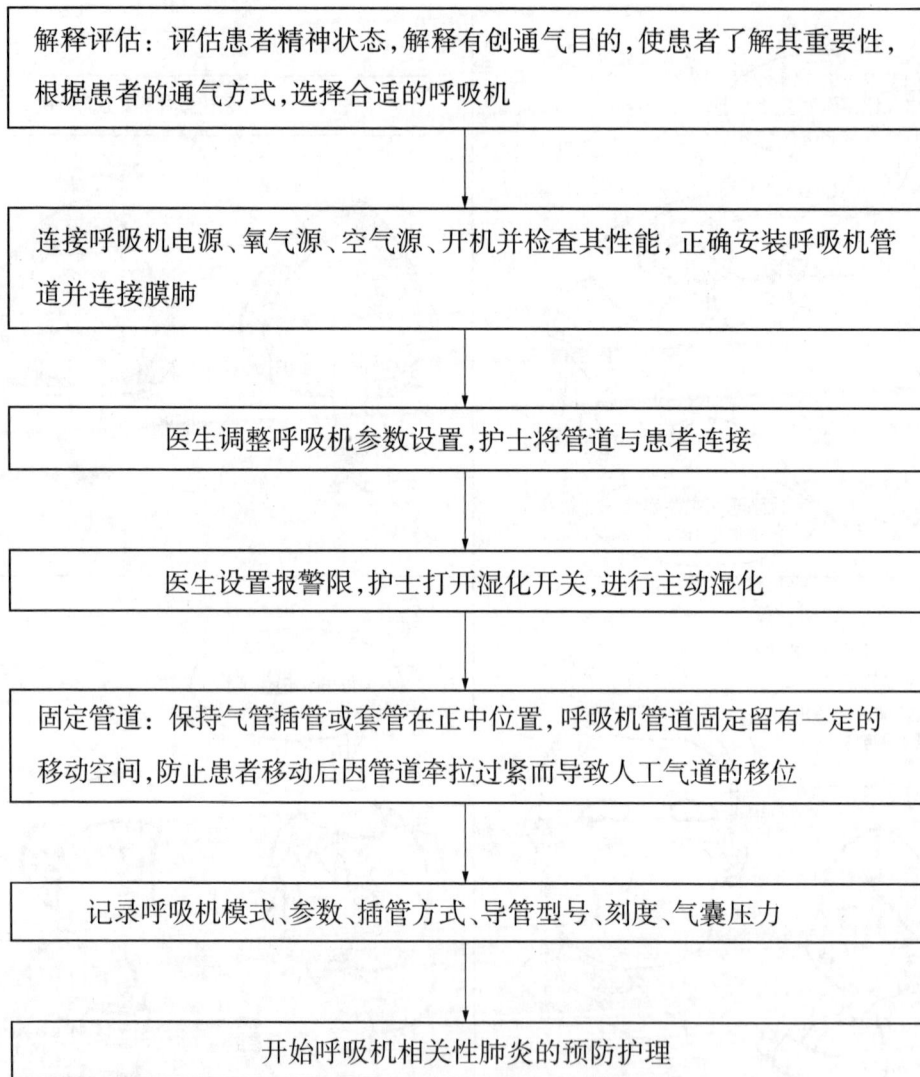

解释评估：评估患者精神状态，解释有创通气目的，使患者了解其重要性，根据患者的通气方式，选择合适的呼吸机

连接呼吸机电源、氧气源、空气源、开机并检查其性能，正确安装呼吸机管道并连接膜肺

医生调整呼吸机参数设置，护士将管道与患者连接

医生设置报警限，护士打开湿化开关，进行主动湿化

固定管道：保持气管插管或套管在正中位置，呼吸机管道固定留有一定的移动空间，防止患者移动后因管道牵拉过紧而导致人工气道的移位

记录呼吸机模式、参数、插管方式、导管型号、刻度、气囊压力

开始呼吸机相关性肺炎的预防护理

2. 撤机流程

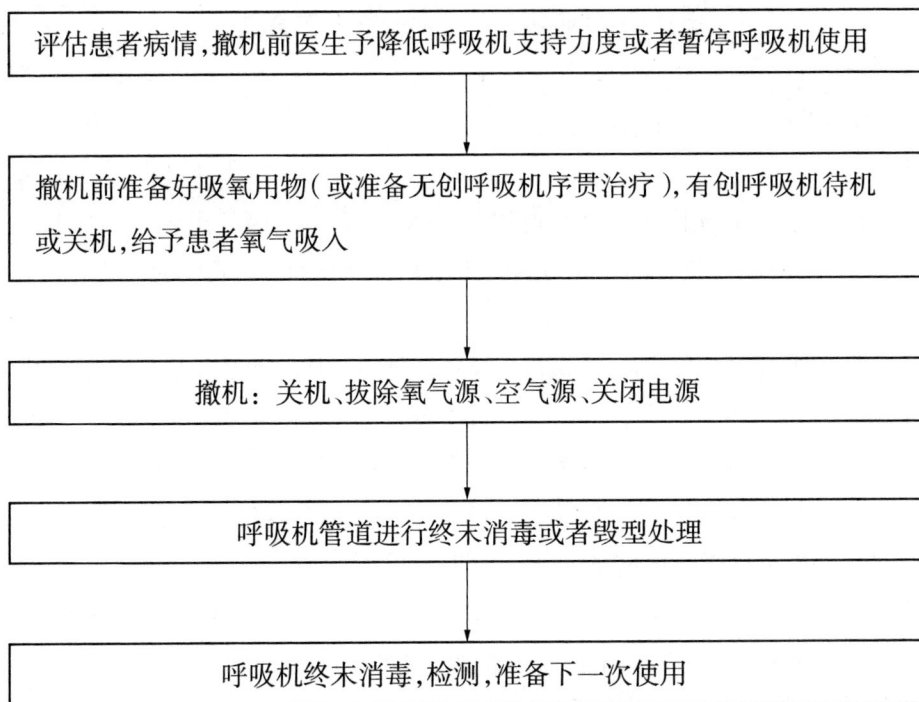

评估患者病情,撤机前医生予降低呼吸机支持力度或者暂停呼吸机使用

撤机前准备好吸氧用物(或准备无创呼吸机序贯治疗),有创呼吸机待机或关机,给予患者氧气吸入

撤机:关机、拔除氧气源、空气源、关闭电源

呼吸机管道进行终末消毒或者毁型处理

呼吸机终末消毒,检测,准备下一次使用

3. 风险防范

风险一：呼吸机模式及参数调节不合理

【后果】

人机对抗、通气不足或者造成气压伤。

【预防】

（1）根据患者实际情况选择呼吸机模式，无自主呼吸的患者采用控制通气，有自主呼吸的患者根据患者实际情况采用部分辅助或全自主通气的呼吸机模式。

（2）根据患者血气分析、气道压力及血流动力学情况调节呼吸参数，避免气压伤或者供气不足。

（3）呼吸急促、过度通气的患者可适当应用镇静药物。

（4）指导患者有效配合呼吸机，减轻患者主观意识的抵抗和焦虑。

（5）及时处理呼吸机报警。

【补救】

（1）请有经验的专科医生重新调整呼吸机参数及模式。

（2）加频密度监测患者血气分析、气道压力及血流动力学情况。

（3）如果发生肺损伤，则应该选用肺保护策略，小潮气量通气。

（4）如果出现气胸，则按照气胸抢救流程处理（详见本章气胸内容）。

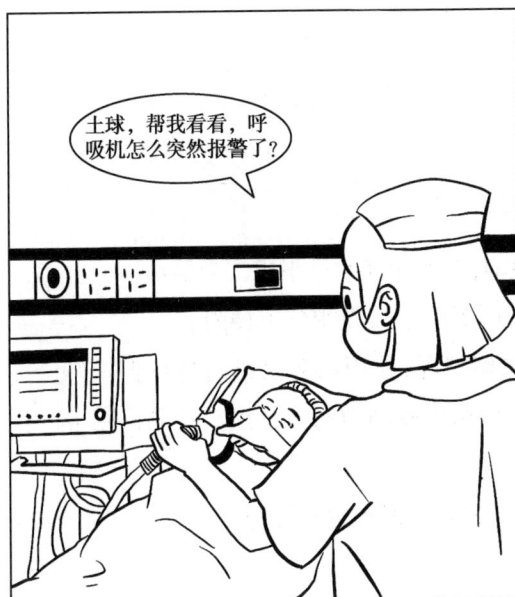

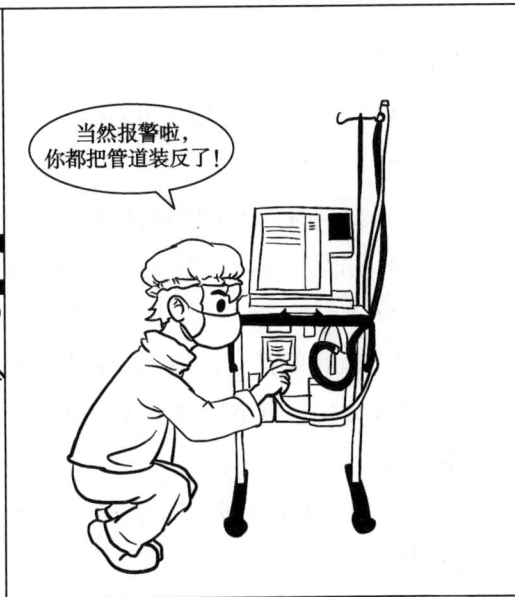

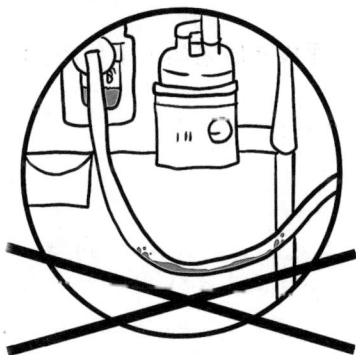

瞧，要及时排除管道中的积水！

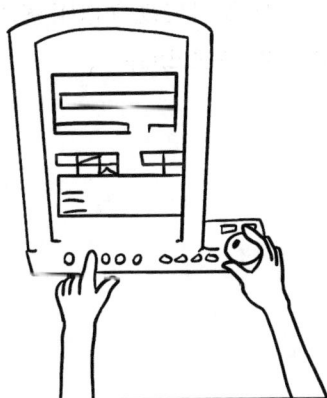

呼吸机参数确定后，
根据患者实际情况设置报警限就好了。

风险二：胃肠道反流或痰液阻塞气道、呼吸机管路连接不紧密

【后果】

通气不足造成缺氧、窒息。

【预防】

（1）按需吸痰，保持气道通畅。

（2）呼吸机湿化适度。

（3）定期行纤维支气管镜检查。

（4）插管气囊压力保持在 $25\sim30cmH_2O$，以不漏气的最小压力为最佳。

（5）密切关注呼吸机压力监测，当峰压持续上升，警惕气道梗阻。

（6）做好胃肠道护理，定期评估胃潴留情况，使用营养泵进行持续低速喂养，避免诱发患者呕吐的行为，必要时可使用胃肠动力药或选用直接肠内喂养的方式。

（7）呼吸机报警限设置合理，有红色报警时立即查看并处理。

【补救】

（1）气道梗阻或呼吸机管路漏气，一般以血氧饱和度下降和呼吸机高压报警或者低潮气量报警为先发警示，如果管道漏气会有气流声，立即接紧管路，继而呼吸机调纯氧，吸痰评估人工气道的通畅程度。

（2）必要时可行纤维支气管镜检查。

（3）如果发现气道阻塞，吸引不能解决，应立即拔除原来的人工气道，重新留置或行气管切开。

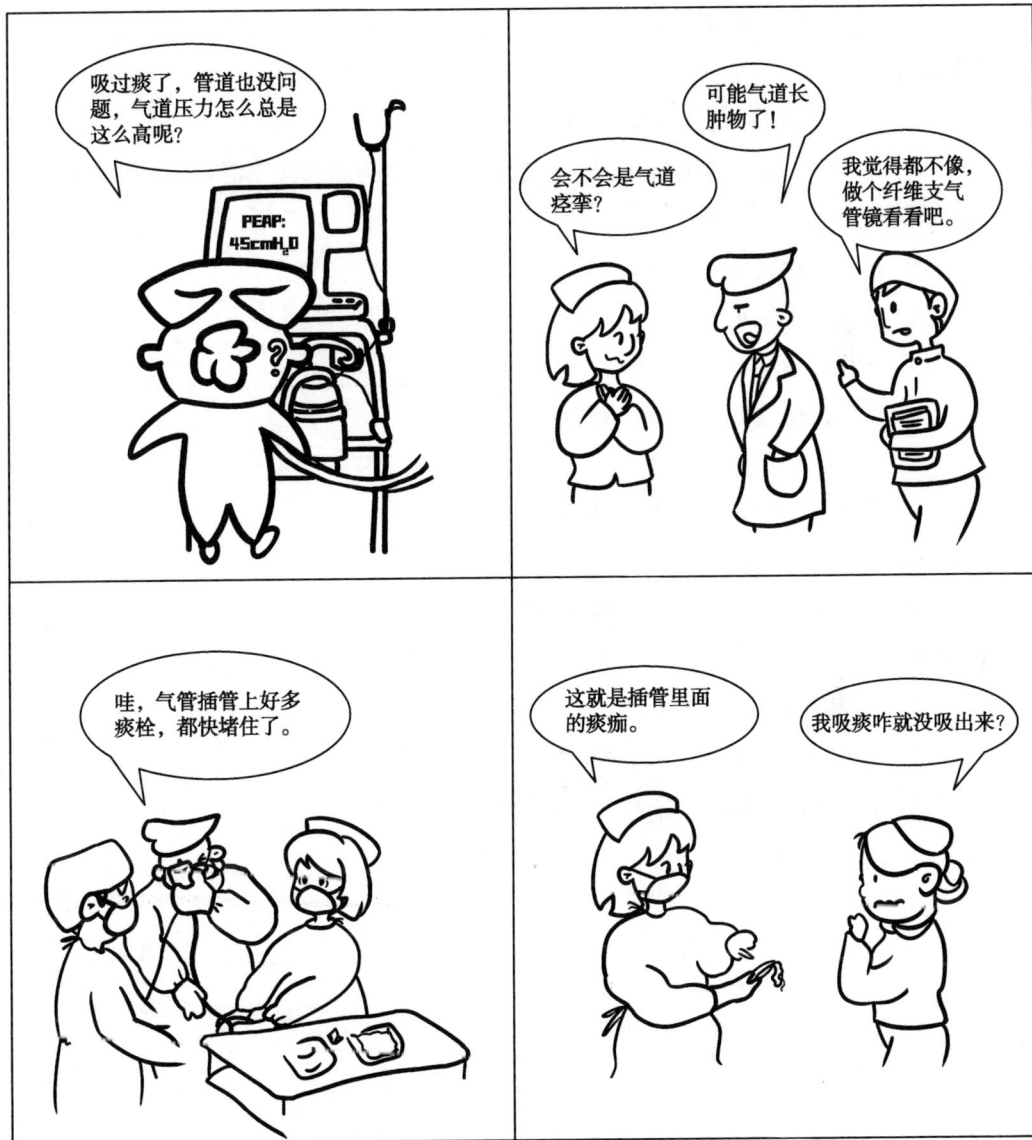

风险三:呼吸机相关性肺炎的发生

【后果】

　　引发其他并发症,增加患者痛苦,延长住院时间,增加住院费用。

【预防】

　　(1) 呼吸机管路如果有污染应随时更换。

　　(2) 建议采用热湿交换器(HME)或含加热导丝的加热湿化器(HH)作为湿化装置。

　　(3) 推荐使用密闭式吸痰管,无需每日更换。

　　(4) 建立人工气道患者应行声门下分泌物引流。

　　(5) 推荐经口气管插管。

　　(6) 建议机械通气患者应用动力床。

　　(7) 常规床头抬高 30°。

　　(8) 建议持续控制气管内气囊的压力。

　　(9) 加强医务人员手卫生。

　　(10) 推荐使用氯己定进行口腔护理。

【补救】

　　(1) 遵医嘱使用抗生素治疗。

　　(2) 保持气道通畅,加强痰液引流。

　　(3) 可以增加肺部物理治疗,促进炎症吸收。

　　(4) 同步进行肺康复治疗。

(七) 纤维支气管镜检查的配合

1. 纤维支气管镜(以下简称纤支镜)检查操作流程

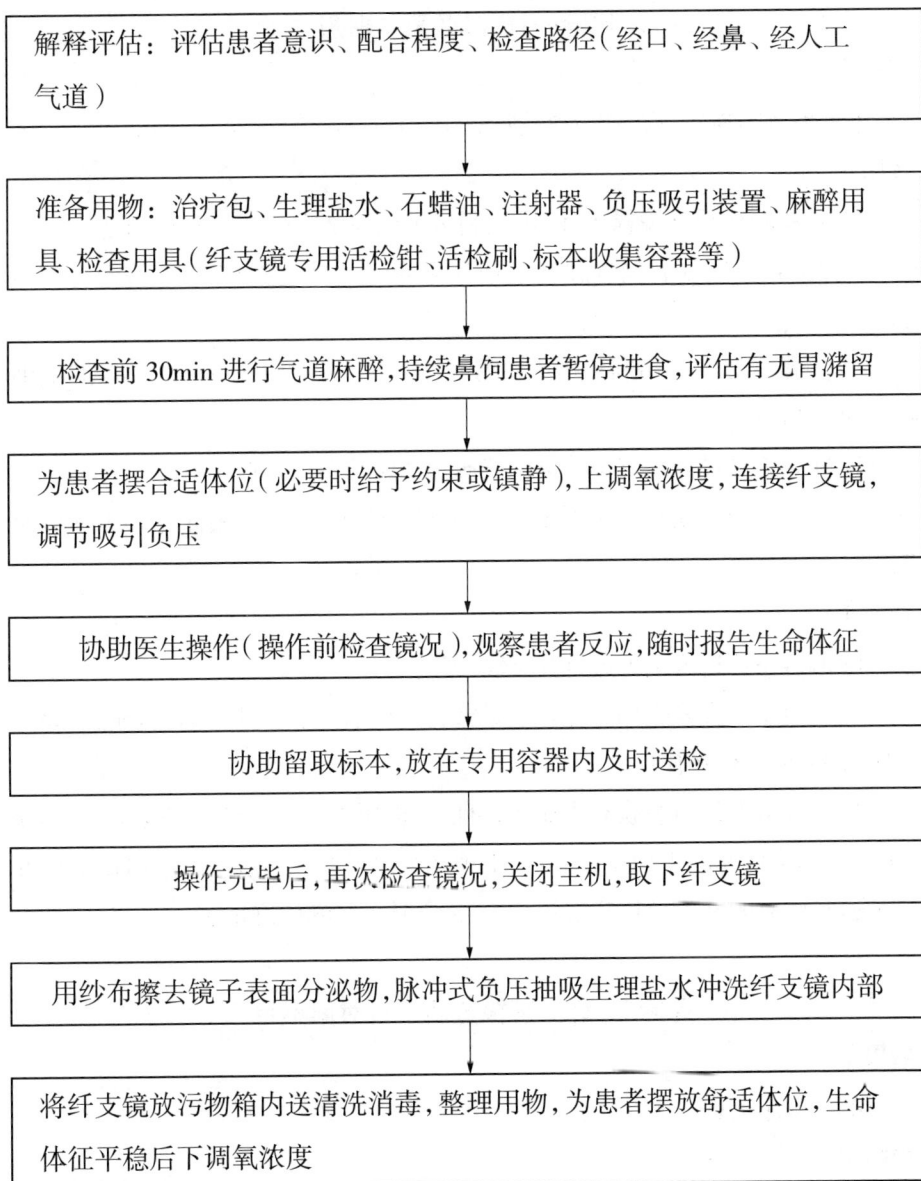

```
解释评估：评估患者意识、配合程度、检查路径(经口、经鼻、经人工
气道)
```

↓

```
准备用物：治疗包、生理盐水、石蜡油、注射器、负压吸引装置、麻醉用
具、检查用具(纤支镜专用活检钳、活检刷、标本收集容器等)
```

↓

```
检查前 30min 进行气道麻醉,持续鼻饲患者暂停进食,评估有无胃潴留
```

↓

```
为患者摆合适体位(必要时给予约束或镇静),上调氧浓度,连接纤支镜,
调节吸引负压
```

↓

```
协助医生操作(操作前检查镜况),观察患者反应,随时报告生命体征
```

↓

```
协助留取标本,放在专用容器内及时送检
```

↓

```
操作完毕后,再次检查镜况,关闭主机,取下纤支镜
```

↓

```
用纱布擦去镜子表面分泌物,脉冲式负压抽吸生理盐水冲洗纤支镜内部
```

↓

```
将纤支镜放污物箱内送清洗消毒,整理用物,为患者摆放舒适体位,生命
体征平稳后下调氧浓度
```

2. 风险防范

风险一：麻醉效果不理想

【后果】

患者不适感强烈,呛咳反应剧烈,躁动,出血,损伤纤支镜。

【预防】

(1) 经鼻腔行纤支镜检查前,可用利多卡因原液雾化 30min,部分患者可以适当延长雾化时间或者局部多次表面喷雾麻醉,以棉签触碰咽喉壁而无呃逆为佳。

(2) 雾化后鼻腔内用利多卡因喷雾喷 2~3 次,可加用滴鼻液收缩鼻腔毛细血管,减轻出血。

(3) 躁动患者在行纤支镜检查前静脉给予镇静药。

(4) 经口人工气道的患者检查时使用双牙垫固定,过程中注意人工气道勿移位。

【补救】

(1) 麻醉不达标者不可进行纤支镜治疗。

(2) 检查不耐受者立即停止检查,继续雾化或直接进行咽部表面喷雾麻醉,或加用静脉麻醉药物使用。

(3) 鼻腔或者气道黏膜有出血者,可以立即用 1∶9 盐酸肾上腺素溶液(1mg 盐酸肾上腺素配 9ml 生理盐水,冰冻生理盐水效果尤佳)止血,鼻腔出血不止者立即退镜,予复方麻苯滴鼻液滴鼻止血,必要时行气囊压迫止血。

风险二：纤支镜检查后禁食时间不足

【后果】

误吸,甚至窒息。

【预防】

(1) 饭后避免立即行纤支镜检查,持续鼻饲饮食患者检查前 1h 停止鼻饲,检查前再次回抽有无胃内容物。

（2）检查后,立即为患者摆放合适体位,无特殊要求者均应抬高床头 >30°。

（3）自主进食者,检查后常规禁食禁饮 2h,进食前行洼田饮水试验,恢复至检查前水平,方可进食。

【补救】

（1）一旦发生误吸,立即头偏一侧给予床边负压吸引,亦可同时配合海姆立希手法,将阻塞异物排出。

（2）如流质食物误吸,立即再次行纤支镜检查配合冲洗等操作,调整抗生素用药治疗吸入性肺炎。

（3）如小块食物跌落气道,立即行纤支镜检查,配合异物钳等取出跌落食物。

（4）如大块食物阻塞气道不能排出,必要时行环甲膜穿刺或气管切开。

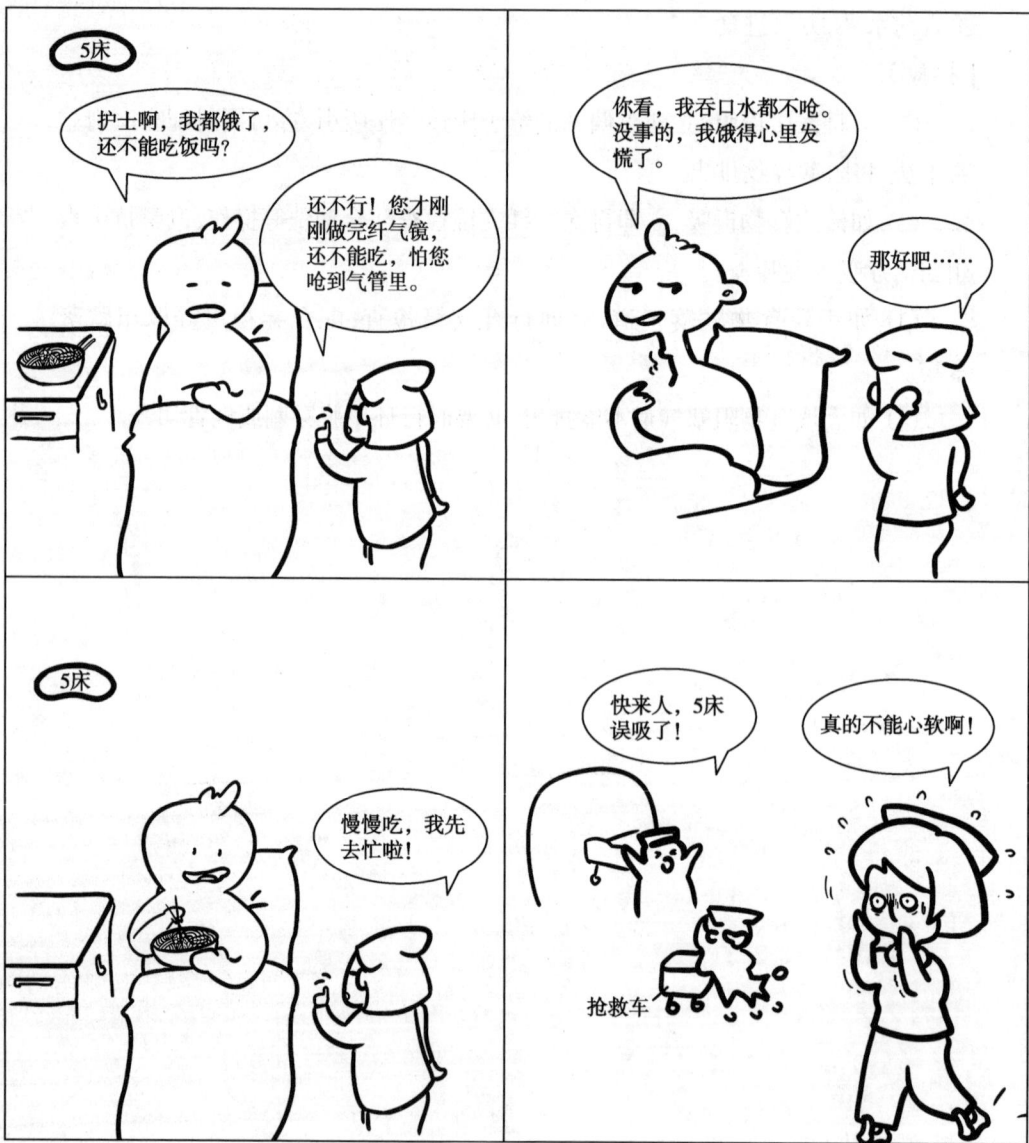

(八) 纤维支气管镜清洗与消毒

1. 纤维支气管镜(以下简称纤支镜)清洗、消毒流程

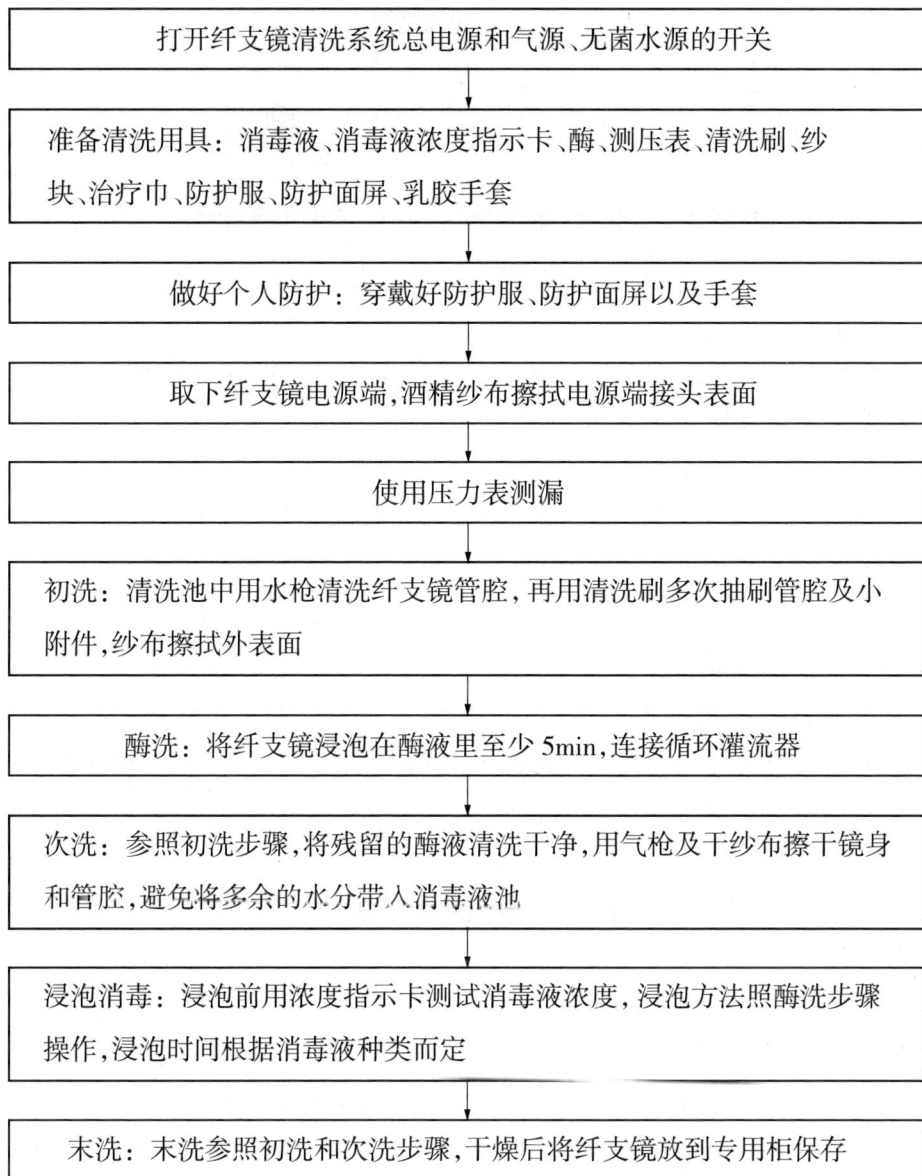

打开纤支镜清洗系统总电源和气源、无菌水源的开关

↓

准备清洗用具：消毒液、消毒液浓度指示卡、酶、测压表、清洗刷、纱块、治疗巾、防护服、防护面屏、乳胶手套

↓

做好个人防护：穿戴好防护服、防护面屏以及手套

↓

取下纤支镜电源端,酒精纱布擦拭电源端接头表面

↓

使用压力表测漏

↓

初洗：清洗池中用水枪清洗纤支镜管腔,再用清洗刷多次抽刷管腔及小附件,纱布擦拭外表面

↓

酶洗：将纤支镜浸泡在酶液里至少 5min,连接循环灌流器

↓

次洗：参照初洗步骤,将残留的酶液清洗干净,用气枪及干纱布擦干镜身和管腔,避免将多余的水分带入消毒液池

↓

浸泡消毒：浸泡前用浓度指示卡测试消毒液浓度,浸泡方法照酶洗步骤操作,浸泡时间根据消毒液种类而定

↓

末洗：末洗参照初洗和次洗步骤,干燥后将纤支镜放到专用柜保存

2. 风险防范

风险一:消毒液浓度不达标

【后果】

发生院内感染,甚至可能造成大规模医疗事故。

【预防】

(1) 消毒液要匹配专用的消毒液浓度指示卡,不可多种混用。

(2) 每日定期检查消毒液和消毒液浓度指示卡的有效期,标识醒目,不定时抽查。

(3) 因为消毒液多具有挥发性,每次浸泡之前均应测试消毒液浓度,过期或不达标者立即更换。

(4) 多重耐药菌感染者使用过的纤支镜要延长一倍浸泡消毒时间。

(5) 纤支镜挂于储藏柜内,24h 后再次使用前,需重新浸泡消毒。

【补救】

(1) 一旦发现消毒液浓度不合格,立即行消毒液和纤支镜的细菌培养,更换消毒液,重新浸泡消毒。

(2) 追查不合格消毒液配制和相关使用人员,追查可能用不合格消毒液消毒过的纤支镜及使用患者,进行痰液的细菌培养和药敏试验,并进行追踪处置。

(3) 按流程上报科主任及医院。

风险二:清洗操作不规范

【后果】

损坏纤支镜,职业暴露,清洗不彻底。

【预防】

(1) 清洗纤支镜前一定要经过系统培训,经过考核方能独立操作。

(2) 手持纤支镜和拆卸配件时要顺势而为,不可暴力操作,不可弯折过度,操作过程中注意镜头前端不可四处碰撞,以免损伤镜头。

(3) 做好职业防护,避免消毒液接触到皮肤和黏膜,冲洗镜身表面时,建议水下操作,避免水花四溅。

（4）清洗时清洁刷在管腔内要多次抽刷,直到软刷从管腔末端通出。

（5）清洗之前必须检测是否漏气,防止镜身破损进水损害光纤。

（6）镜身要全部浸没在消毒液中,若有部件裸露,应使用小纱布将裸露部位打湿并遮盖。

【补救】

（1）初学者纤支镜清洗要经过考核,并且定期对纤支镜行清洗后细菌培养。

（2）皮肤或者黏膜不慎职业暴露,立即用大量清水冲洗,并请相关专科诊治,填写职业暴露表格。

（3）纤支镜清洗后应有专人检查,若有损伤,立即停用报修。

（4）消毒后的纤支镜如果残留较重的消毒液味道,应重新用灭菌水冲洗。

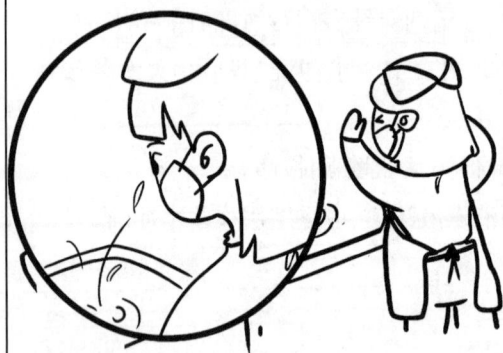

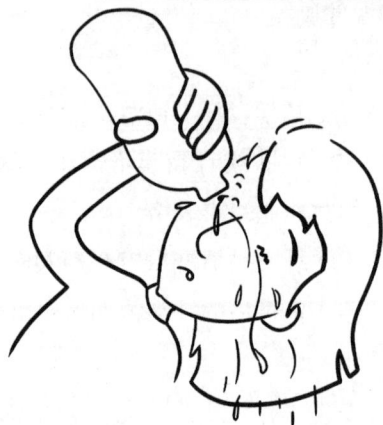

立即用大量生理盐水冲洗眼结膜。

哎呀，糟糕！有消毒水喷到我眼睛了。

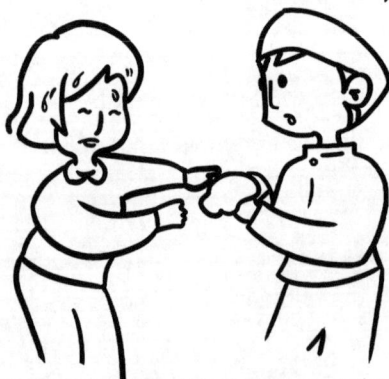

幸好眼睛现在好很多了，下次可要戴眼镜才行。

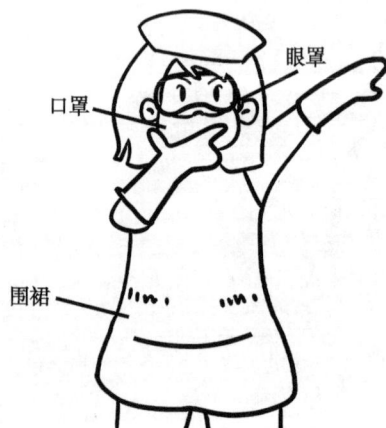

酷！

眼罩

口罩

围裙

（九）俯卧位通气

1. 俯卧位通气流程

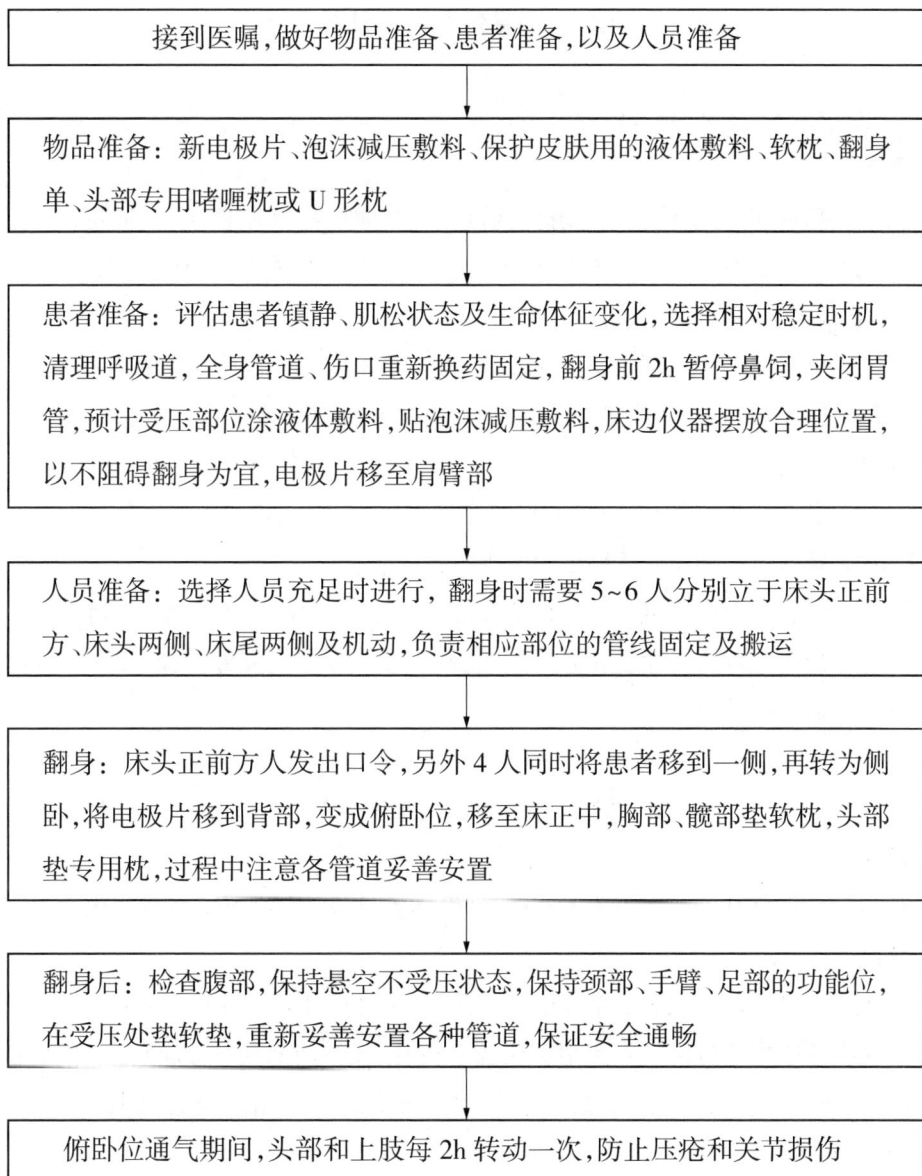

```
┌─────────────────────────────────────────────────────────┐
│ 接到医嘱,做好物品准备、患者准备,以及人员准备              │
└─────────────────────────────────────────────────────────┘
                          ↓
┌─────────────────────────────────────────────────────────┐
│ 物品准备:新电极片、泡沫减压敷料、保护皮肤用的液体敷料、软枕、翻身│
│ 单、头部专用啫喱枕或 U 形枕                                │
└─────────────────────────────────────────────────────────┘
                          ↓
┌─────────────────────────────────────────────────────────┐
│ 患者准备:评估患者镇静、肌松状态及生命体征变化,选择相对稳定时机,│
│ 清理呼吸道,全身管道、伤口重新换药固定,翻身前 2h 暂停鼻饲,夹闭胃│
│ 管,预计受压部位涂液体敷料,贴泡沫减压敷料,床边仪器摆放合理位置,│
│ 以不阻碍翻身为宜,电极片移至肩臂部                          │
└─────────────────────────────────────────────────────────┘
                          ↓
┌─────────────────────────────────────────────────────────┐
│ 人员准备:选择人员充足时进行,翻身时需要 5~6 人分别立于床头正前│
│ 方、床头两侧、床尾两侧及机动,负责相应部位的管线固定及搬运     │
└─────────────────────────────────────────────────────────┘
                          ↓
┌─────────────────────────────────────────────────────────┐
│ 翻身:床头正前方人发出口令,另外 4 人同时将患者移到一侧,再转为侧│
│ 卧,将电极片移到背部,变成俯卧位,移至床正中,胸部、髋部垫软枕,头部│
│ 垫专用枕,过程中注意各管道妥善安置                          │
└─────────────────────────────────────────────────────────┘
                          ↓
┌─────────────────────────────────────────────────────────┐
│ 翻身后:检查腹部,保持悬空不受压状态,保持颈部、手臂、足部的功能位,│
│ 在受压处垫软垫,重新妥善安置各种管道,保证安全通畅           │
└─────────────────────────────────────────────────────────┘
                          ↓
┌─────────────────────────────────────────────────────────┐
│ 俯卧位通气期间,头部和上肢每 2h 转动一次,防止压疮和关节损伤   │
└─────────────────────────────────────────────────────────┘
```

2. 风险防范

风险一: 翻身过程中意外脱管

【后果】

造成出血、感染、延误治疗等不良影响。

【预防】

(1) 翻身前, 各引流管道、动静脉管道、气管插管等均需重新换药固定。

(2) 由于翻身时管道位置会变换到床的另外一侧, 所以要预留出管道变化的长度, 勿强行牵拉, 翻身时暂时夹闭引流管, 防止反流。

(3) 翻身时各条管道分人看管, 保证安全过渡, 翻身后重新妥善固定, 压在患者身下的部分要用软垫隔开保护, 打开因翻身而夹闭的管道。

【补救】

(1) 翻身过程中管道意外断开, 应立即夹闭管道(气管插管除外), 生命体征平稳的继续翻身, 翻身后按照无菌原则重新连接管道。

(2) 因管道断开影响生命体征变化的应立即停止翻身, 实施抢救措施。

(3) 翻身过程中发生管道意外脱出, 则应该立即停止翻身, 根据管道的不同作用, 采取相应的应急方案。

风险二: 头面部安置不合理

【后果】

着力点出现压疮, 眼失明或感染, 气管插管移位, 唇部损伤, 颈椎损伤。

【预防】

(1) 俯卧位通气患者头部应保持功能位, 过度后仰和前倾会造成颈椎损伤。

(2) 头部应用俯卧位专用啫喱枕或 U 形枕, 保持面部悬空, 以额头和下颌作为着力点, 压迫处提前做好减压处理(如涂液体敷料, 加用泡沫减压敷料, 用啫喱垫等)。

(3) 气管插管在翻身之前重新双重固定, 气管插管勿扭曲打折。

(4) 每 2h 左右转动头颈及上肢, 检查头面部受压部位皮肤情况。

（5）面部由于受压部位受力面积小，脂肪垫薄弱，俯卧位通气时间长难免会出现压疮，应提前与家属告知风险并签署知情同意书。

【补救】

（1）一旦出现压疮，在按照常规压疮处理的同时，尽量更换受压部位，增加营养，积极纠正水肿，病情允许时与医生协商尽量缩短俯卧位通气时间，并及时与家属沟通取得理解。

（2）眼部受压出现感染或损伤时，应立即请眼科专家会诊用药，不再进行俯卧位通气。

（3）每次吸痰时注意评估气管插管位置，一旦发现有移位，立即请医生协助重新固定，必要时行纤维支气管镜检查或结束俯卧位重新置管。

（4）颈椎损伤者严禁再次俯卧位通气，请专科医生进行复位，颈托固定，轴线翻身。

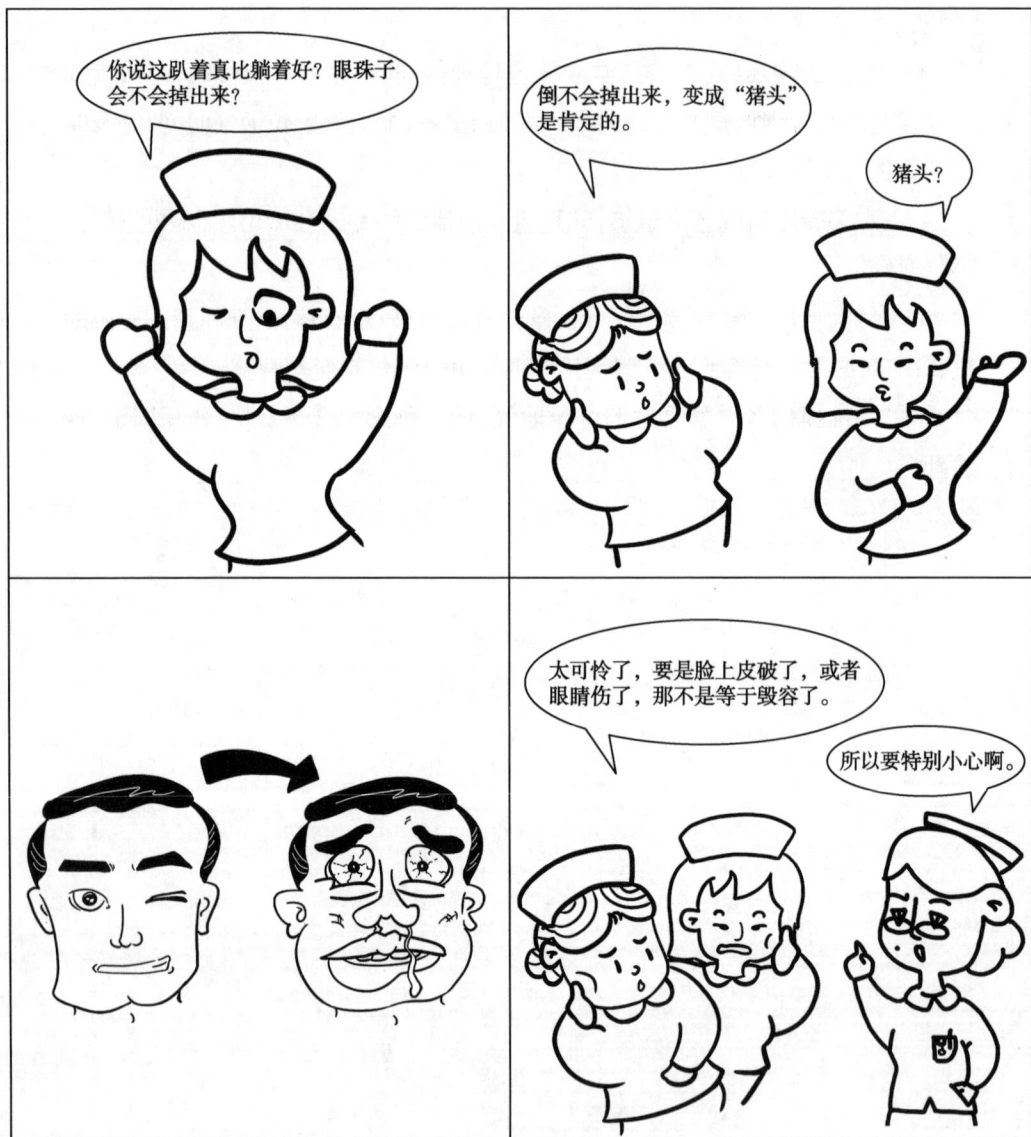

二、专科疾病突发事件

(一) 大咯血

1. 大咯血紧急处理流程

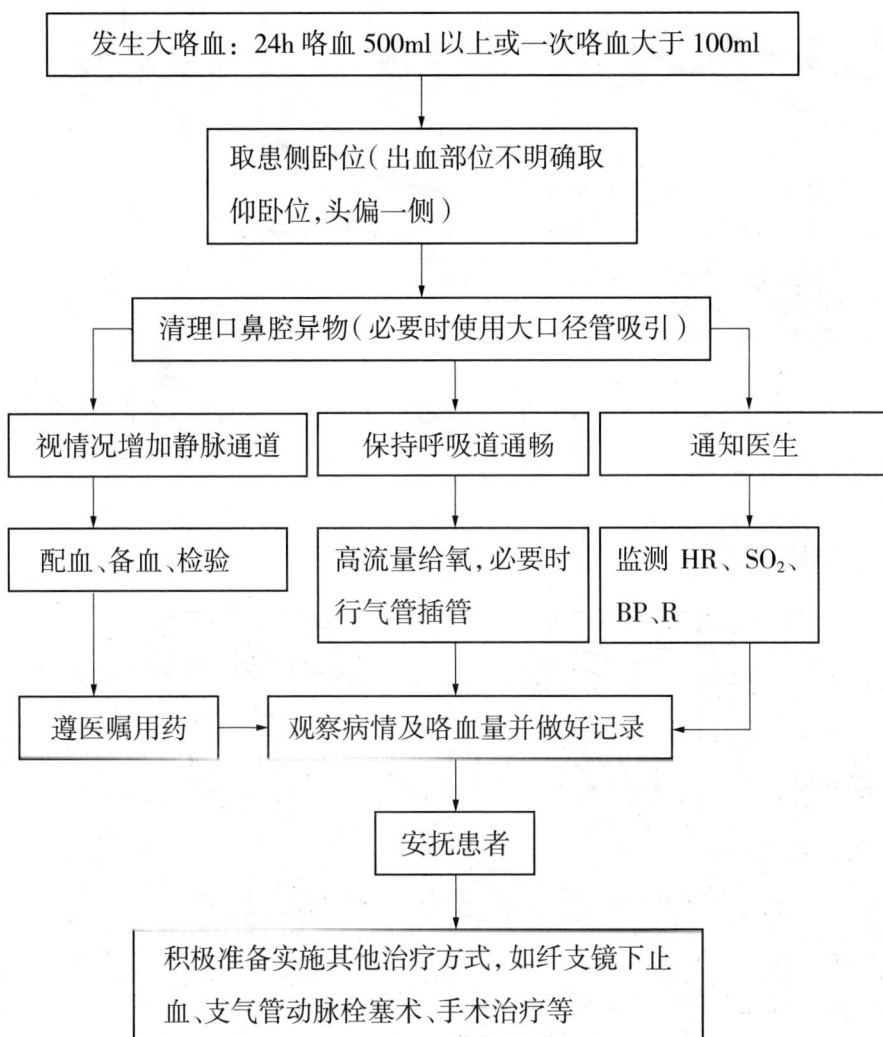

```
┌─────────────────────────────────────────────────┐
│ 发生大咯血：24h 咯血 500ml 以上或一次咯血大于 100ml │
└─────────────────────────────────────────────────┘
                        │
                        ▼
        ┌───────────────────────────────┐
        │ 取患侧卧位（出血部位不明确取      │
        │   仰卧位,头偏一侧）              │
        └───────────────────────────────┘
                        │
                        ▼
      ┌─────────────────────────────────────┐
      │ 清理口鼻腔异物（必要时使用大口径管吸引）│
      └─────────────────────────────────────┘
         │              │              │
         ▼              ▼              ▼
  ┌──────────────┐ ┌──────────────┐ ┌──────────────┐
  │ 视情况增加静脉通道│ │ 保持呼吸道通畅 │ │  通知医生     │
  └──────────────┘ └──────────────┘ └──────────────┘
         │              │              │
         ▼              ▼              ▼
  ┌──────────────┐ ┌──────────────┐ ┌──────────────┐
  │ 配血、备血、检验 │ │ 高流量给氧,必要时│ │ 监测 HR、SO₂、 │
  │              │ │ 行气管插管    │ │ BP、R        │
  └──────────────┘ └──────────────┘ └──────────────┘
         │              │              │
         ▼              ▼              │
  ┌──────────┐  ┌──────────────────────────┐
  │ 遵医嘱用药 │→ │ 观察病情及咯血量并做好记录 │←─┘
  └──────────┘  └──────────────────────────┘
                        │
                        ▼
                  ┌──────────┐
                  │ 安抚患者  │
                  └──────────┘
                        │
                        ▼
      ┌───────────────────────────────────┐
      │ 积极准备实施其他治疗方式,如纤支镜下止 │
      │ 血、支气管动脉栓塞术、手术治疗等      │
      └───────────────────────────────────┘
```

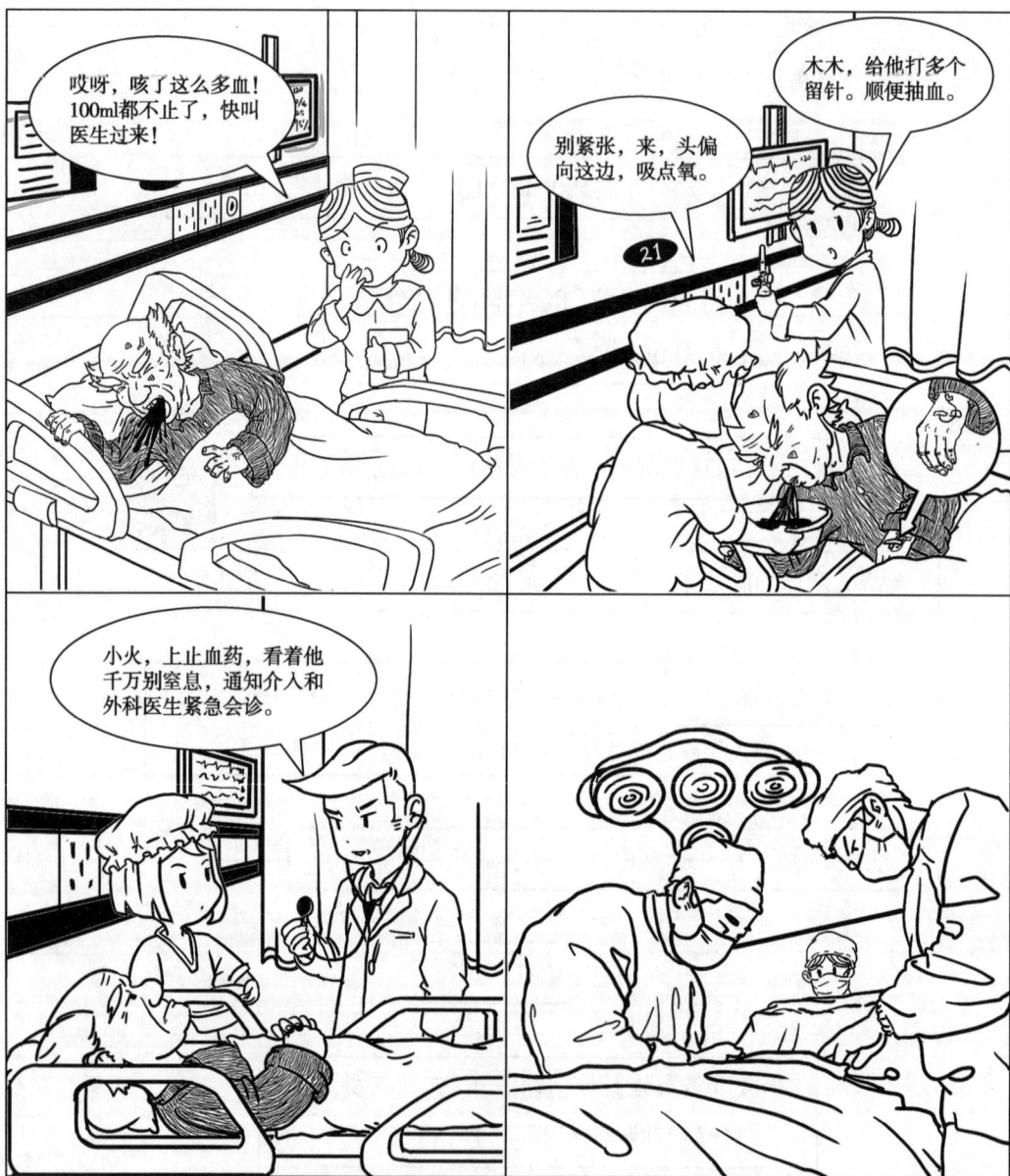

2. 风险防范

风险：咯血清理不及时

【后果】

容易造成气道阻塞窒息。

【预防】

(1) 严格区分咯血与呕血。

(2) 安慰患者,患者反复咯血时,容易因高度紧张引起支气管痉挛,血液凝块淤积在气管、支气管内,堵塞呼吸道,同时因为焦虑、恐惧,不敢咳嗽从而造成窒息。

(3) 咯血时不合理应用镇咳药物可能会抑制咳嗽反射。

(4) 老年体弱咳嗽反射减弱患者要及时协助清除血块,必要时行负压吸引。

(5) 当患者处于失血休克状态时,即使咯血量不大,但因无力将血咳出,容易造成窒息,应尽早行负压吸引,保持气道通畅。

(6) 予患侧卧位。

【补救】

(1) 如果发生窒息,立即行负压吸引,吸出阻塞的血块。

(2) 如果不能解除梗阻,立即气道内插管,建立人工气道。

(3) 行纤维支气管镜检查明确出血部位。

(4) 在可能的情况下,使用可弯曲支气管镜取出阻塞血栓、放入支气管封堵器。

(5) 遵医嘱应用止血药。

(6) 遵医嘱抽血、检验、配血、输血等。

(7) 出血不止者配合医生行介入或者手术治疗。

(二) 气胸

1. 气胸紧急处理流程

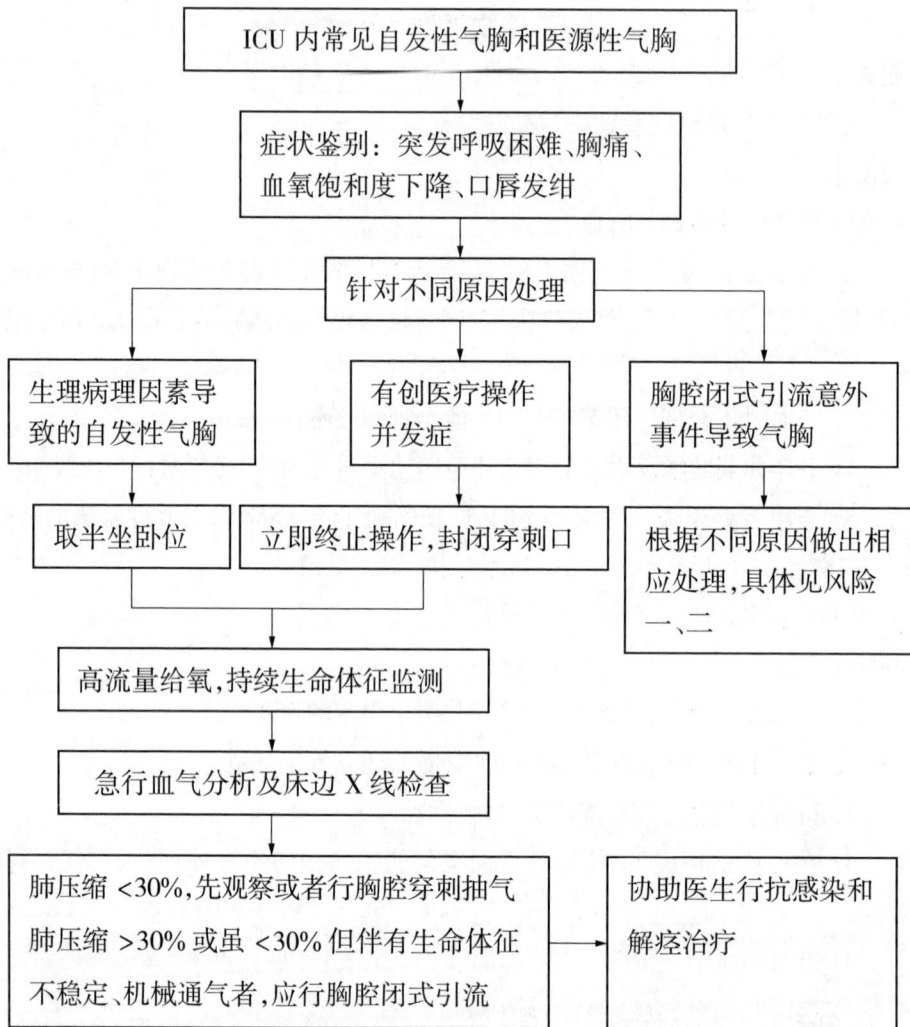

ICU 内常见自发性气胸和医源性气胸

↓

症状鉴别：突发呼吸困难、胸痛、
血氧饱和度下降、口唇发绀

↓

针对不同原因处理

生理病理因素导致的自发性气胸	有创医疗操作并发症	胸腔闭式引流意外事件导致气胸

取半坐卧位	立即终止操作，封闭穿刺口	根据不同原因做出相应处理，具体见风险一、二

↓

高流量给氧，持续生命体征监测

↓

急行血气分析及床边 X 线检查

↓

肺压缩 <30%，先观察或者行胸腔穿刺抽气 肺压缩 >30% 或虽 <30% 但伴有生命体征不稳定、机械通气者，应行胸腔闭式引流	→	协助医生行抗感染和解痉治疗

2. 风险防范

风险一:胸腔闭式引流管断开或者脱出、胸腔闭式引流瓶倾倒

【后果】

气体进入胸腔内造成再次气胸。

【预防】

(1) 胸腔闭式引流管要妥善固定,接头处可用透明敷贴进行二次固定,并且预留出患者的活动空间,防止翻身、抬高床头等操作牵拉引流管。

(2) 引流瓶低于穿刺口至少 60cm,妥善固定在床边,如果放在地上,要有专门的固定装置,防止有人误碰倾倒。

(3) 护理人员要加强对管道的重视程度和风险意识,转运时妥善安置。

【补救】

(1) 一旦发生引流瓶倾倒,立即扶正引流瓶,让液体重新封闭引流管口,建立正常引流。

(2) 引流管断开后,立即夹闭引流管,防止气体继续进入,消毒引流管口,重新连接引流装置。

(3) 引流管脱出者立即嘱其屏气,用手捏闭伤口皮肤或用无菌敷料堵住伤口,再用多层凡士林油纱加棉垫封闭伤口,用胶布或者绷带包扎。

(4) 密切观察患者生命体征变化,行 X 线检查;如果患者发绀、呼吸困难等不能缓解,立即抽气,必要时建立新的引流装置。

(5) 上报并追查脱管原因,防止再次发生。

风险二:胸腔闭式引流瓶更换时操作不当

【后果】

(1) 管道夹闭不严造成再次气胸。

(2) 水封瓶内液体过多或过少,过多不利于气体排出,过少会增加进气风险。

【预防】

(1) 更换引流瓶时应做好一切准备,最后夹管,更换后立即开放。

（2）夹管时应采用双折管双重夹闭,床边常备两把止血钳。

（3）水封瓶内液体液面在排气管斜面上 2~3cm 为宜。

【补救】

（1）一旦有气体从引流管进入胸腔,患者会出现胸闷、胸痛、血氧饱和度下降、心率增加等情况,立即封闭引流管,防止气体继续进入,更换好引流瓶,开放引流。

（2）水封瓶液面过低可继续添加无菌生理盐水;液面过高可用无菌引流管接注射器抽出多余液体或者加用低负压吸引。

风险三:胸腔闭式引流管阻塞

【后果】

胸腔内气体不能有效排出,加重气胸,可出现气管向健侧偏移等受压症状。

【预防】

（1）胸腔内出血患者,如早期出血量多,应定期挤压引流管,防止血块阻塞管腔。

（2）密切观察并记录引流液的色、质、量及有无血凝块。

（3）床头抬高 30°~45°,甚至 60°,以利呼吸与引流。

（4）鼓励患者咳嗽和深呼吸运动,促进胸膜腔内气体、液体排出。

（5）每次改变体位或治疗后均要再次检查引流管,勿因外力打折、扭曲、挤压引流管。

（6）随时观察水封瓶水柱波动,水柱停止波动预示肺复张良好或者导管阻塞。

【补救】

（1）立即检查引流管有无扭曲、打折、被其他物品挤压或者血凝块阻塞,如有血凝块阻塞者可用手挤压引流管。

（2）水柱波动微弱或者无波动者,如排除肺复张,则应考虑引流不畅;如果排除血凝块阻塞,应考虑引流管口贴壁或者引流管放置的位置不佳,可应用低负压引流装置协助排气,必要时请医生在无菌操作下调整引流管位置。

（三）急性呼吸衰竭

1. 急性呼吸衰竭紧急处理流程

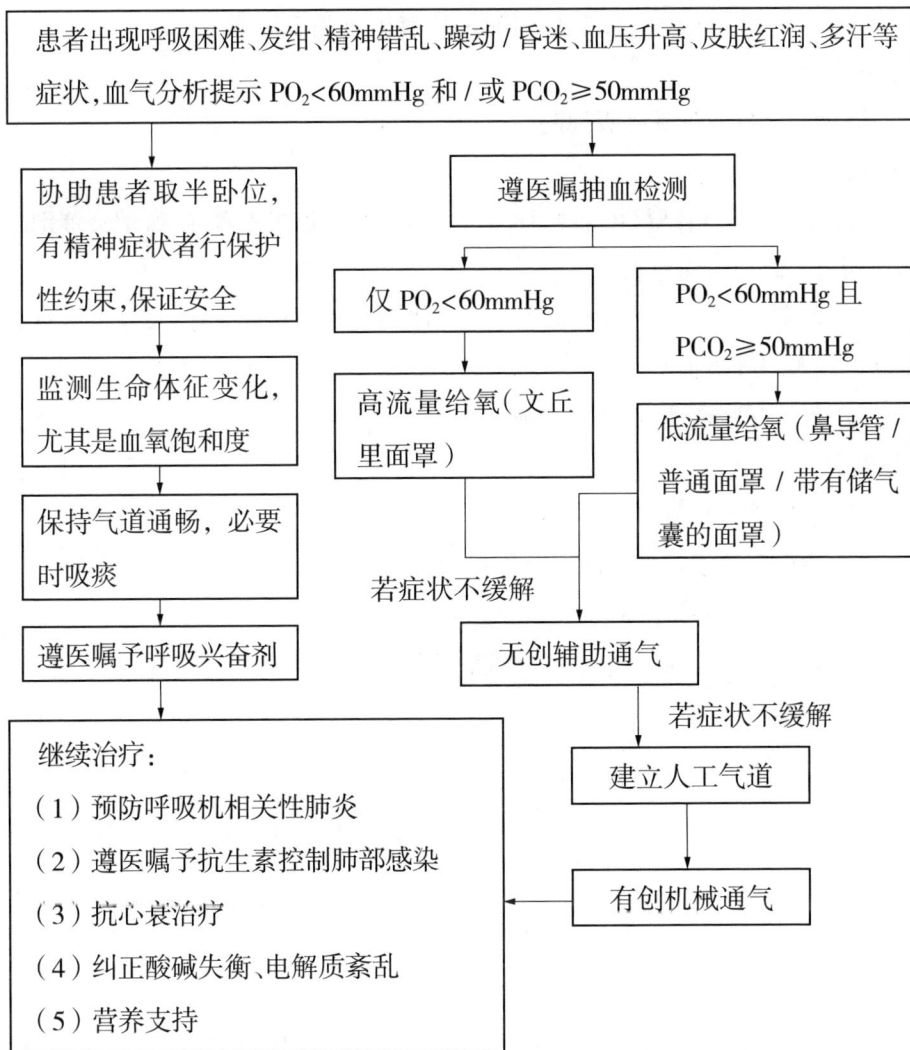

患者出现呼吸困难、发绀、精神错乱、躁动／昏迷、血压升高、皮肤红润、多汗等症状，血气分析提示 $PO_2 < 60mmHg$ 和／或 $PCO_2 \geqslant 50mmHg$

协助患者取半卧位，有精神症状者行保护性约束，保证安全

遵医嘱抽血检测

监测生命体征变化，尤其是血氧饱和度

仅 $PO_2 < 60mmHg$

$PO_2 < 60mmHg$ 且 $PCO_2 \geqslant 50mmHg$

保持气道通畅，必要时吸痰

高流量给氧（文丘里面罩）

低流量给氧（鼻导管／普通面罩／带有储气囊的面罩）

遵医嘱予呼吸兴奋剂

若症状不缓解

无创辅助通气

若症状不缓解

继续治疗：
（1）预防呼吸机相关性肺炎
（2）遵医嘱予抗生素控制肺部感染
（3）抗心衰治疗
（4）纠正酸碱失衡、电解质紊乱
（5）营养支持

建立人工气道

有创机械通气

2. 风险防范

风险一:二氧化碳潴留患者给予高浓度氧疗

【后果】

迅速改善缺氧导致呼吸抑制。

【预防】

(1) 在血气分析结果出来之前,详细询问病史,观察患者症状,学会鉴别患者是否有二氧化碳潴留。

(2) 给氧过程中密切观察患者呼吸节律和血氧饱和度变化,观察患者有无症状的改善或呼吸抑制。

(3) 保持呼吸道通畅,及时清理痰液。

【补救】

(1) 立即降低吸氧浓度。

(2) 遵医嘱给予呼吸兴奋剂。

(3) 予无创呼吸机辅助通气。

(4) 必要时建立人工气道,行机械辅助通气。

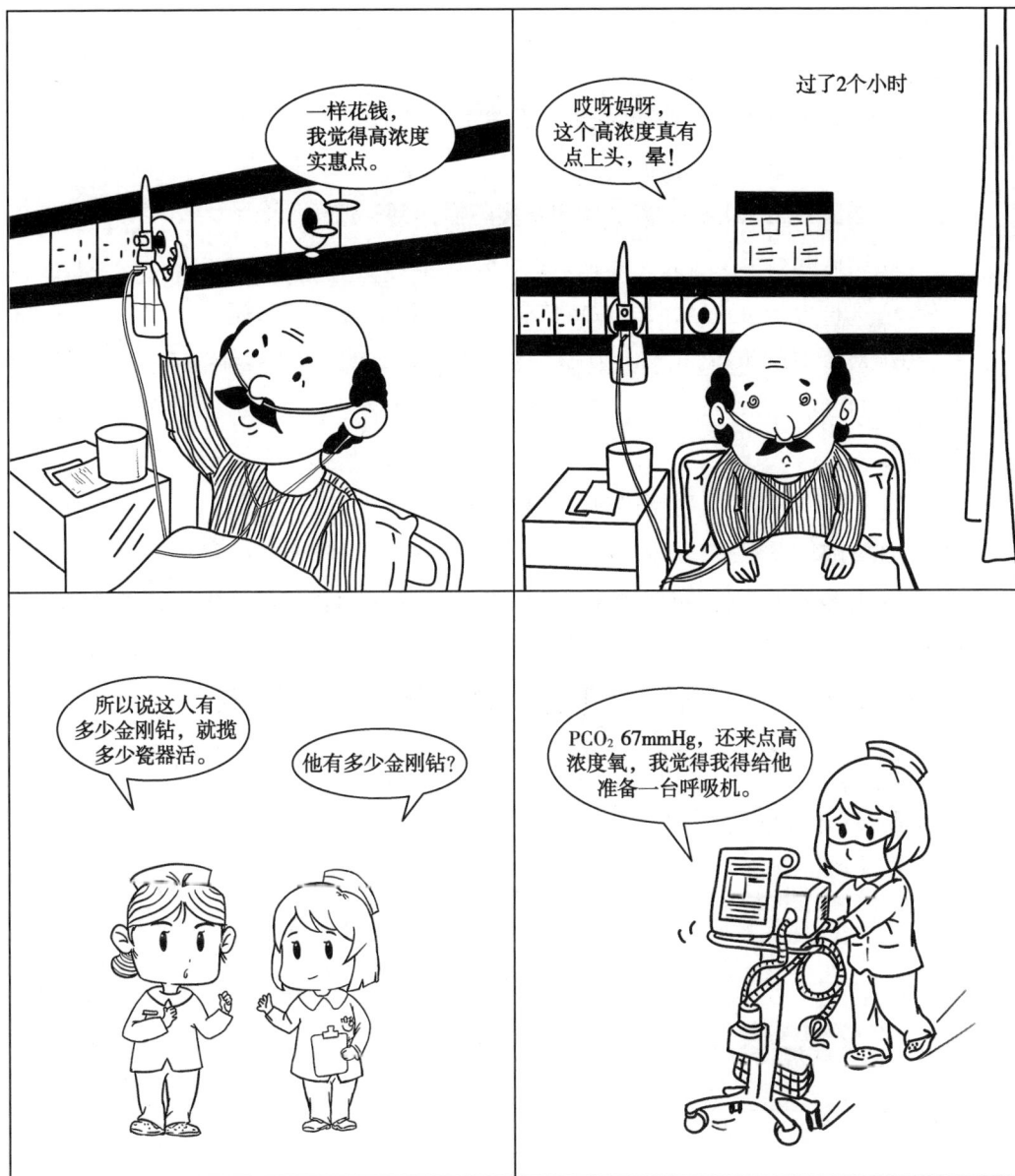

风险二:清理呼吸道无效

【后果】

气道梗阻,通气效果变差,影响心肺功能。

【预防】

(1) 鼓励患者咳嗽咳痰,咳痰无力者给予吸痰。

(2) 增加气道湿化,有利于痰液排出。

(3) 遵医嘱给予雾化或静脉应用祛痰药物,稀释痰液。

(4) 遵医嘱给予支气管扩张剂。

(5) 保持半卧位,必要时结合体位引流、拍背排痰等物理治疗。

(6) 对于清醒患者,可教会其做主动呼吸循环,包括呼吸控制、胸廓扩张呼吸和用力呼气。

【补救】

(1) 提高吸痰技巧,对于困难气道应让有经验的护士进行操作,避免长时间吸痰,加重缺氧。

(2) 对咳痰无力、痰液聚积在深部的患者,必要时可以行纤维支气管镜检查吸痰。

(3) 痰液引流十分困难影响呼吸者,可行气管插管建立人工气道。

（四）急性呼吸窘迫综合征

1. 急性呼吸窘迫综合征(acute respiratory distress syndrome,ARDS)紧急处理流程

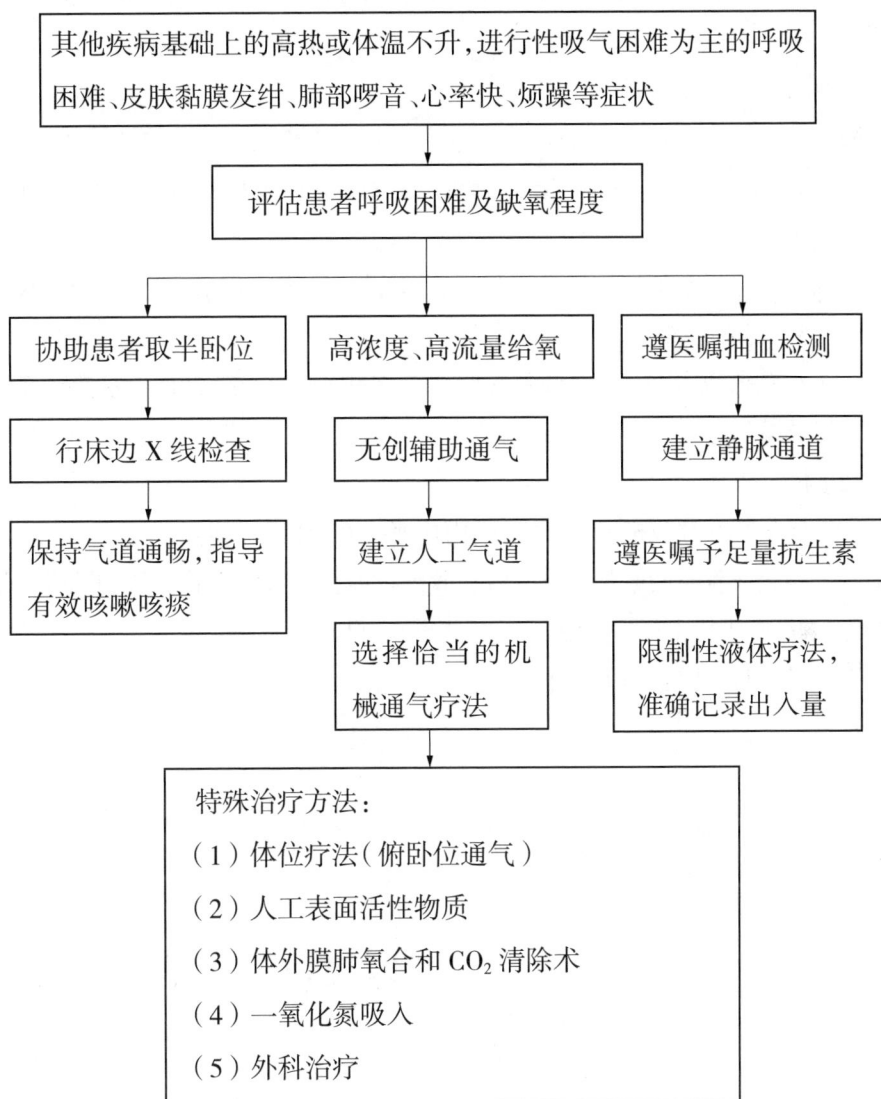

```
┌─────────────────────────────────────────────────────┐
│ 其他疾病基础上的高热或体温不升,进行性吸气困难为主的呼吸      │
│ 困难、皮肤黏膜发绀、肺部啰音、心率快、烦躁等症状            │
└─────────────────────────────────────────────────────┘
                          │
          ┌───────────────────────────────┐
          │ 评估患者呼吸困难及缺氧程度           │
          └───────────────────────────────┘
                          │
     ┌────────────────────┼────────────────────┐
     │                    │                    │
┌──────────────┐  ┌──────────────┐  ┌──────────────┐
│ 协助患者取半卧位  │  │ 高浓度、高流量给氧 │  │ 遵医嘱抽血检测   │
└──────────────┘  └──────────────┘  └──────────────┘
     │                    │                    │
┌──────────────┐  ┌──────────────┐  ┌──────────────┐
│ 行床边 X 线检查  │  │ 无创辅助通气    │  │ 建立静脉通道    │
└──────────────┘  └──────────────┘  └──────────────┘
     │                    │                    │
┌──────────────┐  ┌──────────────┐  ┌──────────────┐
│ 保持气道通畅,指导 │  │ 建立人工气道    │  │ 遵医嘱予足量抗生素 │
│ 有效咳嗽咳痰    │  └──────────────┘  └──────────────┘
└──────────────┘          │                    │
                  ┌──────────────┐  ┌──────────────┐
                  │ 选择恰当的机    │  │ 限制性液体疗法,   │
                  │ 械通气疗法     │  │ 准确记录出入量   │
                  └──────────────┘  └──────────────┘
                          │
┌─────────────────────────────────────────────┐
│ 特殊治疗方法:                                  │
│ (1)体位疗法(俯卧位通气)                         │
│ (2)人工表面活性物质                             │
│ (3)体外膜肺氧合和 $CO_2$ 清除术                   │
│ (4)一氧化氮吸入                                │
│ (5)外科治疗                                   │
└─────────────────────────────────────────────┘
```

2. 风险防范

风险一:高水平呼吸末正压(positive end-expiratory pressure,PEEP)下频繁断开呼吸通路吸痰

【后果】

加重肺水肿,肺不张。

【预防】

(1) 选用密闭式吸痰管,适时吸痰,尽量减少因吸痰断开呼吸机管道的操作。

(2) 最好选用带加热导丝的呼吸机管道,减少管道内积水,避免倾倒积水等断开呼吸机管道的操作。

(3) 视痰液黏稠度,适当调整呼吸机的湿化力度,一般 ARDS 患者痰液稀薄,可降低湿化力度,以痰液黏稠度Ⅱ度为宜。

【补救】

(1) 偶尔断开呼吸机管路,短时间内快速接回,对肺内影响不大。

(2) 频繁或者时间较长断开呼吸机管路可能会导致肺水肿加重,肺不张,此时可以调高呼吸机 PEEP 支持力度,减少断开,肺泡可慢慢复张。

(3) 必要时可以应用肺复张技术。

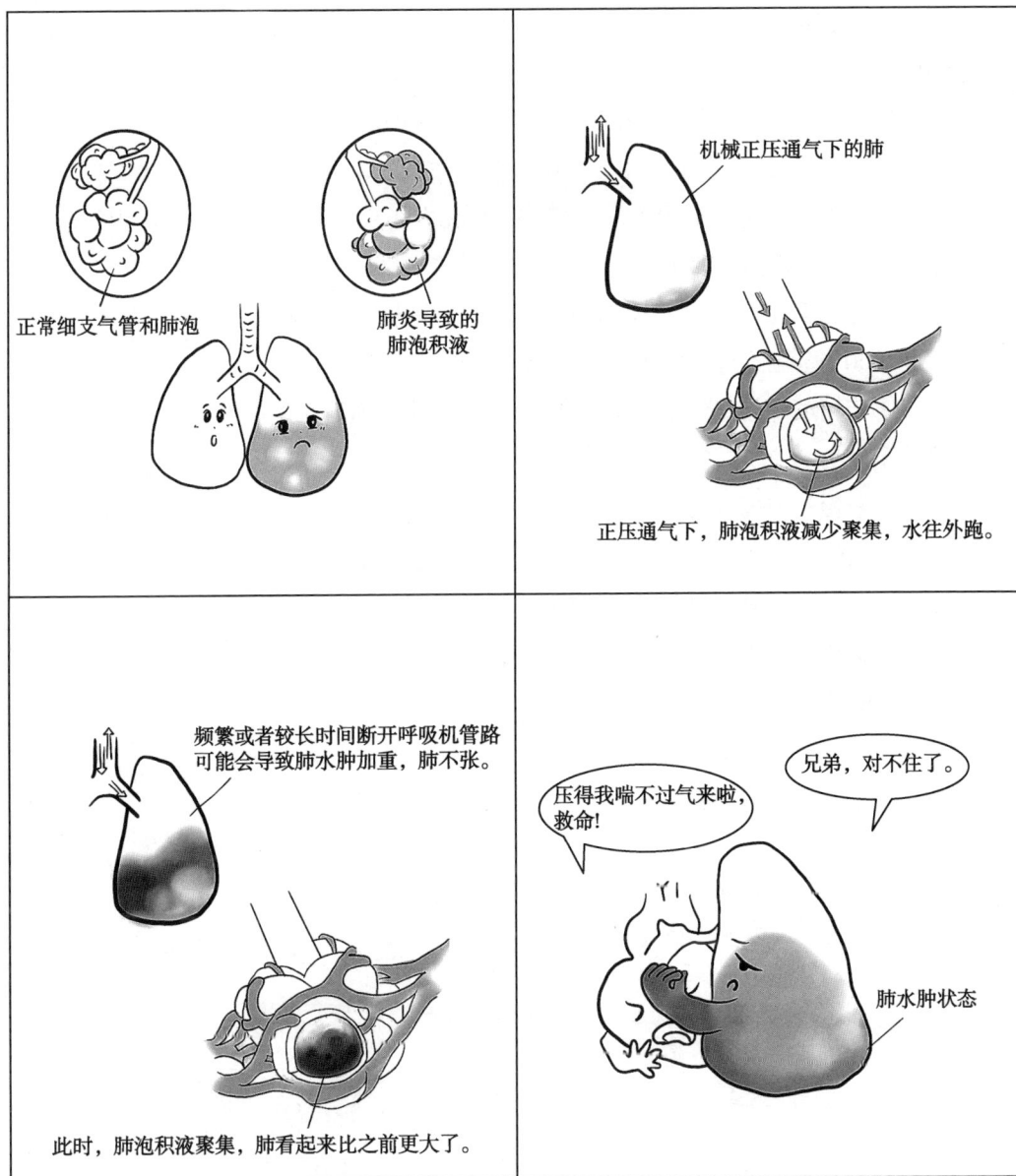

正常细支气管和肺泡

肺炎导致的
肺泡积液

机械正压通气下的肺

正压通气下，肺泡积液减少聚集，水往外跑。

频繁或者较长时间断开呼吸机管路
可能会导致肺水肿加重，肺不张。

此时，肺泡积液聚集，肺看起来比之前更大了。

压得我喘不过气来啦，
救命！

兄弟，对不住了。

肺水肿状态

风险二：单位时间内补液速度过快

【后果】

造成急性心力衰竭、肺水肿。

【预防】

(1) 根据患者补液量,合理分配输注的顺序和时间。

(2) 除血制品外,全部使用输液泵控制输注。

(3) 严格监控每小时出入量,随时汇报;在血压稳定和保证脏器组织灌注情况下,出入量宜轻度负平衡。

(4) 建立高级血流动力学监测,如脉搏指示连续心排血量(PiCCO)监测或者 EV1000 微创血流动力学监护。

(5) 使用微量泵微调血管活性药物,避免心率和血压大幅度波动。

【补救】

(1) 减慢补液速度,必要时暂停补液。

(2) 密切观察患者肺部湿啰音和生命体征的变化。

(3) 遵医嘱予利尿药促进水肿消退。

(4) 根据心功能情况遵医嘱使用强心药。

（五）急性肺栓塞

1. 急性肺栓塞紧急处理流程

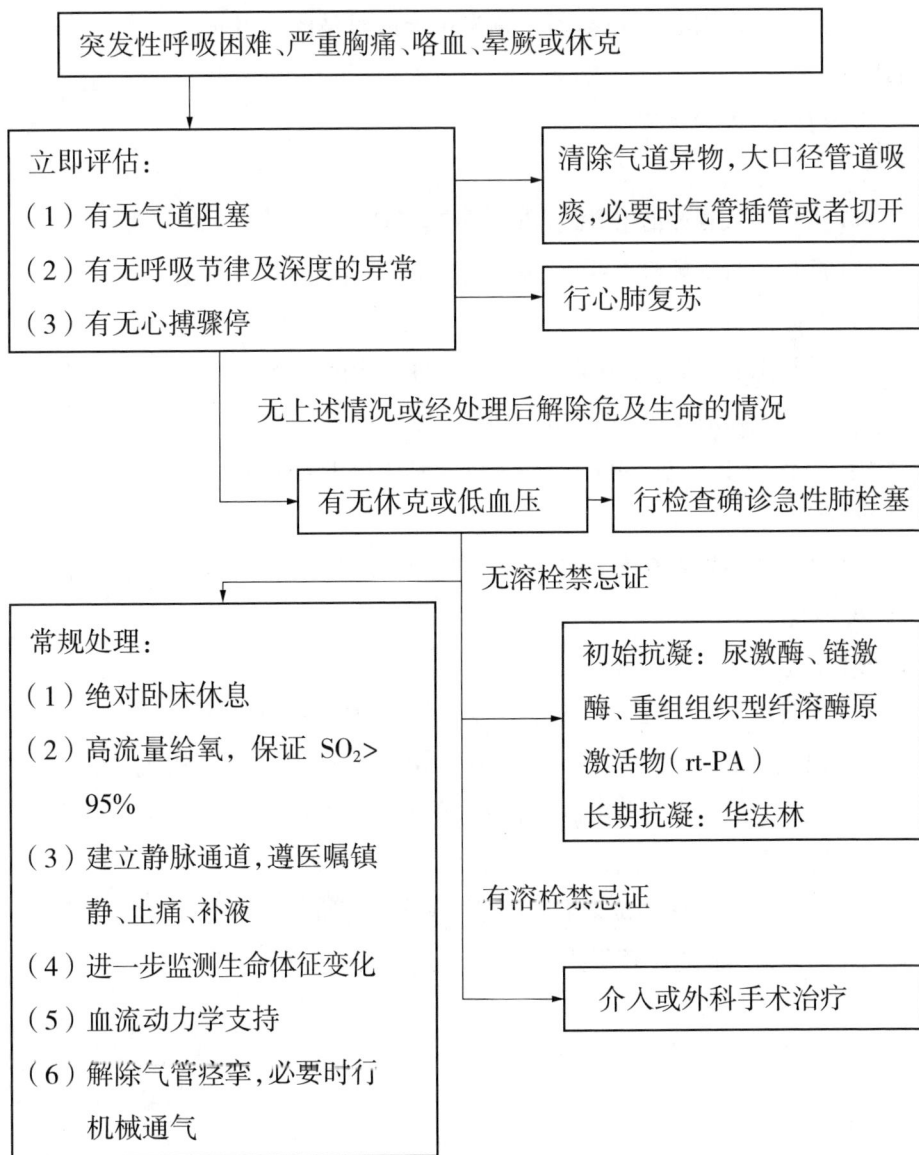

突发性呼吸困难、严重胸痛、咯血、晕厥或休克

立即评估：
（1）有无气道阻塞
（2）有无呼吸节律及深度的异常
（3）有无心搏骤停

清除气道异物，大口径管道吸痰，必要时气管插管或者切开

行心肺复苏

无上述情况或经处理后解除危及生命的情况

有无休克或低血压

行检查确诊急性肺栓塞

无溶栓禁忌证

常规处理：
（1）绝对卧床休息
（2）高流量给氧，保证 SO_2>95%
（3）建立静脉通道，遵医嘱镇静、止痛、补液
（4）进一步监测生命体征变化
（5）血流动力学支持
（6）解除气管痉挛，必要时行机械通气

初始抗凝：尿激酶、链激酶、重组组织型纤溶酶原激活物（rt-PA）
长期抗凝：华法林

有溶栓禁忌证

介入或外科手术治疗

2. 风险防范

风险一：抗凝血药剂量过大或维持时间过长

【后果】

容易造成其他器官出血。

【预防】

(1) 溶栓前认真评估患者是否有溶栓禁忌证。

(2) 溶栓前行常规检查：血常规、血型、APTT 等。

(3) 溶栓前备血。

(4) 根据患者身高、体重及检查结果制订个性化溶栓方案。

(5) 溶栓开始后每半小时复查心电图、血气。

(6) 溶栓结束后每 2~4h 复查 APTT，当 APTT 低于 200% 正常值时才能开始抗凝治疗。

(7) 密切观察患者有无消化道、泌尿道及皮肤黏膜的出血情况，尤其有无脑出血发生。

【补救】

(1) 患者出现出血时，立即报告医生，暂停抗凝血药的使用。

(2) 出现大量出血、休克时，立即遵医嘱给予升压扩容，注意输血安全。

(3) 立即协助医生完善出血脏器相关的检验检查。

(4) 遵医嘱给予抗凝剂拮抗剂，必要时输注血小板。

(5) 根据不同出血部位采取不同的止血措施，如皮肤黏膜出血可以压迫止血，消化道出血可行胃肠镜下止血，必要时行介入或手术治疗。

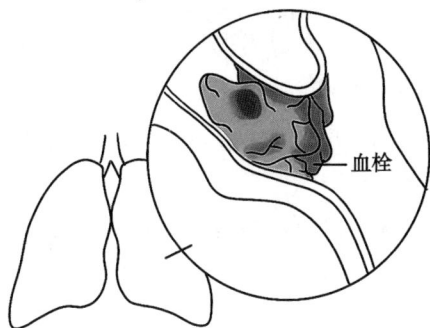

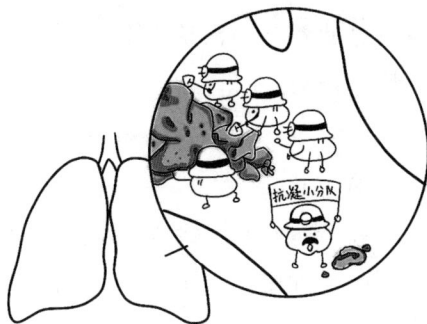

只有不努力的小兵，没有挖不通的隧道。

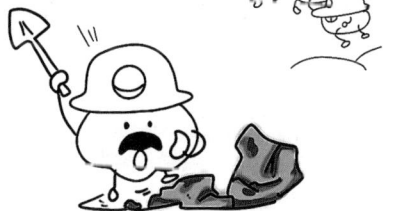

来多点人吧！
另一端还有石头在源源不断增加！

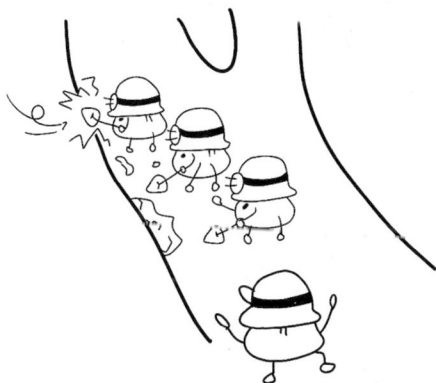

我叫人来，你们也不能来这么多啊，帮倒忙！
血管都捅破了！

风险二:溶栓药剂量不足或抗凝不及时

【后果】

溶栓失败或出现再栓塞。

【预防】

(1) 溶栓时选择安全通畅的血管通路,防止溶栓时药物外渗或泄漏导致剂量不准确。

(2) 严格执行溶栓方案,严格控制使用输液泵,加强巡视,观察溶栓进程和患者生命体征变化。

(3) 溶栓结束后每 2~4h 复查 APTT,当 APTT 小于 200% 正常值时,要立即开始抗凝治疗。

(4) 积极解除再栓塞风险,如由下肢深静脉血栓引发者,应积极处理下肢血栓情况,可加血栓过滤网或手术取栓。

【补救】

(1) 急性肺栓塞发病 48h 内开始溶栓治疗效果最好,如果溶栓失败,在发病 6~14 天内再次溶栓治疗仍有一定效果。

(2) 持续抗凝血药使用,控制好血压、血糖、血脂。

(3) 生命体征不稳定者可以采用其他方式解除栓塞,如介入取栓术或手术取栓。

三、专科药物

(一) 呼吸兴奋药

盐酸洛贝林注射液

【危险因素】治疗剂量不易控制,易出现恶心呕吐、呛咳、头痛、心悸等;剂量较大时,能引起心动过速、传导阻滞、呼吸抑制,甚至惊厥。

【防范措施】①严格控制药物剂量,根据患者具体情况调节用药;②如发生中毒,可用人工呼吸解救。

(二) 平喘药

氨茶碱

【危险因素】治疗量与中毒量非常接近,其主要不良反应是胃肠道及心血管症状,偶见兴奋呼吸中枢,严重者可引起抽搐乃至死亡。静脉注射时,如用量过大、浓度过高、注射速度过快可引起心脏强烈兴奋,甚至血压骤降、惊厥等严重反应。

【防范措施】①控制输注速度为每分钟 30~40 滴,一般不建议静脉注射,输注时注意观察患者有无心慌等不适,日注射量不超过 1g;②长期使用应检测血液中茶碱浓度,儿童每次用量不大于 2~3mg/kg;③发热、妊娠、小儿或老年人,患有肝、心、肾功能障碍及甲状腺功能亢进者须慎用;④氨茶碱必须加入 5%~25% 葡萄糖注射液稀释后使用。

(三) 止咳祛痰和感冒药

1. 可待因

【危险因素】①头痛、头晕、嗜睡、欣快感、烦躁感、一过性幻觉、定向力障碍、视觉障碍、惊厥、心悸、直立性低血压;②恶心、呕吐、便秘、少尿、尿潴留;③过敏反应:口干、面部潮红、出汗、虚弱。

【防范措施】①急腹症、惊厥患者,有明显的肝肾功能损害患者,发热、甲状腺功能低下、溃疡性结肠炎、前列腺肥大及最近做过胃、肠或尿道手术的患者慎用,且首次剂量应减少;②孕妇及哺乳期妇女慎用。小于 2 岁儿童不宜服用。

2. 溴己新

【危险因素】①不良反应:皮疹、头痛、头晕、恶心、呕吐、胃部不适、腹痛、腹泻,减量或停药后可消失;②使用本药期间可有血清氨基转移酶一过性升高的现象。

【防范措施】①对溴己新过敏者禁用;②胃炎患或胃溃疡患者慎用。孕妇及哺乳期妇女慎用。使用中定期监测肝功能。

3. 盐酸氨溴索

【危险因素】①胃肠道反应:胃部灼热、消化不良和偶尔出现恶心、呕吐;②过敏反应较少,主要为皮疹。快速静脉注射可引起头痛、腿痛和疲惫感。

【防范措施】①对盐酸氨溴索或其他配方成分过敏者禁用;②妊娠期间应慎用药物,特别是妊娠前 3 个月禁用。

4. 双黄连注射液

【危险因素】①皮肤反应:以荨麻疹最多,可见皮疹、面红,少数患者出现花斑样血斑,偶见剥脱性皮炎;②过敏性休克:一般于注射后数秒至 5min 内发生,先是局部瘙痒、皮疹,继而心慌、胸闷、呼吸困难、发绀、血压下降,很快出现意识丧失和肢体抽搐,个别出现呼吸、心搏骤停;③消化系统:恶心、呕吐、胃肠不适、肠痉挛、腹泻、黄疸等;④血管神经性水肿:眼睑开始充血、水肿,继而扩展至鼻梁、鼻根、口唇喉部,出现声嘶、喉鸣、剧烈咳嗽、呼吸困难;⑤药物热:偶见高热、寒战。

【防范措施】①对双黄连有过敏史的患者禁止使用,高敏体质或对同类产品有严重过敏史者禁止使用,严重心肺功能不全者禁止使用,咳喘、严重血管神经性水肿静脉炎患者应避免;②首次用药应密切观察,一旦出现皮疹、瘙痒、颜面充血,特别是出现心悸、胸闷、呼吸困难、咳嗽等症状应立即停药,及时给予脱敏治疗;③发现某支药液颜色变深或变浅,产生沉淀或浑浊,有异物,漏气或瓶身有破裂者均禁止使用;④严禁混合配伍,谨慎联合用药,本品应单独使用,禁忌与其他药物混合配伍使用。

5. 布洛芬

【危险因素】①恶心、呕吐、胃烧灼感或轻度消化不良、胃肠道溃疡及出血、转氨酶升高、头晕、头痛、耳鸣、视物模糊、精神紧张、嗜睡、下肢水肿或体重骤增；②罕见皮疹、过敏性肾炎、膀胱炎、肾病综合征、肾乳头坏死或肾衰竭、支气管痉挛。

【防范措施】①对其他非甾体抗炎药过敏者禁用，孕妇及哺乳期妇女禁用，对阿司匹林过敏的哮喘患者禁用；②不宜长期或大量使用，用于镇痛不得超过5天，用于解热不得超过3天，如症状不缓解，请咨询医师或药师；③不能同时服用其他含有解热镇痛药的药品（如某些复方抗感冒药）。服用本品期间不得饮酒或含有乙醇的饮料。

(四) 治疗鼻塞和其他鼻腔用药

麻黄素滴鼻药

【危险因素】偶见一过性轻微烧灼感、干燥感、头痛、头晕、心率加快，长期使用可致心悸、焦虑不安、失眠等。

【防范措施】①鼻腔干燥、萎缩性鼻炎、对本品过敏者禁用，运动员、儿童、孕妇慎用；②仅供滴鼻，切忌口服。滴鼻时应采取仰卧位或侧卧位；③连续使用不得超过3天，否则可产生"反跳"现象，出现更为严重的鼻塞；④冠心病、高血压、甲状腺功能亢进、糖尿病、闭角型青光眼患者慎用。

(五) 作用于呼吸系统的其他药物

1. 垂体后叶素

【危险因素】①对血管刺激性较大，长期输注易发生药物渗漏，导致局部皮肤溃烂、坏死；②输注过快可引起便意、恶心、呕吐。

【防范措施】①输注过程中注意观察局部皮肤有无渗漏、红肿、苍白，沿血管走向有无发红，发现异常及时拔除；②严格按医嘱执行输注速度，经常询问患者主诉，如有不适，及时告知医师调整速度；③长期输注垂体后叶素要备2条留置针输液通路，每条通路使用12h即更换输注部位，防止局部皮肤缺血坏死；④使用红色输液卡警示。

2. 细辛脑注射液

【危险因素】少数人可产生轻微不良反应，如口干、头晕、恶心、胃部不适、心慌及便秘等，罕见休克。

【防范措施】①肝肾功能严重障碍时慎用；②静脉注射速度不宜过快。

第二节 循环系统

一、专科操作

（一）中心静脉压（CVP）测量

1. CVP 测量操作流程

解释评估：中心静脉导管位置为颈静脉或锁骨下静脉，管腔通畅

↓

准备用物：

机器测量法：CVP 压力模块，压力传感器套装，袋装生理盐水 500ml，加压袋

手动测量法：生理盐水，CVP 尺，输液器 2 副，三通

↓

封闭测量法（机器测量法）：

（1）连接好测压装置，排气

（2）摆放体位，校零

（3）测压，读取数值

↓

开放测量法（手动测量法）：

（1）一副输液器连接生理盐水并排气，一副输液器固定在 CVP 尺上为测压管，与中心静脉导管通过三通连接在一起

（2）摆放体位，确定零点

（3）先用生理盐水冲洗中心静脉导管，转动三通，将测压管充满生理盐水，再次转动三通，将测压管与中心静脉导管联通，等测压管水柱下降到一定程度稳定时读取数值

---

2. 风险防范

风险一：CVP 测量时机不对

【后果】

CVP 结果不准确,失去临床参考意义甚至误导医生判断。

【预防】

(1) 咳嗽、吸痰、呕吐、躁动、抽搐、翻身等情况均会影响 CVP。

(2) 呼吸机正压通气患者,当压力支持(PS)>25cmH$_2$O 或 PEEP>3cmH$_2$O 时,对 CVP 有影响。

(3) 患者每次改变体位后,皆要重新校零。

(4) 测量时以平卧位为宜,如患者不可平卧,则要保持每次测量时同一体位。

【补救】

(1) 在进行各种影响 CVP 的活动后,要等患者安静稳定后 10~15min 再进行测量。

(2) 呼吸机正压通气对 CVP 有影响的,测压时可暂时断开呼吸机,不能断开时,应尽量保持每次测压时同样的参数设置。

(3) CVP 需与血压联合评估患者心功能、容量负荷和血管张力情况,单次数值并不能判定,更重要的是保持同等测量条件下的动态演变过程。

(4) 如果影响因素不能解除,应同步告知医生。

风险二：测压过程中离开或者忘记关闭测压通道

【后果】

空气进入静脉通道造成空气栓塞。

【预防】

(1) 开放测压时注意不要离开,防止压力过低时空气进入中心静脉导管。

(2) 测压结束要注意及时关闭测压导管,防止其他补液进入时出现虹吸现象,气体随液体进入中心静脉导管。

（3）排气时候要注意管道内不要留有气泡。

【补救】

（1）发现深静脉腔内有气体，立即关闭静脉导管，用注射器回抽，尽可能排出管道内气体。

（2）协助患者取左侧头低足高位，报告医生。

（3）发生空气栓塞，患者会出现呼吸困难、发绀、胸骨后疼痛等空气栓塞症状，立即高流量给氧，密切监测生命体征，安慰患者。

（4）上报不良事件。

（二）容量负荷评估试验

1. 快速补液试验操作流程

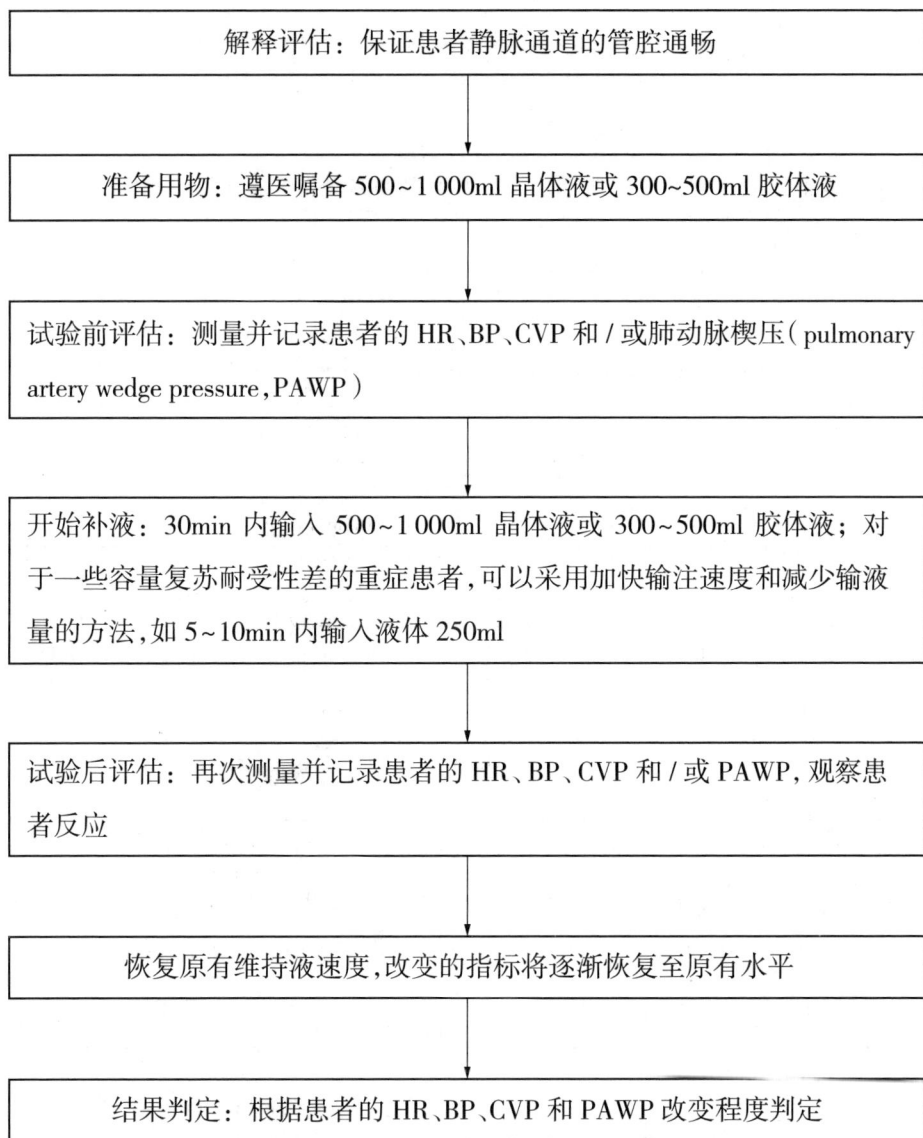

解释评估：保证患者静脉通道的管腔通畅

准备用物：遵医嘱备 500~1 000ml 晶体液或 300~500ml 胶体液

试验前评估：测量并记录患者的 HR、BP、CVP 和 / 或肺动脉楔压（pulmonary artery wedge pressure, PAWP）

开始补液：30min 内输入 500~1 000ml 晶体液或 300~500ml 胶体液；对于一些容量复苏耐受性差的重症患者，可以采用加快输注速度和减少输液量的方法，如 5~10min 内输入液体 250ml

试验后评估：再次测量并记录患者的 HR、BP、CVP 和 / 或 PAWP，观察患者反应

恢复原有维持液速度，改变的指标将逐渐恢复至原有水平

结果判定：根据患者的 HR、BP、CVP 和 PAWP 改变程度判定

2. 被动抬腿试验(passive leg raising,PLR)操作流程

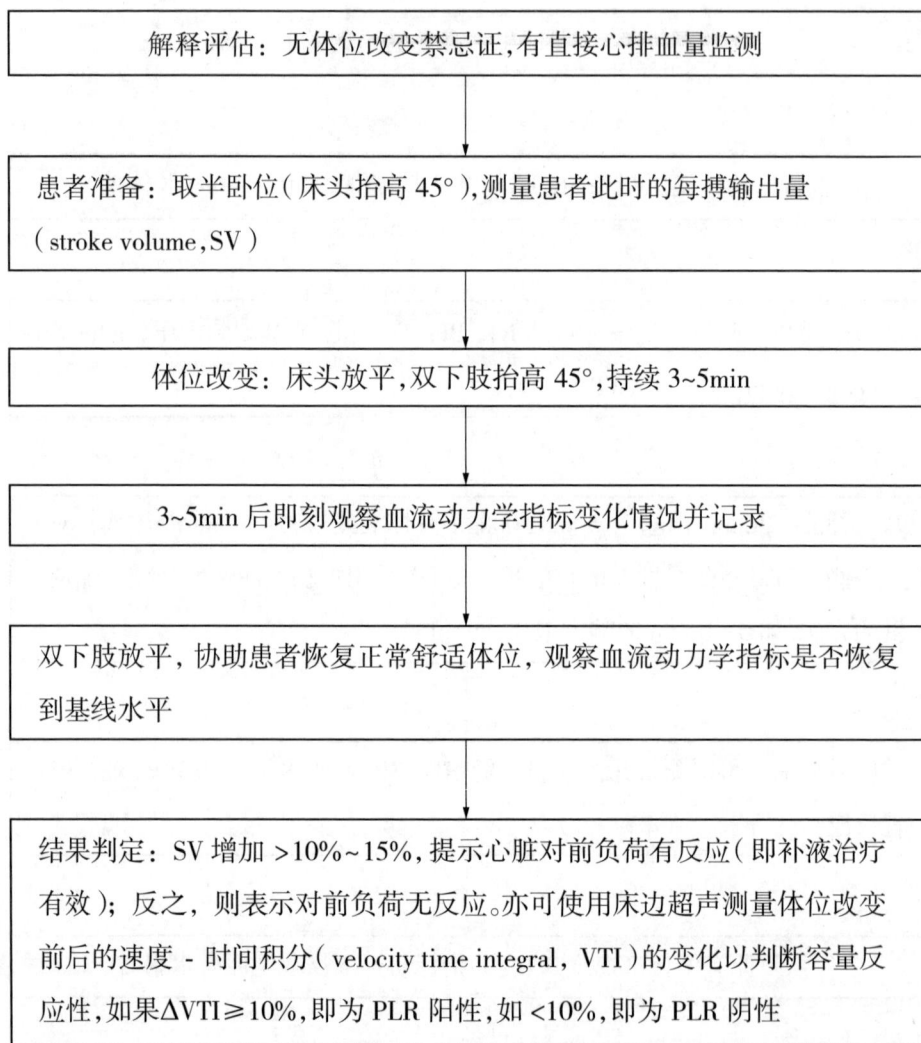

解释评估:无体位改变禁忌证,有直接心排血量监测

患者准备:取半卧位(床头抬高 45°),测量患者此时的每搏输出量(stroke volume,SV)

体位改变:床头放平,双下肢抬高 45°,持续 3~5min

3~5min 后即刻观察血流动力学指标变化情况并记录

双下肢放平,协助患者恢复正常舒适体位,观察血流动力学指标是否恢复到基线水平

结果判定:SV 增加 >10%~15%,提示心脏对前负荷有反应(即补液治疗有效);反之,则表示对前负荷无反应。亦可使用床边超声测量体位改变前后的速度 - 时间积分(velocity time integral,VTI)的变化以判断容量反应性,如果 $\Delta VTI \geqslant 10\%$,即为 PLR 阳性,如 <10%,即为 PLR 阴性

3. 风险防范

风险一:快速补液试验过程中补液量过多

【后果】

容量复苏耐受性差的患者发生心衰、肺水肿。

【预防】

（1）严格正确地执行医嘱,使用容量泵控制速度。

（2）建立有创动脉血压,可实时监测血压的变化,避免无创血压的误差。

（3）补液试验过程中密切观察患者的心率、血压变化,如变化超过基础值的20%,要引起警惕,此时引起心衰发作的可能性大,应及时暂停补液,报告医生。

（4）对于一些容量复苏耐受性差的重症患者,可以采用加快输注速度和减少输液量的方法,如 5~10min 内输入液体 250ml。

（5）清醒患者可密切询问患者的感受。

【补救】

（1）停止补液试验,摇高床头,取端坐卧位或半卧位。

（2）保持呼吸道通畅,给予高流量吸氧,同时报告医生。

（3）遵医嘱使用镇静、强心、利尿、血管扩张药物。

（4）密切观察患者的生命体征、病情变化及用药效果,同时做好心理护理。

风险二:对 LPR 患者评估不足

【后果】

引发多种并发症或意外事件的发生。

【预防】

危重症患者进行 PLR 试验时要认真把握其适应证,对于以下患者需谨慎操作,观察其可能的并发症:

（1）中、重度心脏疾病(基于最近的心电图或者既往病史)。

（2）严重的血管疾病,如颈动脉狭窄 >70%、3 个月内接受过颈动脉手术、主动脉瘤、严重的外周动脉灌注不足或静脉淤血。

(3) 存在或怀疑颅内高压。

(4) 下肢静脉血栓或装有下腔静脉滤器。

(5) 3 个月内接受过下肢创伤或畸形、臀部/股骨/骨盆手术。

(6) 严重的躁动不安。

(7) 孕妇、体重指数 >40 或 <10。

(8) 身体创伤导致下肢不能抬高的患者。

【补救】

(1) 在试验中患者有任何不适或者监护数据有明显的不利改变,都要立即停止操作,恢复适宜体位,进行相应的处理。

(2) 密切观察试验后患者的生命体征变化及用药量的改变,及时与医生沟通。

(3) 密切观察需要长时间才能显现的并发症,如血栓的移位、颅内压的缓慢升高等。

风险三:执行被动抬腿试验操作细节不注意

【后果】

影响对实验结果的判断。

【预防】

(1) 执行试验时患者应处于半坐卧位。

(2) 抬高下肢的同时放低上半身,可增加单独抬高下肢的回心血量,同时增加试验的敏感度。

(3) 因为 PLR 的作用只能持续 1min,所以测量 SV 值的工具必须可以发现短期、瞬间的变化,如脉搏轮廓分析、超声心动图、食管超声等。

(4) SV 值不仅要在 PLR 开始前、执行中进行测量,在 PLR 结束之后,患者恢复到半卧位时同样要进行测量,检查患者是否恢复到基线水平。不稳定的患者,在 PLR 中 SV 值的变化可能是因为固有疾病引起的自发的变化,要注意鉴别。

(5) 疼痛、咳嗽或其他不适以及觉醒会激发交感神经,从而影响 SV 值,要避免发生。

（6）PLR 的执行必须通过调整床的位置,而非手动抬高患者的下肢。

（7）试验前要清理气道分泌物。

（8）清醒患者 SV 值增加伴随心率的增加,应该怀疑是交感神经兴奋引起的。

【补救】

休息半小时后重新执行 PLR 或者采用其他方法做出评估。

二、专科疾病突发事件

(一) 猝死

1. 猝死紧急处理流程

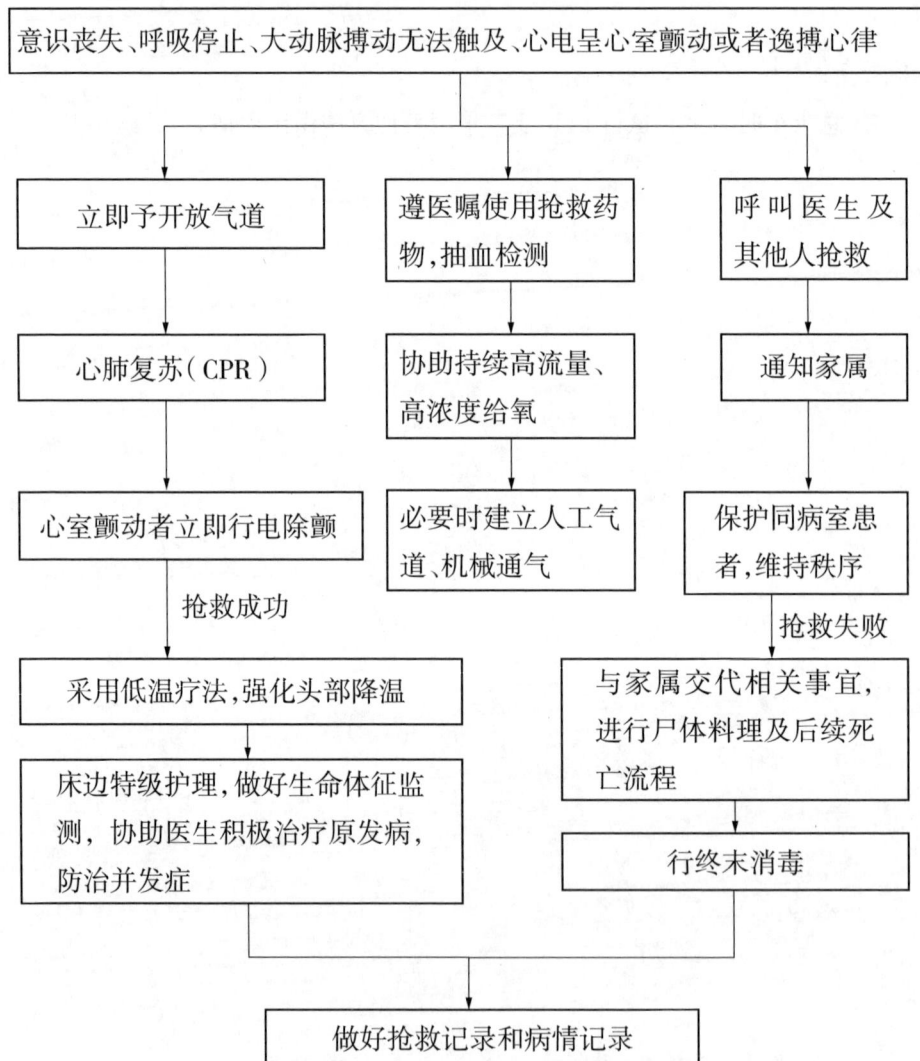

意识丧失、呼吸停止、大动脉搏动无法触及、心电呈心室颤动或者逸搏心律

立即予开放气道 → 心肺复苏（CPR） → 心室颤动者立即行电除颤

遵医嘱使用抢救药物,抽血检测 → 协助持续高流量、高浓度给氧 → 必要时建立人工气道、机械通气

呼叫医生及其他人抢救 → 通知家属 → 保护同病室患者,维持秩序

抢救成功 → 采用低温疗法,强化头部降温 → 床边特级护理,做好生命体征监测,协助医生积极治疗原发病,防治并发症

抢救失败 → 与家属交代相关事宜,进行尸体料理及后续死亡流程 → 行终末消毒

做好抢救记录和病情记录

2. 风险防范

风险一:胸外按压时位置不对或用力过大

【后果】

肋骨骨折,形成血气胸或可能损伤脏器和膈肌。

【预防】

(1) 按压部位要准确:胸骨下半段,位于两乳头连线的中点。

(2) 按压姿势要正确:一手掌根部放在胸部两乳头之间的胸骨上,另一手平行重叠压在其手背上,肘部伸直,掌根用力,手指抬离胸壁,按压过程中,掌根部固定,不可离开胸壁,避免引起按压位置波动。

(3) 按压深度 >5cm,对于年老体弱及骨质疏松的患者可适当减轻按压力度。

【补救】

(1) 绝对卧床休息,避免大幅度动作而加重损害程度。

(2) 密切观察患者病情变化,行 X 线检查,请骨科会诊。

(3) 胸廓固定:可用多头胸带、弹性胸带或叠瓦式胶布贴固定,必要时手术内固定。

(4) 止痛:可给予止痛药,必要时用 1% 普鲁卡因溶液行肋间神经阻滞或封闭骨折部位。

(5) 处理并发症:肋骨断端向内移位,损伤肋间血管、胸膜及肺组织等,可产生血胸、气胸、皮下气肿、血痰或咯血等。

(6) 遵医嘱应用抗菌药物,预防感染。

风险二:心肺复苏成功后,高级生命支持不及时

【后果】

继发心、脑、肾的损害,发生严重并发症和后遗症。

【预防】

(1) 心肺复苏成功后,在治疗原发病的同时,要维持有效的循环呼吸功能及

水电解质平衡,其中防止脑水肿和急性肾衰竭是关键。

(2)选择有效的补液方式或使用血管活性药物,以保证充足的血容量和心脏泵血功能。

(3)尽早使用亚低温疗法,冰帽保护脑细胞,减少脑组织的氧耗,必要时遵医嘱使用脱水药。

(4)避免使用对肾脏有毒性的药物;密切观察患者的尿量、出入量的变化情况,如患者每小时尿量 <0.5ml/kg 时,应警惕急性肾衰竭的发生。

【补救】

(1)遵医嘱使用营养心肌的药物或强心剂,根据患者的生命体征、出入量做好液体管理。

(2)继续使用亚低温疗法,遵医嘱使用脱水药,同时密切观察患者的瞳孔、血压、出入量、颅内压的变化情况。

(3)在心功能和血容量正常的情况下,患者仍少尿,可报告医生遵医嘱使用利尿药;如仍无尿,可考虑给予肾脏替代治疗。

（二）急性左心衰竭

1. 急性左心衰竭紧急处理流程

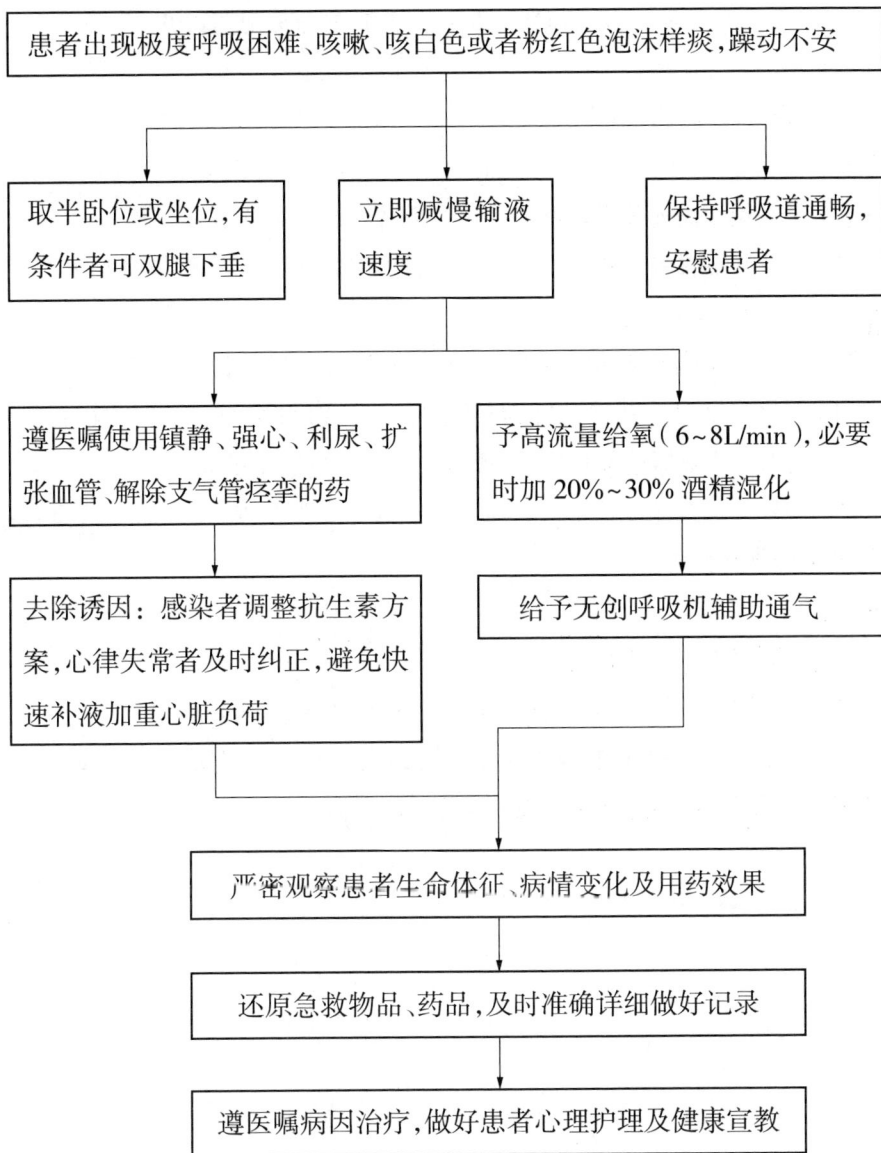

```
┌──────────────────────────────────────────────────────────┐
│ 患者出现极度呼吸困难、咳嗽、咳白色或者粉红色泡沫样痰,躁动不安 │
└──────────────────────────────────────────────────────────┘
```

```
┌────────────────┐  ┌────────────┐  ┌──────────────┐
│ 取半卧位或坐位,有 │  │ 立即减慢输液 │  │ 保持呼吸道通畅, │
│ 条件者可双腿下垂  │  │ 速度        │  │ 安慰患者      │
└────────────────┘  └────────────┘  └──────────────┘
```

```
┌──────────────────────┐  ┌──────────────────────┐
│ 遵医嘱使用镇静、强心、利尿、扩 │  │ 予高流量给氧(6~8L/min),必要 │
│ 张血管、解除支气管痉挛的药   │  │ 时加20%~30%酒精湿化      │
└──────────────────────┘  └──────────────────────┘
```

```
┌──────────────────────┐  ┌──────────────────────┐
│ 去除诱因:感染者调整抗生素方 │  │ 给予无创呼吸机辅助通气      │
│ 案,心律失常者及时纠正,避免快 │  └──────────────────────┘
│ 速补液加重心脏负荷       │
└──────────────────────┘
```

```
┌──────────────────────────────────────┐
│ 严密观察患者生命体征、病情变化及用药效果    │
└──────────────────────────────────────┘
```

```
┌──────────────────────────────────────┐
│ 还原急救物品、药品,及时准确详细做好记录     │
└──────────────────────────────────────┘
```

```
┌──────────────────────────────────────┐
│ 遵医嘱病因治疗,做好患者心理护理及健康宣教    │
└──────────────────────────────────────┘
```

2. 风险防范

风险一:强心药物剂量过量或单次静脉用药过快

【后果】

心率异常减慢,洋地黄中毒。

【预防】

(1) 每次使用洋地黄类药物前应注意患者心率 >60 次 /min。

(2) 毛花苷加稀释液稀释后方可使用,用药过程中应缓慢注射,注射时间不少于 5min,并密切观察患者心率变化。

(3) 钙剂与洋地黄类药物有协同作用,应避免同时应用。

(4) 严格按剂量用药,为确保剂量准确,当注射用药 <0.5ml 时要用稀释液稀释后,用 1ml 注射器精准吸药,口服药与其他药物分开服用。

(5) 一旦发现有洋地黄中毒表现,如黄、绿视或恶心、呕吐等症状,立即停服洋地黄类药物并报告。

【补救】

(1) 立即停用洋地黄制剂。

(2) 补充钾盐,可口服或静脉补充氯化钾,停用排钾利尿剂。

(3) 纠正心律失常:遵医嘱首选苯妥英钠或利多卡因,有传导阻滞及慢性心律失常者,可用阿托品静脉注射或安置临时起搏器。

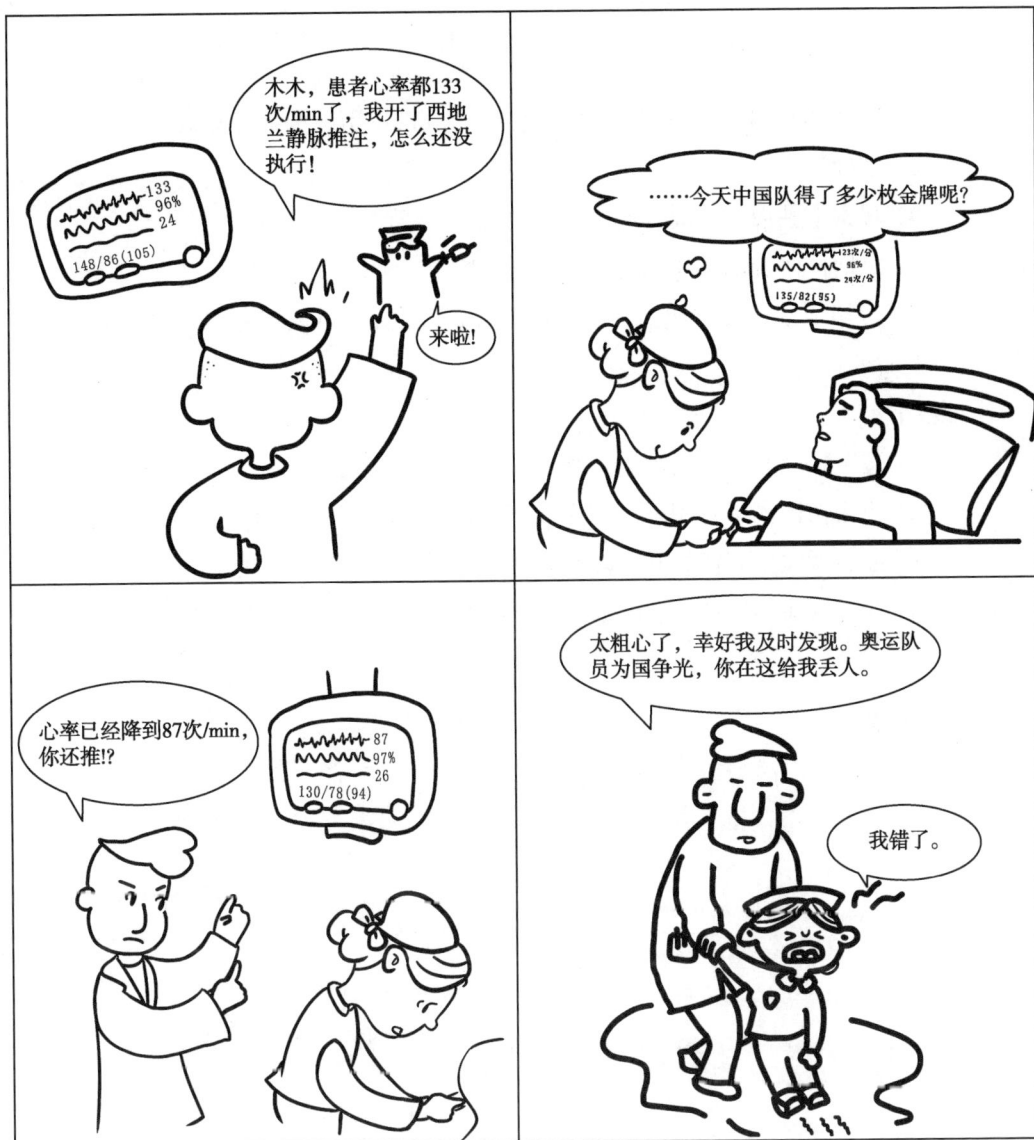

风险二：利尿药剂量过大

【后果】

电解质紊乱。

【预防】

(1) 遵医嘱使用,大剂量静脉注射时速度宜慢,可用微量泵静脉泵入。

(2) 准确记录患者的出入量。

(3) 观察水肿消退情况和心衰缓解情况。

(4) 定期抽血查电解质,必要时补充钾盐。

(5) 密切观察患者的肌力、食欲、心电图的变化,及早发现电解质紊乱的前兆并及时处理。

【补救】

(1) 遵医嘱及时纠正电解质紊乱。

(2) 应密切监测患者用药后的药效、电解质、心电图、生命体征的变化情况。

(3) 如患者发生心律失常,应及时报告医生处理,提前做好抢救准备。

(4) 如低钾血症由缺镁引起的,则不能单纯补钾,还应遵医嘱予补镁。

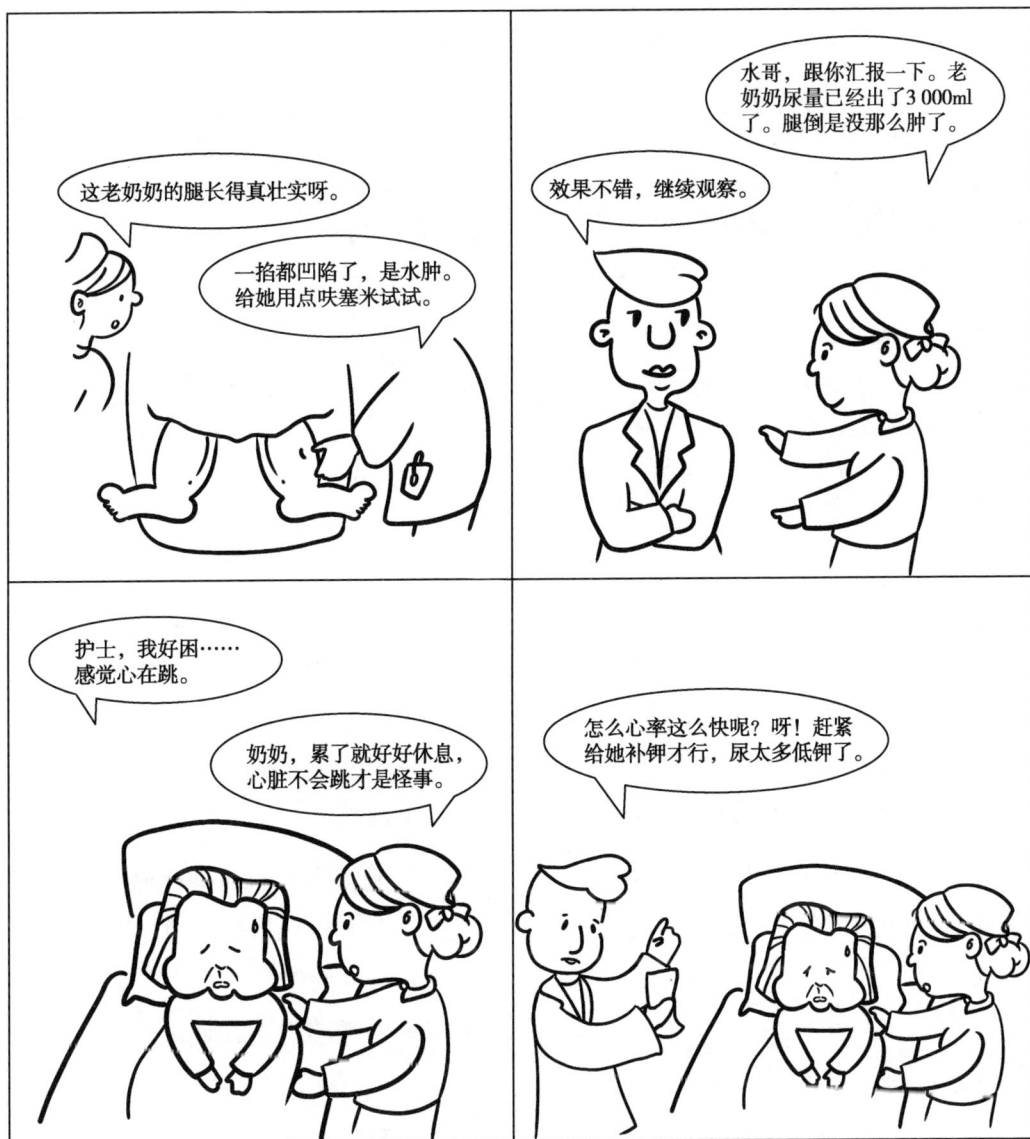

（三）急性心肌梗死

1. 急性心肌梗死紧急处理流程

患者烦躁不安、心前区压榨样窒息感或烧灼样疼痛,心电图提示宽而深的 Q 波、ST 段弓背向上明显抬高、T 波倒置,肌钙蛋白、心肌酶升高

（1）嘱患者绝对卧床休息,不能用力排便,取适当体位,谢绝探视

（2）高流量给氧,密切观察心电图变化

（3）遵医嘱予溶栓、抗心律失常、扩张血管、止痛、抗休克等药物治疗

（4）备除颤仪及抢救车,密切关注患者神志和心电图变化

如患者发生室颤或心搏骤停,按除颤和心肺复苏处理

经皮冠脉介入术（PCI）治疗

立即启动绿色通道,做好术前准备:

（1）备皮,左上肢开通静脉通道,禁食禁水,必要时遵医嘱术前口服波立维、阿司匹林各 300mg

（2）申请紧急专科会诊,通知导管介入室,专用电梯准备等待,带病历,送患者进入室

（3）导管室根据患者情况做碘过敏试验,准备造影剂

（4）医生经股/桡动脉穿刺行 PCI

溶栓治疗

（1）主要溶栓药物有:尿激酶、链激酶、尿激酶原、阿替普酶、瑞替普酶等

（2）严格按时准确执行溶栓医嘱,同时严密观察心电图和生命体征的变化

（3）严密观察溶栓后血管再通的间接判断指标

（4）观察溶栓后患者的并发症,积极处理

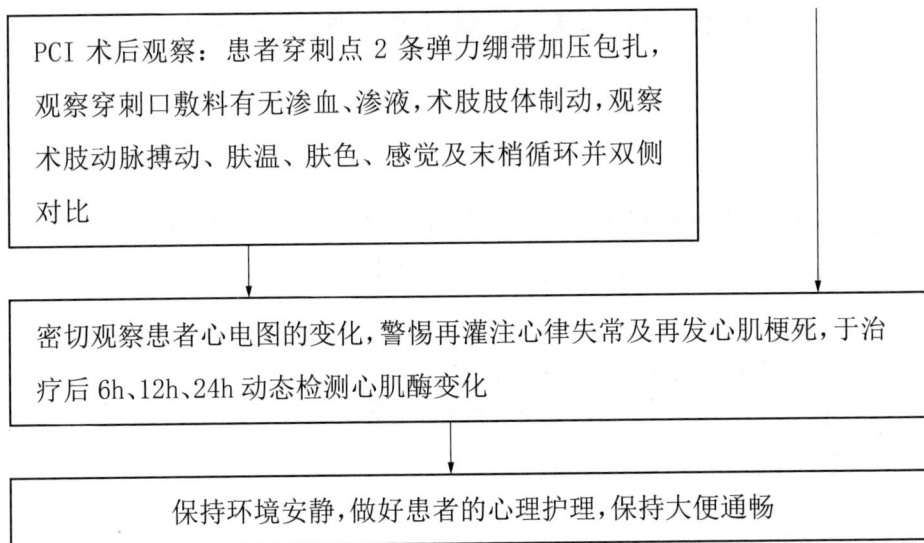

PCI 术后观察：患者穿刺点 2 条弹力绷带加压包扎，观察穿刺口敷料有无渗血、渗液，术肢肢体制动，观察术肢动脉搏动、肤温、肤色、感觉及末梢循环并双侧对比

密切观察患者心电图的变化，警惕再灌注心律失常及再发心肌梗死，于治疗后 6h、12h、24h 动态检测心肌酶变化

保持环境安静，做好患者的心理护理，保持大便通畅

2. 风险防范

风险一：抢救流程不熟练，开启绿色通道不及时

【后果】

延误抢救时机，死亡概率上升。

【预防】

（1）进行情景模拟应急预案的反复演练，全员掌握此急症的处理流程。

（2）加强培训护理人员的专科知识和仪器设备的应用，能准确识别心肌梗死心电图的变化。

（3）抢救车和抢救用物常态处于备用状态。

（4）面对危急患者，应引起警惕，需预见潜在病情变化的风险；必要时高年资护士要协助指导低年资护士进行抢救。

（5）加强医护沟通，共同协助抢救患者。

【补救】

及时报告当班护理组长和医生，请求帮助，必要时报告上级领导，启动绿色通道，调动一切力量共同抢救患者。

风险二：抗凝血药剂量过大或维持时间过长

【后果】

容易造成其他器官的出血（最严重为脑出血）。

【预防】

（1）溶栓之前认真评估患者的溶栓禁忌证。

（2）溶栓前行常规检查：血常规、血型、APTT 等。

（3）溶栓前备血。

（4）根据患者身高、体重及检查结果制订个性化溶栓方案。

（5）溶栓开始后每半小时复查心电图、血气。

（6）溶栓结束后每 2~4h 复查 APTT，当 APTT 低于 200% 正常值时才可开始抗凝治疗。

（7）密切观察患者消化道、尿道及皮肤黏膜有无出血,观察神志、瞳孔、肌力变化,警惕脑出血发生。

【补救】

（1）患者出现出血情况,立即报告医生,暂停抗凝血药的使用。

（2）出现大量出血、休克时,立即遵医嘱给予升压扩容,注意输血安全。

（3）立即协助医生完善出血脏器相关的检验检查。

（4）遵医嘱给予抗凝剂拮抗剂,必要时输注血小板。

（5）根据不同出血部位采取不同的止血措施,如皮肤黏膜出血可以压迫止血,消化道出血可行胃肠镜下止血,必要时行介入或手术治疗。

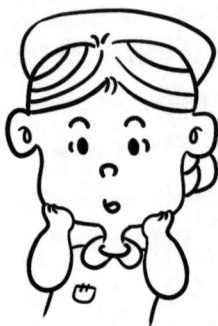

唉呀妈呀，您怎么满嘴都是血!?

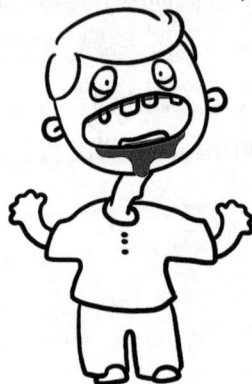

小姑娘，别怕。我这是牙龈出血了，最近老犯。

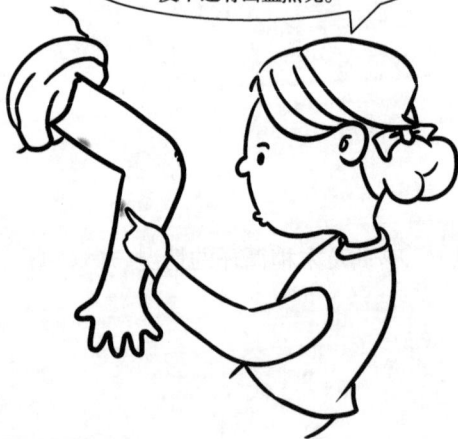

以我多年的工作经验可以判断……你这是凝血功能有问题！皮下还有出血点呢。

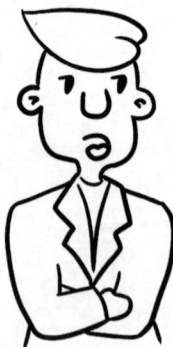

抽血，看看血小板和凝血酶情况。

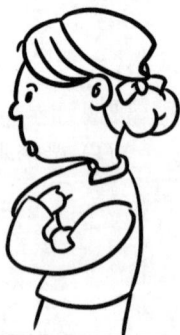

水哥，你过去看看，7床患者。是不是抗凝血药该调整一下？

风险三：拔除鞘管的手法不规范

【后果】

残留血栓，形成下肢深静脉血栓或肺栓塞。

【预防】

（1）在鞘管拔除过程中，动作轻柔勿粗暴，拔出过程中勿压迫穿刺点，以避免鞘管壁及远端可能附着的血栓脱落形成下肢深静脉血栓或肺栓塞。

（2）导管拔出后宜释放少量血液再行压迫，压迫时间不少于半小时，再行加压包扎。

（3）拔除鞘管后仍需密切观察患者的呼吸情况和双侧术肢的腿围、肤温、肤色等。

【补救】

（1）密切观察患者有无下肢肿胀，突然的呼吸困难、胸痛等症状，警惕下肢深静脉血栓和肺栓塞。

（2）如果形成下肢深静脉血栓，急性期予抬高患肢，禁止按摩和揉捏患肢，避免剧烈运动，置入下肢深静脉滤网或行溶栓、取栓术。

（3）如果形成肺栓塞，则按肺栓塞流程处理。

风险四：PCI 术后穿刺口压迫时间过长或压力过大

【后果】

术肢血液循环受阻，导致缺血、坏死。

【预防】

（1）严密观察术肢的动脉搏动、肤温、肤色、感觉及末梢循环的情况，并双侧对比。

（2）做好宣教工作，告知患者局部压迫的重要性，取得患者配合，如有肢端麻木、紧绷感等不适及时告知医生。

（3）经股动脉穿刺的患者，一般术后 6h 内穿刺口沙袋加压，12h 拆除一条弹力绷带，24h 拆除全部弹力绷带。

（4）经桡动脉穿刺的患者，确保术前 Allen 试验阴性；术后采用 TR-Band 止血器压迫,腕关节勿用力活动和弯曲,术侧手掌每隔半小时进行握放动作 5~10 次。

(5) TR-Band 止血器于术后 2~3h 开始放气,每小时放气 2ml,每次放气后应在床旁观察 1~2min,看伤口有无渗液,放完气体 1h 若无出血则解除 TR-Band。

【补救】

(1) 及时解除压迫或减轻压迫压力。

(2) 术肢适当抬高 45°~90°或术侧上肢置于胸前。

(3) 严重者可出现骨筋膜隔室综合征,必要时可行手术治疗减压。

风险五:PCI 术后患者术肢制动不到位

【后果】

穿刺口出血或发生血肿。

【预防】

(1) 术后及时予患者平卧,术肢伸直制动 24h,可适当平移,不可弯曲。

(2) 对清醒患者进行宣教,讲解术后制动的必要性和重要性,取得其配合;对烦躁不配合者,予适当约束术肢,必要时遵医嘱予镇静、镇痛药。

(3) 遵医嘱正确使用抗凝血药,剂量勿过大,密切监测患者凝血功能。

(4) 密切观察穿刺部位弹力绷带和沙袋是否偏移。

(5) 观察穿刺部位有无渗血、肿胀等情况,尤其是股动脉穿刺者容易皮下隐匿出血,由于该区域组织疏松,皮下出血不容易被发现,需要触诊。

【补救】

(1) 立即重新按压穿刺口的出血点并同时报告医生处理。

(2) 密切观察患者血压、心率等情况,根据患者出血量评估是否需要输血、扩容等处理;评估穿刺口是否被感染,必要时抗感染治疗;仍需加强观察术肢动脉搏动、肤温肤色的情况。

(3) 重新调整抗凝血药剂量,密切监测患者凝血功能,如伴有其他器官出血予及时处理。

(4) 局部血肿予地塞米松湿敷。

(5) 及时对患者和家属进行心理疏导和宣教。

(四)恶性心律失常

1. 恶性心律失常紧急处理流程

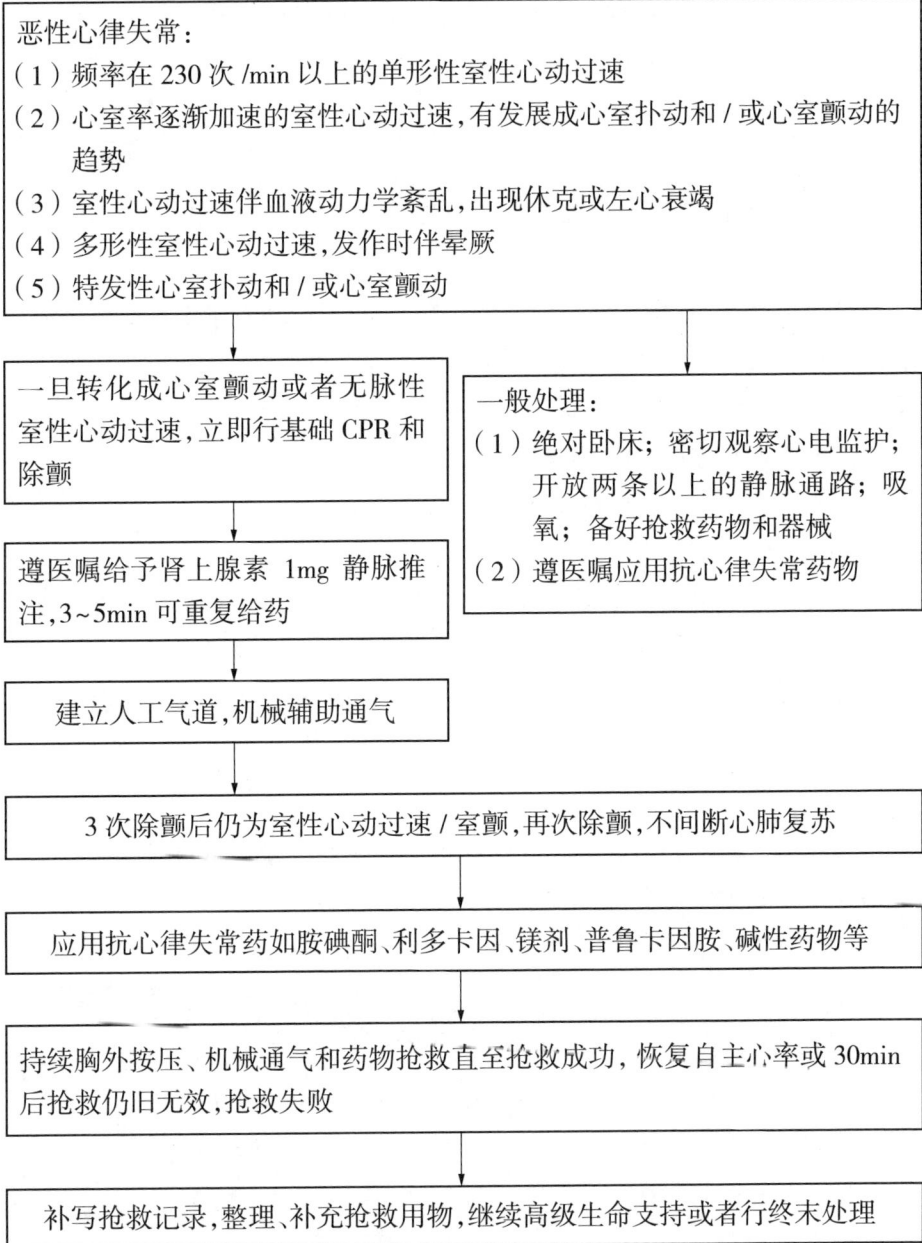

恶性心律失常:
(1)频率在 230 次 /min 以上的单形性室性心动过速
(2)心室率逐渐加速的室性心动过速,有发展成心室扑动和 / 或心室颤动的趋势
(3)室性心动过速伴血液动力学紊乱,出现休克或左心衰竭
(4)多形性室性心动过速,发作时伴晕厥
(5)特发性心室扑动和 / 或心室颤动

一旦转化成心室颤动或者无脉性室性心动过速,立即行基础 CPR 和除颤

一般处理:
(1)绝对卧床;密切观察心电监护;开放两条以上的静脉通路;吸氧;备好抢救药物和器械
(2)遵医嘱应用抗心律失常药物

遵医嘱给予肾上腺素 1mg 静脉推注,3~5min 可重复给药

建立人工气道,机械辅助通气

3 次除颤后仍为室性心动过速 / 室颤,再次除颤,不间断心肺复苏

应用抗心律失常药如胺碘酮、利多卡因、镁剂、普鲁卡因胺、碱性药物等

持续胸外按压、机械通气和药物抢救直至抢救成功,恢复自主心率或 30min 后抢救仍旧无效,抢救失败

补写抢救记录,整理、补充抢救用物,继续高级生命支持或者行终末处理

2. 风险防范

风险一:对病情的评估不足,未能做好抢救准备

【后果】

耽误抢救时机。

【预防】

(1) 对于可能会突发恶性心律失常的患者,提前备除颤仪和抢救车在床边,便于抢救时使用。

(2) 此类患者,提前避开电除颤部位贴心电电极,穿着便于暴露电除颤部位的患者服,已经发生过心室颤动并且容易再发的患者可使用粘贴式除颤电极板,除颤仪调整到自动除颤模式。

(3) 抢救器械定点放置,定期维护。

(4) 提高病情观察和预判能力。

【补救】

(1) 发现患者出现恶性心律失常的前兆时,提前备好抢救车和除颤仪在床边。

(2) 患者出现恶性心律失常而除颤仪未到位时,发现者一边呼叫同事帮忙抢救,一边实施胸外按压。

风险二:电除颤使用的时机不当或选择的能量不合适

【后果】

心肌损伤,急性肺水肿。

【预防】

(1) 选择合适的模式:QRS 波明显的患者选择同步电复律模式。

(2) 同步电复律前按医嘱应用药物控制心率及预防心律失常。

(3) 无法辨别 QRS 波的心室颤动患者选择非同步电除颤模式。

(4) 合理选择电击能量。

【补救】

(1) 发生急性肺水肿时立即减慢或停止输液。

(2) 高浓度给氧,可用 50% 的酒精湿化。

(3) 遵医嘱给予强心、利尿剂。

(4) 必要时进行四肢轮扎,减少静脉回心血量。

(5) 呼吸极度困难者行气管插管接呼吸机正压通气。

(6) 心肌损伤时严密监测心电图、心肌酶的变化。

(7) 严重心肌损伤时可致心源性休克,遵医嘱使用血管活性药物。

三、专科药物

（一）降压药

1. 利尿剂

（1）呋塞米

【危险因素】强效利尿药,排钾类利尿剂,易致水、电解质紊乱;尤其是大剂量或长期应用时会导致直立性低血压;可降低血钾、升高尿酸、抑制胰岛素分泌、影响脂类代谢,从而引起低钾血症、痛风、高血糖、脂质代谢紊乱等。

【防范措施】①对磺胺类过敏者及肝性脑病、低血容量、尿道阻塞者禁用,高尿酸血症或有痛风病史者慎用;②遵医嘱准确使用剂量,尽量白天使用;口服宜在进餐时或餐后服用;大剂量静脉注射时速度宜慢;③定期检测电解质变化,如有异常,及时纠正;④准确记录尿量、出入量、体重;观察血压变化、水肿消退情况和心衰缓解情况。

（2）螺内酯

【危险因素】①在单独用药、进食高钾饮食,以及存在肾功能损害时,最常见的是引起高钾血症;②肾功能损害;③引起胃肠道反应:恶心、呕吐、胃痉挛和腹泻等;④与其他利尿药合用时引起低钠血症的概率增高;⑤有抗雄激素样作用或对其他内分泌系统的影响。

【防范措施】①常与利尿药合用,并对抗其他利尿药的排钾作用,所以高钾血症患者禁用;②与含钾药物、库存血(含钾 30mmol/L,如库存 10d 以上含钾高达 65mmol/L),血管紧张素转换酶抑制药、血管紧张素 Ⅱ 受体阻滞剂和环孢素 A 等合用时,高钾血症的概率增加。

2. β 受体阻滞剂

美托洛尔

【危险因素】①由于心率减慢、传导阻滞、血压降低、心衰加重、外周血管痉挛导致四肢冰冷或脉搏不能触及、雷诺现象;②因该药物是脂溶性及较易透入中枢神经系统,故患者会有疲乏和眩晕、多梦、幻觉、失眠等精神方面不良反应;③胃肠道反应。

【防范措施】①服用前数脉搏,低于 55 次 /min,报告医生,遵医嘱调药;②对于长期使用的患者,应避免骤然停药,以免发生停药综合征,血压反跳;③按口服医嘱从小剂量开始给药,要按剂量发药,不能整瓶整盒发药;④用药期间密切观察患者用药后的效果和反应,如胃肠系统、循环系统方面,观察患者心率、血压、心电图的变化;⑤静脉推注本类药物时推注速度宜慢;⑥哮喘及慢性阻塞性肺疾病患者禁用。

3. 钙通道阻滞剂

硝苯地平

【危险因素】①常见服药后出现外周水肿、头晕、头痛、恶心、乏力、面部潮红、反射性心动过速,但长效及控释制剂的副作用轻微;②个别会导致心肌梗死和 / 或心绞痛,可能与低血压反应有关;③少见贫血、白细胞减少、血小板减少、紫癜、过敏性肝炎、抑郁、偏执等。

【防范措施】①用药期间密切观察和监测血压、心率、心电图;②告知患者可能出现的不良反应,如头痛、颜面潮红等,以减轻顾虑;③本类药物应在室温下避光保存;④长期给药不宜骤停,以避免发生停药综合征而出现反跳现象。

4. 血管紧张素转换酶抑制剂

卡托普利 / 依那普利

【危险因素】①最常见的不良反应是刺激性干咳;②影响中枢神经系统,会引起头痛、眩晕、感觉异常、失眠、疲乏等;③影响心血管系统:心悸、轻度心率增高、首剂时低血压等;④胃肠道反应、高钾血症、血管神经性水肿等。

【防范措施】①肾功能不全、严重自身免疫性疾病、老年患者,以及孕妇、乳母慎用;②当发现有血管性水肿症状(如面部、眼、舌、喉、四肢肿胀,吞咽或呼吸困难,声音嘶哑),应立即停药;出现舌、声门或喉部血管神经性水肿会引起气管阻塞,严重时会导致死亡,应立即皮下注射盐酸肾上腺素等药物进行紧急治疗;③嘱患者宜饭前 1h 服药,因进食后可使药物吸收减少 50%;④注意观察有无"首剂现象",如发生则给予相应处理,要卧床观察;⑤用药过程中定期复查血常规、尿常规;⑥告知患者用药 1~2 周才能达到最大效应,应坚持按医嘱服药。

5. α 受体阻滞剂

（1）盐酸哌唑嗪

【危险因素】①可引起晕厥，大多数由体位性低血压引起，偶尔发生在心室率为 100~160 次 /min 的情况下，通常在首次给药后 30~90min 或与其他降压药合用时出现，低钠饮食与合用 α 受体阻滞剂的患者较易发生；②首次服药后可发生眩晕和嗜睡。

【防范措施】①如果将首次剂量改为 0.5mg，临睡前服用，可防止或减轻晕厥；②在给本药前一天停止使用利尿药，也可减轻"首剂现象"；在首次服药或加量后第一日应避免驾车和危险的工作；目眩可发生于体位由卧位变为立位时，缓慢起床可避免；③这种副作用有自限性，多数情况下不会再发生。

（2）注射用盐酸乌拉地尔

【危险因素】①个别病例可能出现头痛、头晕、恶心、呕吐、出汗、烦躁、乏力、心悸、心律失常、上胸部压迫感或呼吸困难等症状，多为血压降得太快所致；②过敏反应少见（如瘙痒、皮肤发红、皮疹等）。

【防范措施】①上述不良反应通常在数分钟内即可消失，患者无需停药，血压过度降低，可适当下调药物剂量或者补充血容量即可改善；②静脉使用该药物时，患者须取卧位，同时严密观察患者的血压变化。

6. 血管紧张素Ⅱ受体阻滞剂

厄贝沙坦

【危险因素】头痛、眩晕、心悸等，偶有咳嗽，不良反应轻微而短暂，呈一过性，多数患者继续服药都能耐受，极少因不良反应而终止治疗。

【防范措施】①可能出现首剂低血压，应遵医嘱从小剂量开始服用，缓慢加量，同时监测血压；②肾功能不全者可能需要减少本品的剂量，并要注意血尿素氮、血清肌酐和血钾的变化；③与利尿剂合用时应注意血容量不足或因低钠可引起低血压，与保钾利尿剂合用时，应避免血钾升高。

（二）抗心律失常药

1. 钠通道阻滞剂

利多卡因

【危险因素】①中枢神经系统毒性反应：嗜睡、眩晕、感觉异常、视物不清，严重者可有谵妄、昏迷；②心血管系统不良反应：窦房结抑制、传导阻滞，低血压。

【防范措施】剂量首次宜少，1~1.5mg/kg（一般用50~100mg），缓慢静脉注射（>10min），密切观察心电图、血压，可以在医生指导下重复使用，室上性心动过速、心室颤动终止后可以持续静脉输注。

2. 动作电位延长药

胺碘酮

【危险因素】①胃肠道反应：恶心、呕吐、排便习惯改变；②心脏方面反应：心动过缓、房室传导阻滞或因Q-T间期延长而致尖端扭转型室上性心动过速；③影响甲状腺功能：甲状腺功能减退、甲状腺功能亢进；④角膜改变，色素沉着。

【防范措施】①心律失常紧急处理时，用药150~300mg，分1~2次缓慢静脉推注，每次不少于10min，推注过程中注意心电图变化，心律失常终止后即终止推注，可以持续静脉输注，每小时60~100mg，5%葡萄糖注射液（GS）配制输液；②防止静脉炎的发生，最好选择中心静脉输注。

3. 钙通道阻滞剂

维拉帕米

【危险因素】此药物在抗心律失常的同时也易致心律失常，还可出现症状性低血压、心动过缓、眩晕、头痛、皮疹、严重心动过速等不良反应。

【防范措施】①在用药过程中应密切观察患者心律变化，必须在持续心电监测和血压监测下缓慢静脉输注；②因无法确定本品注射液重复静脉给药的最佳给药间隔，必须个体化治疗。

4. 肾上腺素

【危险因素】强效收缩血管药，可诱发脑出血、心律失常、血糖升高。

【防范措施】①剂量过大时可产生搏动性头痛，须密切观察血压的变化；

②多次应用须监测血糖;③重视患者主诉,观察瞳孔变化,密切观察心率与心律变化。

(三)血管扩张药

1. 小静脉扩张剂

硝酸甘油

【危险因素】①搏动性头痛,颈部及面部皮肤潮红;②偶见体位性低血压引起的晕厥;③可引起眼压增高;④易致低血压,停药后出现反跳现象。

【防范措施】①避免突然坐起或站立等大幅度动作,避免体位性低血压所引起的晕厥;②应用过程密切监测血压变化,停药时要逐渐减量,避免反跳现象;③静脉用药时需使用微量泵;④应用硝酸甘油贴剂时应定期更换位置;⑤脑出血或头颅外伤、严重贫血、近期发现心肌梗死、严重肝肾功能损害者禁用。

2. 小动脉扩张剂

酚妥拉明

【危险因素】可引起动脉血压过低、反射性心动过速、心律不齐、全身静脉容量增加,可能出现休克、头痛、过度兴奋、视觉障碍、出汗、呕吐、腹泻和低血糖。

【防范措施】应用期间要监测患者的血压、心率,如有异常及时停药;血容量不足者必须纠正后方可应用;冠心病、脑血管病、胃溃疡患者慎用。

3. 动静脉扩张剂

硝普钠

【危险因素】①降压作用最大最快,易引起血压降低过快导致休克;②渗漏可造成局部组织坏死;③遇光易分解变性,造成氰化物中毒。

【防范措施】①必须使用微量泵给药,以便精确调节速度;②严格控制输液速度、严密监测血压变化,根据血压调整速度,特别是用药前半小时内必须每5min 检测一次血压,防止低血压休克;③对血管有强刺激,建议经中心静脉导管泵入,如果条件不允许,应选择两条粗、直、无静脉瓣的优质外周血管轮换使用,用药过程中密切观察注射局部皮肤情况,如发现渗漏立即处理;④本品对光敏感,溶液稳定性较差,滴注溶液应新鲜配制并注意避光;新配溶液为淡棕色,如变为暗棕色、橙色或蓝色，应弃去；⑤每次配液只能使用12h；⑥用5%GS配制，溶液内不宜加入其他药品；⑦使用红色警示标识。

(四) 强心药

1. 洋地黄类正性肌力药

地高辛、去乙酰毛花苷

【危险因素】①胃肠道反应：恶心呕吐、食欲不振、乏力；②神经系统反应：视觉变化(绿视、黄视)；③心脏毒性：心衰加重、心律失常、猝死；④对血管有强刺激性。

【防范措施】①严格按医嘱给药，每次应用洋地黄制剂前应数脉搏，必要时听心率，成人脉率 < 60 次 /min 禁止用药，并报告医生；②静脉使用毛花苷或毒毛花苷 K 时务必稀释后缓慢注射(>10min)，并同时监测心率、心律及心电图变化，询问患者有无不适；③洋地黄用量个体差异很大，老年人、心肌缺血、缺氧(如冠心病)，重度心力衰竭，低钾血症，肾功能减退患者对洋地黄较敏感，使用时应严密观察患者用药后反应；④洋地黄中毒处理：立即停用洋地黄制剂；补充钾盐，可口服或静脉补充氯化钾，停用排钾利尿剂；纠正心律失常，首选苯妥英钠或利多卡因，有传导阻滞及慢性心律失常者，可用阿托品静注或安置临时起搏器。

2. 非洋地黄类正性肌力药

多巴胺

【危险因素】①血压增高、心率加快、外周血管收缩、出汗、停药反跳；②血管刺激性较大，长期输注易发生药物渗漏，导致局部皮肤溃烂、坏死。

【防范措施】①多巴胺药物不可加入含碳酸氢钠或其他碱性药物、氧化剂或静脉补铁药物的输液中，否则药性失活；②静脉用药使用微量泵，速度与时间需根据血压、心律及心率、尿量、外周血液灌注情况调节。用药期间持续心电监护，密切观察血压、心率变化，同时要进行血液、尿液检查；③突然停药可产生严重低血压，故停用时应逐渐减量；④经中心静脉导管泵入，如果条件不允许，应选择两条粗、直、无静脉瓣的优质外周血管轮换使用，用药过程中密切观察注射局部皮肤情况，如发现渗漏立即处理。

3. 多巴酚丁胺

【危险因素】静脉注射给药 1~2min 即可奏效,1min 达最大效应,可致血压明显波动或心率过快。

【防范措施】①给药期间应监测血压和心电图,有效控制液体滴速;②心房纤颤患者忌用此药;③与缩宫素合用可导致血压升高;④不宜与碱性药物配伍,使用红色警示标识。

(五)抗血小板药

阿司匹林

【危险因素】可引起鼻出血、恶心、呕吐、上腹部不适、头痛等。

【防范措施】①观察全身出血情况和消化道反应,特别是消化道出血情况,监测血小板数和凝血功能的变化;②有哮喘、溃疡病、血友病、视网膜出血和其他出血性疾病者不宜服用;③需要手术治疗的患者在手术前 1 周应停用阿司匹林,以免增加出血的危险。

(六)抗凝血药

1. 肝素钠注射液

【危险因素】①应用过量易引起自发性出血;②可引起皮疹、药热等过敏反应。

【防范措施】①肝肾功能不全,有出血倾向,消化性溃疡,严重高血压患者禁用;②严格按医嘱剂量执行,使用过程中密切观察患者全身出血和血栓情况,特别是使用时间较长者,重点观察足趾末端、手指末端、皮肤黏膜,检测凝血功能、血小板数。

2. 低分子肝素

【危险因素】易引起不同部位出血,注射部位荨麻疹、水肿及疼痛。

【防范措施】①选择合适的注射部位和体位,避开硬结和瘢痕及患者皮带、裤带束缚处;②注射过程中用拇指和食指提捏皮肤,注射全程保持皮肤皱褶高度不变;③注射部位禁忌热敷、理疗或用力在注射处按揉,以免引起毛细血管破裂出血;④指导患者发现下列情况要及时告知医护人员:腹痛,牙龈、球结膜、呼吸道、消化道出血症状。

3. 华法林

【危险因素】①引起出血：皮肤瘀斑、紫癜、牙龈出血、鼻出血、咯血、腹壁血肿等；②胃肠道反应：恶心、呕吐、腹痛、腹泻；③过敏性反应：皮肤瘙痒、皮疹、荨麻疹等。

【防范措施】①剂量要精准，遵医嘱服用，监测国际标准化比值（international normalized ratio, INR），根据要求调整剂量达到目标 INR 后，调整维持剂量至适合量，然后长期维持 INR 稳定后每月至少监测一次 INR；②观察全身出血情况。

（七）升压药

1. 去甲肾上腺素

【危险因素】①外渗可引起局部组织坏死；②收缩血管，使各器官血流减少，尿量减少，组织供血不足导致缺氧和酸中毒；持久或大量使用时可使回心血流量减少，外周血管阻力升高，心排血量减少；③可出现心律失常，超量时可出现严重头痛、高血压、心率缓慢、呕吐、抽搐。

【防范措施】①高血压、动脉硬化、无尿患者忌用；不宜与偏碱性药物如磺胺嘧啶钠、氨茶碱等配伍注射，以免失效；②用药中须随时测量血压，调整给药速度，使血压保持在正常范围内；③如持续出现以下情况应注意：焦虑不安、眩晕、头痛、皮肤苍白、心悸、失眠等；④优先选用中心静脉导管输注，如经外周静脉输注，使用过程中注意观察局部皮肤情况。

2. 间羟胺

阿拉明

【危险因素】①短时间大量输入可致升压过快过猛，引起心律失常、心搏停止；②静脉注射时药液外溢可导致组织坏死腐烂或红肿硬结形成。

【防范措施】①心肌缺血、甲状腺功能亢进症、高血压、糖尿病、充血性心力衰竭患者慎用；②由于最大效应不是立即显现，在重复用药前对初始量效应至少应观察 10min；③注意药物输入的速度和剂量，根据患者的血压调整剂量；④过量可出现抽搐、严重高血压、严重心律失常，应立即停药。

第三节 消化系统

一、专科操作

（一）肠内营养

1. 危重症患者肠内营养操作流程

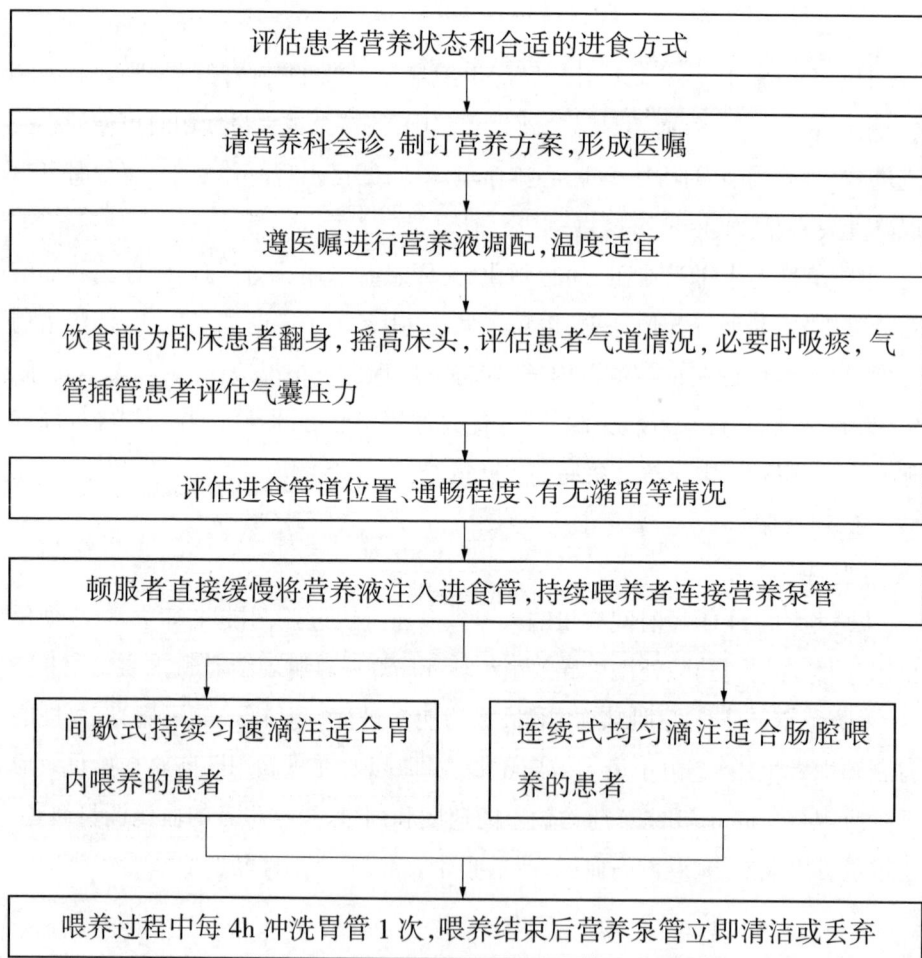

```
┌─────────────────────────────────────────────────┐
│          评估患者营养状态和合适的进食方式          │
└─────────────────────────────────────────────────┘
                        ↓
┌─────────────────────────────────────────────────┐
│        请营养科会诊,制订营养方案,形成医嘱          │
└─────────────────────────────────────────────────┘
                        ↓
┌─────────────────────────────────────────────────┐
│          遵医嘱进行营养液调配,温度适宜            │
└─────────────────────────────────────────────────┘
                        ↓
┌─────────────────────────────────────────────────┐
│ 饮食前为卧床患者翻身,摇高床头,评估患者气道情况,必要时吸痰,气 │
│ 管插管患者评估气囊压力                            │
└─────────────────────────────────────────────────┘
                        ↓
┌─────────────────────────────────────────────────┐
│        评估进食管道位置、通畅程度、有无潴留等情况    │
└─────────────────────────────────────────────────┘
                        ↓
┌─────────────────────────────────────────────────┐
│    顿服者直接缓慢将营养液注入进食管,持续喂养者连接营养泵管 │
└─────────────────────────────────────────────────┘
                ↓               ↓
┌──────────────────────┐  ┌──────────────────────┐
│ 间歇式持续匀速滴注适合胃 │  │ 连续式均匀滴注适合肠腔喂 │
│ 内喂养的患者            │  │ 养的患者               │
└──────────────────────┘  └──────────────────────┘
                ↓               ↓
┌─────────────────────────────────────────────────┐
│ 喂养过程中每 4h 冲洗胃管 1 次,喂养结束后营养泵管立即清洁或丢弃 │
└─────────────────────────────────────────────────┘
```

2. 风险防范

风险一：营养液污染、低温、速度过快

【后果】

容易造成患者腹泻。

【预防】

(1) 营养液现用现配，配制容器和搅拌器具要做好清洁消毒，定期抽样做细菌培养。

(2) 营养液输注过程中保持密闭，肠内营养泵输注泵管建议每日更换。

(3) 控制输注速度从低到高：一般 40~60ml/h 到 120~150ml/h，极其危重患者起始输注速度可从 20~30ml/h 开始，输注浓度也要由低到高，根据胃潴留情况调节输注速度。

(4) 要注意肠内营养液的温度，推荐温度为 37~42℃，如果室温在 25~26℃可常温使用，低于 20℃建议使用加温装置。

【补救】

(1) 留取粪便检查腹泻原因，注意与抗生素或其他药物导致的腹泻相鉴别。

(2) 遵医嘱给予止泻药物，腹泻频繁者注意保护肛周皮肤。

(3) 查找操作流程方面的原因，加以改进。

(4) 若患者腹泻因不能耐受目前的喂养处方导致，可减慢输注速度、降低浓度或停止输注，并请营养科会诊。

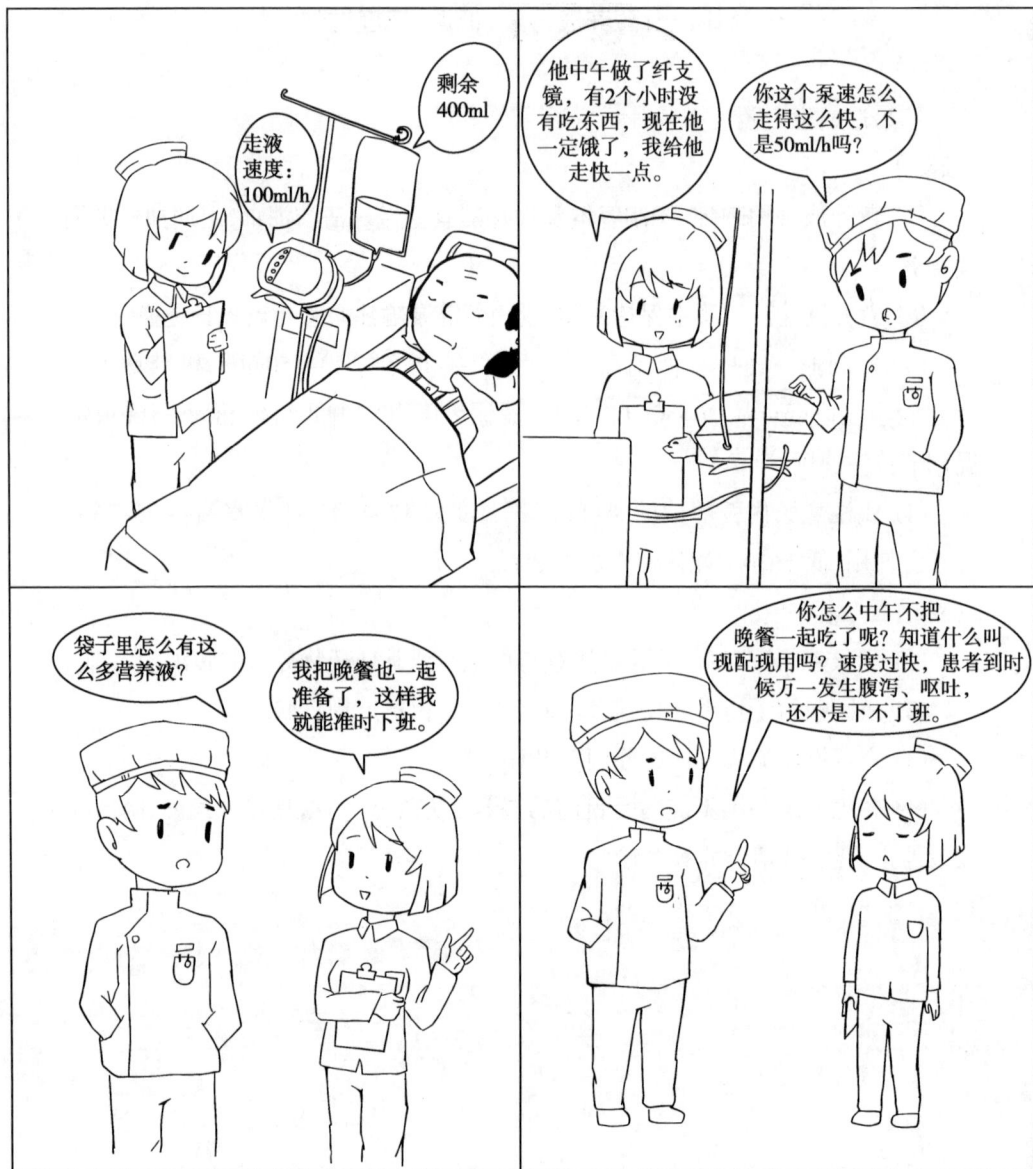

风险二：喂养管道护理不到位

【后果】

管道移位、脱出或者堵塞。

【预防】

(1) 妥善固定管道，防止导管移位、脱出，因此要选择适合长度的管道，每班检查其刻度及固定状态，建议二次固定管道。

(2) 定期冲洗管道，连续输注营养液时，可每 4~6h 用无菌水或温开水冲洗喂养管 1 次；输注完毕，应冲洗管道。

(3) 如需通过管道给药，给药前后用 20~30ml 清水冲洗管道，以免药物与营养液反应而失去药效，进而堵塞管路。

(4) 胃造口及空肠造口敷料应每日更换。

【补救】

管道如有移位、脱出或者阻塞，应拔出重新留置，注意评估有无机械性损伤。

（二）肠外营养

1. 肠外营养(total parenteral nutrition,TPN)液配制操作流程

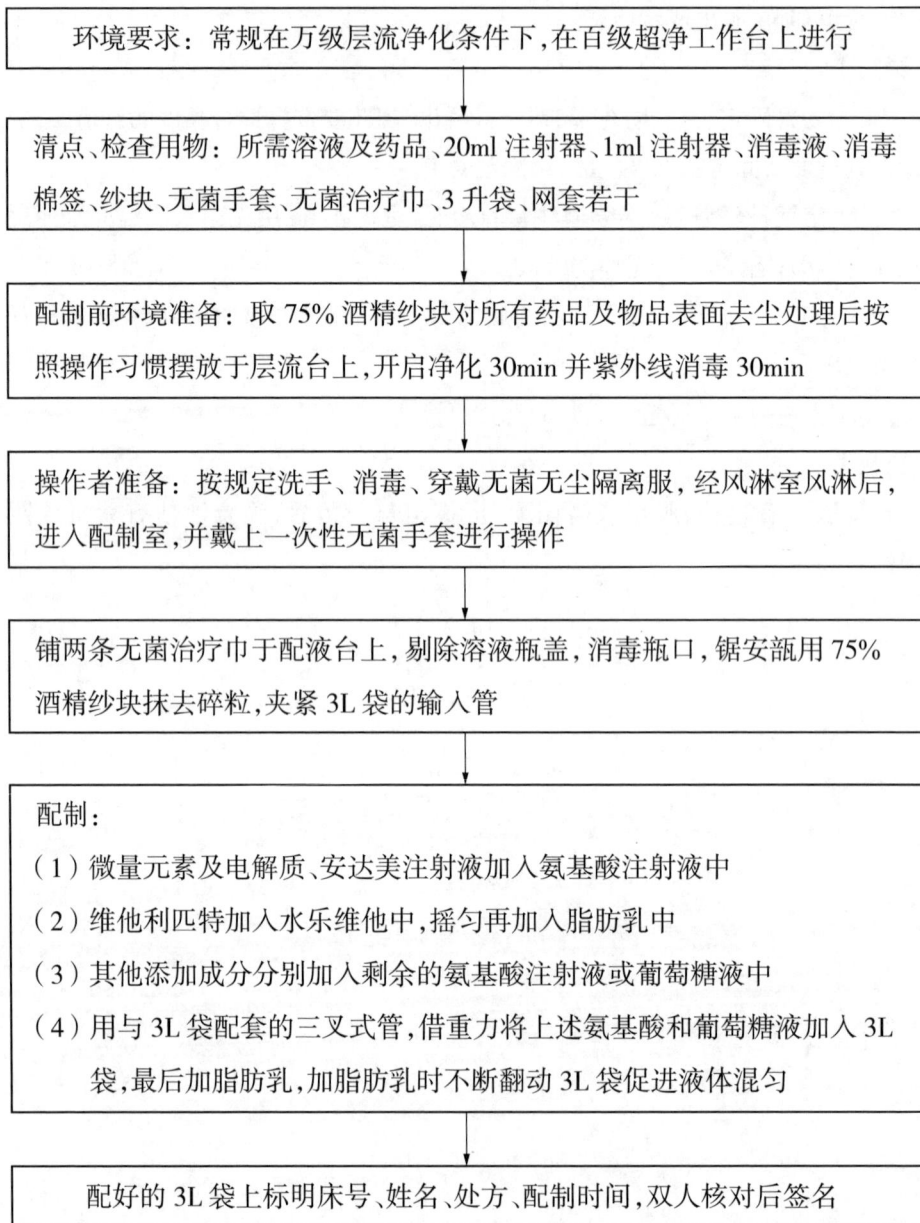

环境要求：常规在万级层流净化条件下,在百级超净工作台上进行

清点、检查用物：所需溶液及药品、20ml注射器、1ml注射器、消毒液、消毒棉签、纱块、无菌手套、无菌治疗巾、3升袋、网套若干

配制前环境准备：取75%酒精纱块对所有药品及物品表面去尘处理后按照操作习惯摆放于层流台上,开启净化30min并紫外线消毒30min

操作者准备：按规定洗手、消毒、穿戴无菌无尘隔离服,经风淋室风淋后,进入配制室,并戴上一次性无菌手套进行操作

铺两条无菌治疗巾于配液台上,剔除溶液瓶盖,消毒瓶口,锯安瓿用75%酒精纱块抹去碎粒,夹紧3L袋的输入管

配制：

（1）微量元素及电解质、安达美注射液加入氨基酸注射液中

（2）维他利匹特加入水乐维他中,摇匀再加入脂肪乳中

（3）其他添加成分分别加入剩余的氨基酸注射液或葡萄糖液中

（4）用与3L袋配套的三叉式管,借重力将上述氨基酸和葡萄糖液加入3L袋,最后加脂肪乳,加脂肪乳时不断翻动3L袋促进液体混匀

配好的3L袋上标明床号、姓名、处方、配制时间,双人核对后签名

2. 风险防范

风险一：静脉营养液配制无菌操作不规范

【后果】

营养液污染,输入患者体内造成血行感染。

【预防】

(1) TPN 液配制环境要求比较高,应在专业净化层流台上操作,开启净化 30min(紫外线消毒 30min)后配制,如果无专业净化台,应在单独房间用含氯消毒液擦净操作台面,房间紫外线消毒 30min 后进行,从消毒到配制期间,房间内禁止人员来回走动。

(2) 配制过程中,各种包装袋要在消毒前提前拆开,各种药品外包装用酒精擦拭,配制过程中要带无菌手套。

(3) 现配现用,24h 内输完,如配制后暂不使用可置于 4℃冰箱内保存。

(4) 如果条件允许,最好使用专用的配制全营养液设备,各种营养制剂的量由计算机控制,安全、方便、污染少。

(5) 亦可使用新型全营养液产品,如卡文 1 440ml、卡文 1 920ml 等。

【补救】

(1) 配制过程中发生污染,立即弃用,重新消毒配制。

(2) 一旦患者出现高热,可以抽取血培养,确定是否为血行感染,如已确诊,立即根据药敏试验结果,遵医嘱给予抗感染治疗。

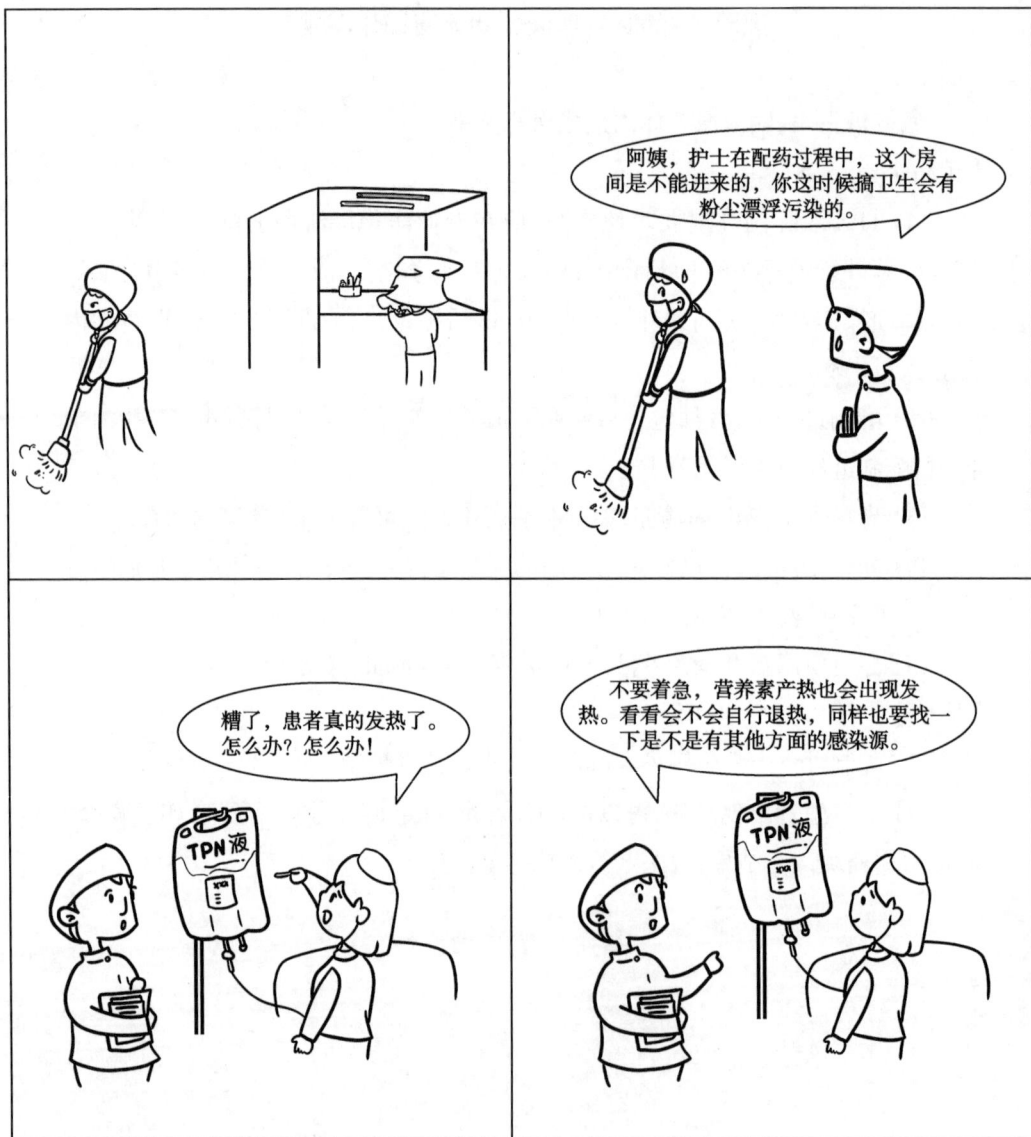

风险二:肠外营养输注途径和速度不合适

【后果】

出现多种并发症,如发热、局部静脉炎、低血糖、非酮性高渗性高血糖昏迷。

【预防】

(1) TPN 支持治疗尽量避免使用外周静脉,选用中心静脉输注。

(2) 输注过程中不加入其他药物,避免脂肪乳滴被破坏。

(3) 输注速度以按时、按量、均衡为原则,避免速度过快引起代谢并发症,速度过慢达不到一天的需求量。

(4) 糖尿病患者 TPN 液中有胰岛素加入,输注过程中定期轻微摇晃营养液,避免胰岛素沉积。

(5) 输注过程中密切监测微量血糖变化。

【补救】

(1) 输注局部有红肿热痛,警惕静脉炎的发生,更换输注部位,局部外涂多磺酸黏多糖软膏。

(2) 一旦发现患者尿量突然增多,神志改变,应怀疑非酮性高渗性高血糖昏迷。

(3) 若患者脉搏加速、面色苍白及四肢湿冷,应怀疑低血糖性休克,立即检测血糖,协助医生积极处理。

(4) TPN 液输入过程中出现的高热如果与营养素产热有关,一般不须特殊处理可自行消退,部分患者可给予物理降温或服用退热药,但应警惕感染所致的发热。

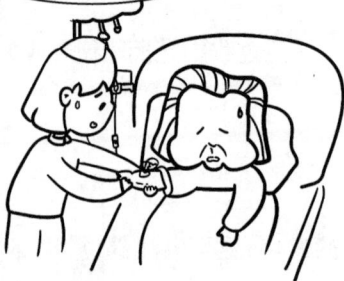

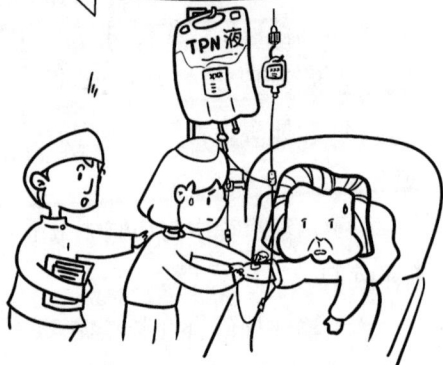

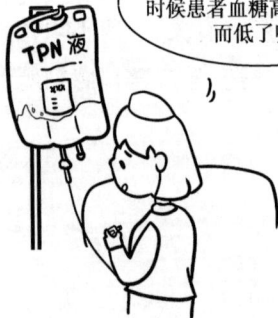

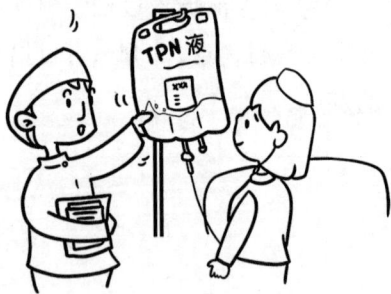

（三）三腔二囊管

危重症患者三腔二囊管操作流程

解释评估：评估患者鼻中隔有无偏移、缺损，清洁鼻腔，取得患者配合

物品准备：无菌三腔二囊管、治疗碗、大量无菌润滑液、胶布、滑轮系统、500g 砝码（可用 500ml 盐水代替）、30ml 注射器、听诊器、纱布若干、无菌手套

戴手套，认真检查双气囊有无漏气和充气后有无偏移，通向双气囊和胃腔的管道是否通畅，检查合格后抽空双囊内气体，标识好胃囊、食管囊和胃管腔三条通道，将管道放在装有润滑液的治疗碗中充分润滑

测量：斜"7"法测量胃囊上端从剑突到耳尖再至鼻尖的距离，做标记（标记一）

插入：从患者鼻腔插入，到达咽部（14~16cm）时嘱患者吞咽配合，使三腔管顺利进入至标记处，通过抽胃液，听诊气过水声及有无气泡溢出三种方法判定胃管在胃内

胃囊注气：用注射器先注入胃气囊空气 150~200ml（注意不同品牌三腔二囊管注气量及压力要求不同），用夹子夹住管道，鼻腔外固定，测压

牵引：解除胶布固定，将三腔管向外牵引，感觉有中等弹性阻力时，适度拉紧三腔管，系上牵引绳，再以 500g 重砝码通过滑车固定于床尾架上牵引，以达到充分压迫的目的，在鼻尖处的管道上再做标记（标记二）

食管囊充气：经观察仍未能压迫止血者，再向食管囊内注入空气 100~150ml（注意不同品牌的管道注气量及压力要求），然后钳住此管腔，测压，食管囊可以直接压迫食管下段的扩张静脉

检查压力：初次半小时测压后，每 4h 检查气囊内压力 1 次，如压力不足及时注气

减压放气：首次胃囊充气压迫可持续 24h，24h 后必须减压 15~30min；减压前先放松牵引，服石蜡油 20ml，10min 后，先打开食管囊夹子自动放气，将管向体内略送入，使气囊与胃底黏膜分离，然后，打开胃囊夹子，让气囊逐渐缓慢自行放气，抽吸胃管观察是否有活动出血，一旦发现活动出血，立即再行充气压迫；每 8~12h 放气一次；如无活动出血，30min 后仍需再度充气压迫 12h，再喝石蜡油、放气减压，留管观察 24h，如无出血，即可拔管

拔管：拔管前先喝石蜡油 20ml，以防胃黏膜与气囊粘连，并将气囊内气体抽净，缓慢拔出

风险一:胃囊气量不足,牵引力过大

【后果】

三腔二囊管向外脱出,气囊压迫气道造成窒息。

【预防】

(1) 插管后半小时内要首次测压,然后每 4h 检查气囊内压力 1 次,压力不足及时注气,如两次测压间压力变化较大,应增加测压次数,并及时查明原因处理。

(2) 正常情况下管腔拉出体外的长度(标记一与标记二之间的距离)不应超过 15cm,如果过长,可能气囊上移,如果胃囊移位到食管中,会压迫气道造成窒息,故应及时做好标记,便于观察时综合分析。

(3) 每个品牌管道材质和工艺不同,注气量和压力不同,插管之前要仔细评估,测试时注气量要比插入后多。

(4) 放松胃囊前一定要放松牵引,先放食管囊再放胃囊气体。

(5) 牵引装置固定牢靠,不要让人随意碰触,否则可能会增加牵引力度。

(6) 床边常规准备剪刀 1 把,紧急时可剪断三腔二囊管放气。

【补救】

(1) 一旦发现置入三腔二囊管的患者出现挣扎、发绀、呼吸不规律或呼吸暂停等窒息征兆,立即用床边剪刀剪断三腔二囊管外露部位,气体会立即释放,解除气道压迫。

(2) 开放气道,高流量给氧,必要时建立人工气道,呼吸机辅助通气。

(3) 评估出血情况,出血不止者,遵医嘱重新留置三腔二囊管,或者选用其他治疗方法止血。

风险二:护士不注意操作细节

【后果】

引发或加重消化道出血。

【预防】

(1) 置入管道时勿做旋转动作,防止气囊缠绕在管腔上,充气时气囊在胃内或者食管内旋转。

(2) 检查气囊后放气时不要用注射器大力回抽,否则气囊容易形成坚硬褶皱,在置入过程中刮伤黏膜,应留有极少量气体保持气囊壁柔软。

(3) 减压放气前一定要先放松牵引,避免放气后管道快速脱出。

(4) 放气前喝 20ml 石蜡油,并且要过 10min 后等润滑液充分浸润,再打开夹子,缓慢放气,不要用注射器抽吸,防止气囊与胃壁快速分离造成机械损伤。

(5) 胃囊和食管囊标识清楚,避免放气时顺序错乱。

(6) 保持鼻腔清洁、湿润,可每日 2~3 次滴入石蜡油,减轻鼻黏膜刺激。

(7) 拔管时抽净气囊,但夹子不要关闭,以缓慢轻巧的动作拔出。

【补救】

(1) 在减压过程中发现有出血,立即补充气囊,重新建立牵引压迫。

(2) 出血压迫不止者立即通知医生准备手术止血,做好备血等相关术前准备。

（四）灌肠

1.危重症患者灌肠操作流程

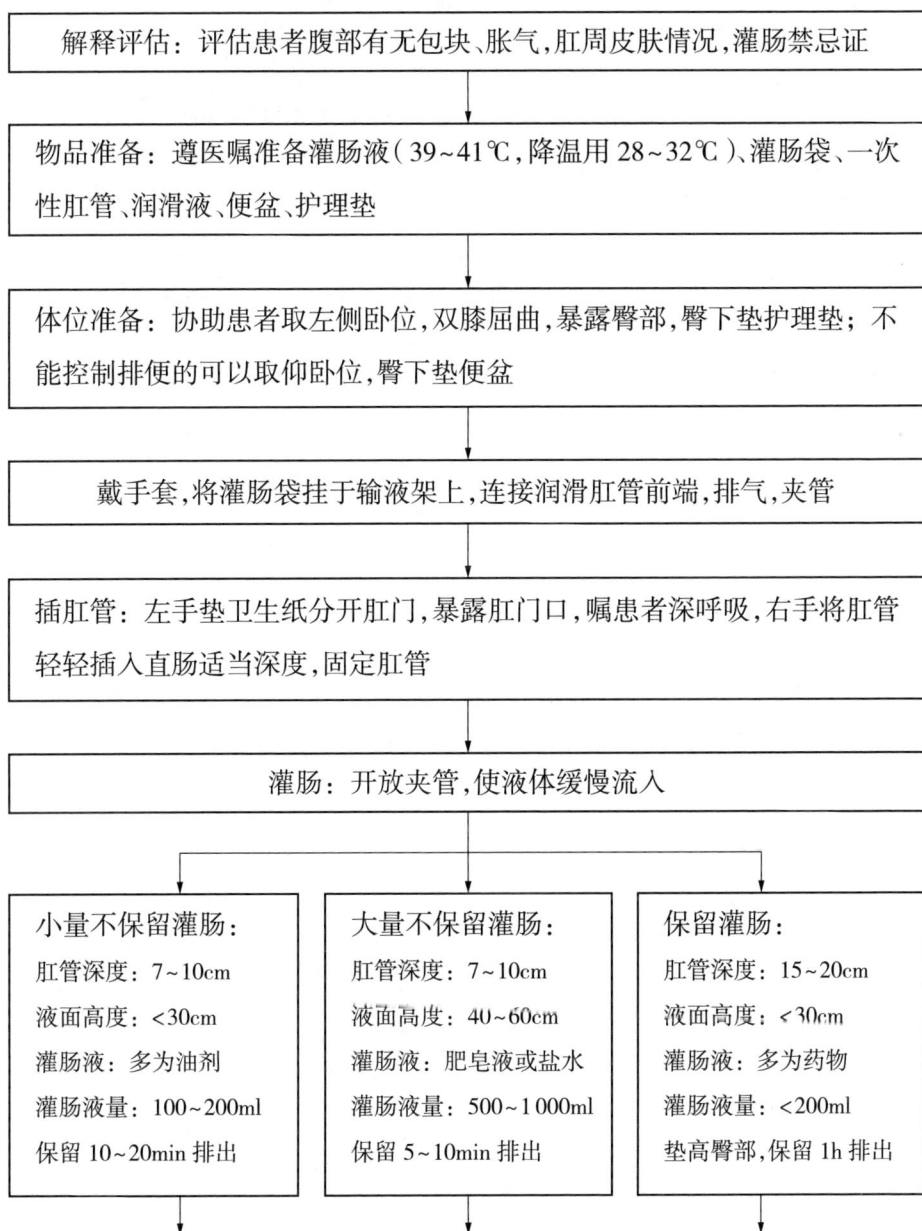

解释评估：评估患者腹部有无包块、胀气,肛周皮肤情况,灌肠禁忌证

↓

物品准备：遵医嘱准备灌肠液（39~41℃,降温用28~32℃）、灌肠袋、一次性肛管、润滑液、便盆、护理垫

↓

体位准备：协助患者取左侧卧位,双膝屈曲,暴露臀部,臀下垫护理垫；不能控制排便的可以取仰卧位,臀下垫便盆

↓

戴手套,将灌肠袋挂于输液架上,连接润滑肛管前端,排气,夹管

↓

插肛管：左手垫卫生纸分开肛门,暴露肛门口,嘱患者深呼吸,右手将肛管轻轻插入直肠适当深度,固定肛管

↓

灌肠：开放夹管,使液体缓慢流入

小量不保留灌肠：	大量不保留灌肠：	保留灌肠：
肛管深度：7~10cm	肛管深度：7~10cm	肛管深度：15~20cm
液面高度：<30cm	液面高度：40~60cm	液面高度：<30cm
灌肠液：多为油剂	灌肠液：肥皂液或盐水	灌肠液：多为药物
灌肠液量：100~200ml	灌肠液量：500~1 000ml	灌肠液量：<200ml
保留10~20min排出	保留5~10min排出	垫高臀部,保留1h排出

拔管：待灌肠液流尽时夹管,肛管轻轻拔出后丢弃,擦净肛周

排便：危重症患者一般给予床上便盆排便,昏迷者亦可侧卧在护理垫上排便,做好会阴及肛周的清洁

操作后处理：整理用物,开窗通风或用空气净化机净化空气,采集标本,按相关要求处理用物,记录灌肠结果

2. 风险防范

风险一:大量不保留灌肠灌入速度过快,量过大

【后果】

患者可能会出现病情变化,严重者休克。

【预防】

(1) 妊娠、急腹症、严重心血管疾病的患者不可以行大量不保留灌肠。

(2) 伤寒患者灌肠时溶液不得超过 500ml,压力要低(液面不得超过肛门 30cm)。

(3) 为肝昏迷患者灌肠时,禁用肥皂水。

(4) 准确掌握灌肠溶液的温度、浓度、流速、压力,勿过快、过猛、量过大。

【补救】

(1) 灌肠时患者如有腹胀或便意时,应嘱患者做深呼吸,以减轻不适,必要时使用少量多次的方法。

(2) 灌肠过程中应随时注意观察患者的病情变化,如发现脉速、面色苍白、出冷汗、剧烈腹痛、心慌气急时,应立即停止灌肠并及时与医生联系,采取急救措施。

风险二:保留灌肠保留时间短暂

【后果】

不能达到预计治疗目标。

【预防】

(1) 操作前先了解患者的病变部位:慢性痢疾,病变多在直肠和乙状结肠,插入的深度以 15~20cm 为宜;溃疡性结肠炎病变多在乙状结肠或降结肠,插入深度应达 18~25cm,采取左侧卧位;阿米巴痢疾病变多在回盲部,应采取右侧卧位。

(2) 减轻肛门刺激,宜选用小号肛管,压力宜低,药量宜小。

(3) 为促进药物吸收,插入不能太浅,操作前须嘱排空大便,必要时先做不

保留灌肠。

（4）慢性肠道疾患患者应在晚间睡前灌肠。

（5）灌肠液应温度适宜：一般为 39~41℃；清热解毒药温度宜偏低，以 10~20℃为宜；清热利湿药则稍低于体温，以 20~30℃为宜；补气温阳，温中散寒药温度以 38~40℃为宜。老年人药温宜偏高。冬季药温宜偏高，夏季可偏低。

（6）肛门、直肠和结肠等手术后或大便失禁患者，不宜保留灌肠。

（7）向患者及家属宣讲保留灌肠的注意事项及肠道疾病的预防保健知识，以取得患者的理解和配合。

【补救】

根据患者不同原因，修正后重新灌肠或采取其他治疗方案。

二、专科疾病突发事件

(一) 急性上消化道出血

1. 急性上消化道大出血紧急处理流程

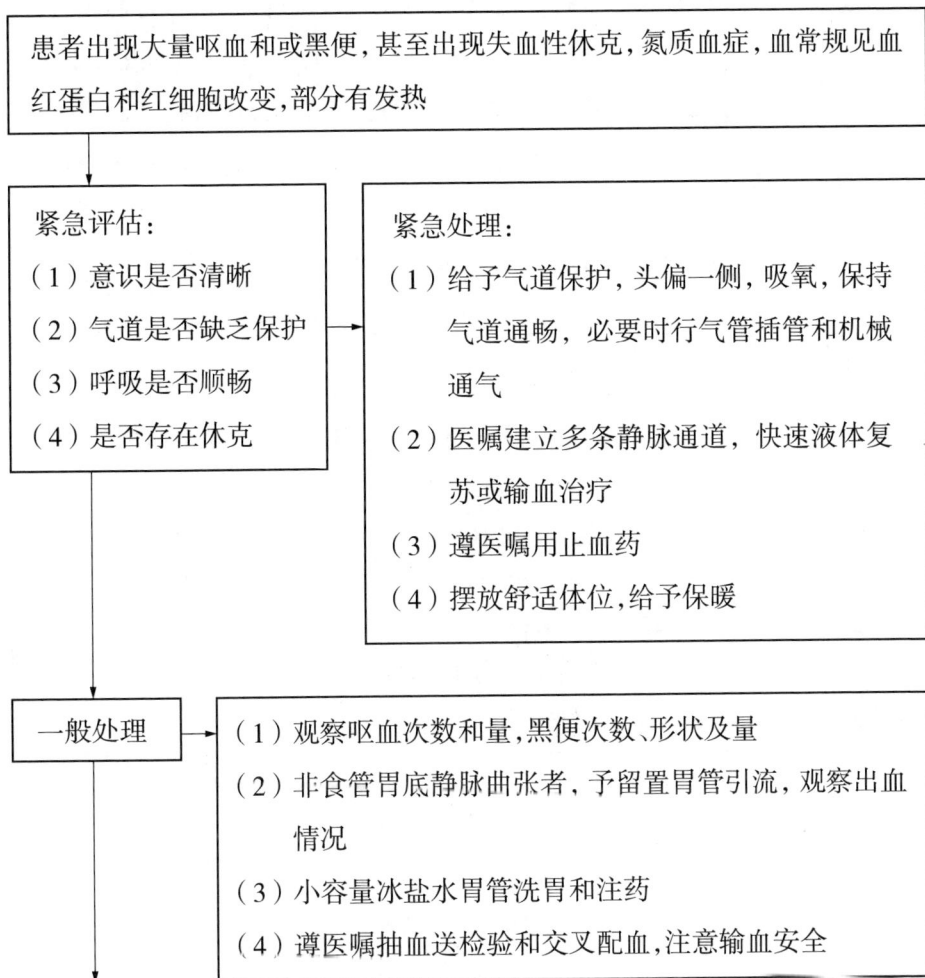

患者出现大量呕血和或黑便,甚至出现失血性休克,氮质血症,血常规见血红蛋白和红细胞改变,部分有发热

紧急评估:
(1) 意识是否清晰
(2) 气道是否缺乏保护
(3) 呼吸是否顺畅
(4) 是否存在休克

紧急处理:
(1) 给予气道保护, 头偏一侧, 吸氧, 保持气道通畅, 必要时行气管插管和机械通气
(2) 医嘱建立多条静脉通道, 快速液体复苏或输血治疗
(3) 遵医嘱用止血药
(4) 摆放舒适体位, 给予保暖

一般处理
(1) 观察呕血次数和量,黑便次数、形状及量
(2) 非食管胃底静脉曲张者, 予留置胃管引流, 观察出血情况
(3) 小容量冰盐水胃管洗胃和注药
(4) 遵医嘱抽血送检验和交叉配血,注意输血安全

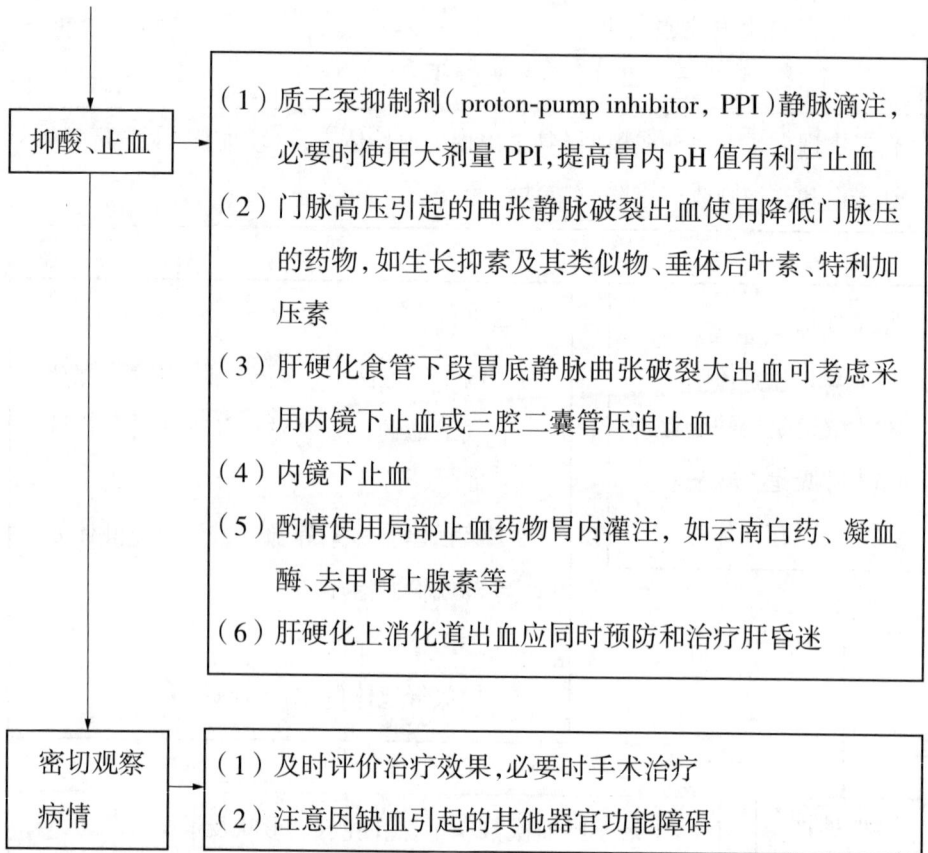

抑酸、止血

（1）质子泵抑制剂（proton-pump inhibitor，PPI）静脉滴注，必要时使用大剂量 PPI，提高胃内 pH 值有利于止血

（2）门脉高压引起的曲张静脉破裂出血使用降低门脉压的药物，如生长抑素及其类似物、垂体后叶素、特利加压素

（3）肝硬化食管下段胃底静脉曲张破裂大出血可考虑采用内镜下止血或三腔二囊管压迫止血

（4）内镜下止血

（5）酌情使用局部止血药物胃内灌注，如云南白药、凝血酶、去甲肾上腺素等

（6）肝硬化上消化道出血应同时预防和治疗肝昏迷

密切观察病情

（1）及时评价治疗效果，必要时手术治疗

（2）注意因缺血引起的其他器官功能障碍

2. 风险防范

风险:小容量洗胃过程中注入过多液体

【后果】

容易引发呕吐、误吸、胃扩张等并发症。

【预防】

(1) 洗胃液每次灌入量以 300~500ml 为宜,不能超过 500ml,并保持灌入量与抽出量的平衡。

(2) 洗胃后常伴药物注入,注入药物之前要先将注入的盐水回抽干净。

(3) 如果注入量少于抽出量,说明胃内有潴留或有持续出血。

(4) 如果注入量大于抽出量许多,可适当调整胃管位置或改变患者体位。

(5) 昏迷患者洗胃,需先把患者头偏向一侧。

【补救】

(1) 如灌入量过多,液体可从口鼻腔涌出,易引起窒息,此时立即用负压清除口鼻腔液体,并清理气道内分泌物,必要时行肺纤支镜检查。

(2) 如果发生急性胃扩张,胃内压升高,兴奋迷走神经,可能会反射性地引起心搏骤停,此时需立即行心肺复苏及药物抢救。

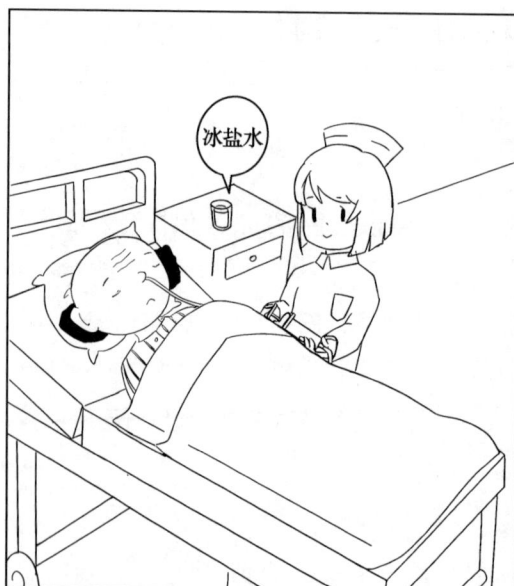

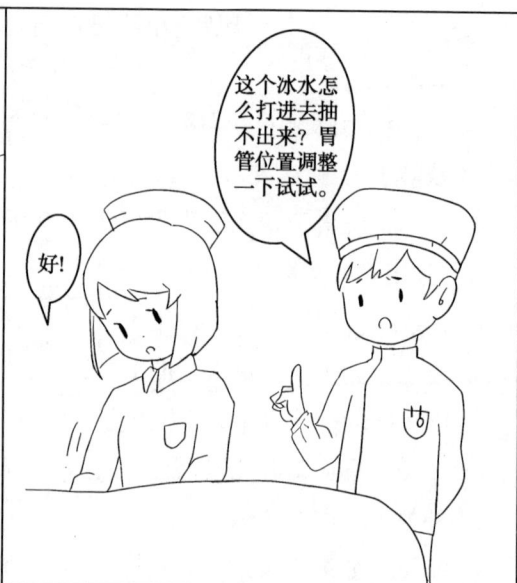

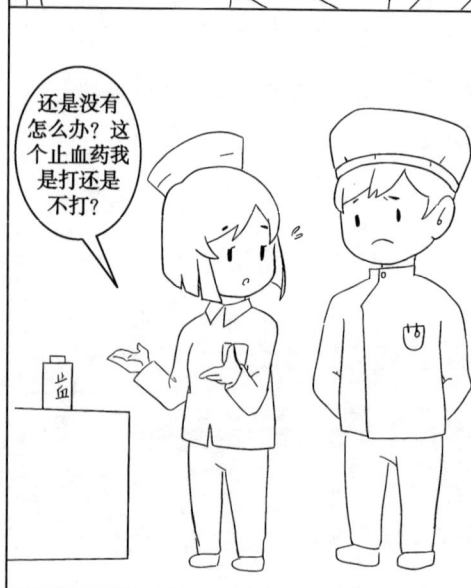

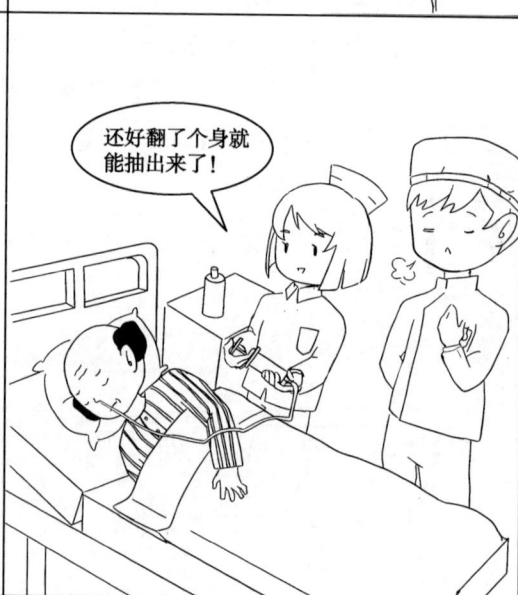

（二）重症急性胰腺炎

1. 重症急性胰腺炎紧急处理流程

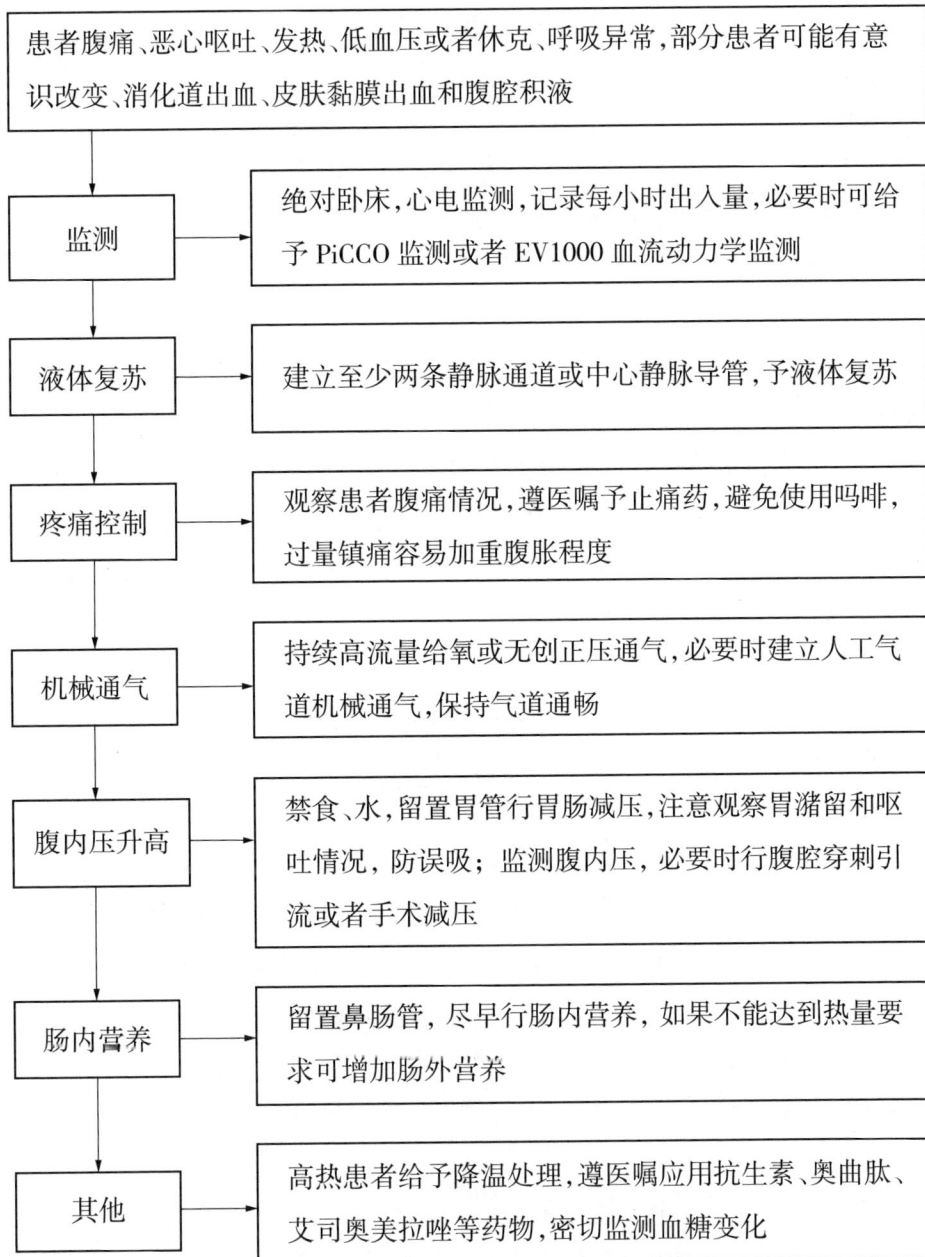

患者腹痛、恶心呕吐、发热、低血压或者休克、呼吸异常，部分患者可能有意识改变、消化道出血、皮肤黏膜出血和腹腔积液

| 监测 | → | 绝对卧床，心电监测，记录每小时出入量，必要时可给予 PiCCO 监测或者 EV1000 血流动力学监测 |

| 液体复苏 | → | 建立至少两条静脉通道或中心静脉导管，予液体复苏 |

| 疼痛控制 | → | 观察患者腹痛情况，遵医嘱予止痛药，避免使用吗啡，过量镇痛容易加重腹胀程度 |

| 机械通气 | → | 持续高流量给氧或无创正压通气，必要时建立人工气道机械通气，保持气道通畅 |

| 腹内压升高 | → | 禁食、水，留置胃管行胃肠减压，注意观察胃潴留和呕吐情况，防误吸；监测腹内压，必要时行腹腔穿刺引流或者手术减压 |

| 肠内营养 | → | 留置鼻肠管，尽早行肠内营养，如果不能达到热量要求可增加肠外营养 |

| 其他 | → | 高热患者给予降温处理，遵医嘱应用抗生素、奥曲肽、艾司奥美拉唑等药物，密切监测血糖变化 |

2. 风险防范

风险一:过度镇静、镇痛

【后果】

腹内压升高。

【预防】

(1) 定期对患者进行疼痛评分,避免镇痛过度。

(2) 遵医嘱给予维持镇痛药。

【补救】

(1) 选择其他的止痛药物,对于非插管患者,盐酸二氢吗啡酮优于吗啡和芬太尼。

(2) 可选择除静脉外的其他止痛方法,如硬膜外镇痛、自控镇痛(patient controlled analgesia,PCA)等。

(3) 密切监测腹内压变化,发现腹内压升高及时报告医生,评估是否为镇静药物引起,采取相应的减压措施。

风险二:腹内压测量不准确

【后果】

对腹腔压力评估不准确,误导治疗。

【预防】

(1) 每次腹内压测量时保持平卧位,避免因床头抬高导致腹内压升高。

(2) 注意保持测压管路通畅,连接尿管处选择 12 号以上粗针头,避免针尖斜面贴壁,必要时使用三腔尿管连接压力传感器,动态持续测压。

(3) 操作方法要正确,零点位置准确固定。

(4) 测量时避免患者有屏气、排便、咳嗽等增加腹内压力的动作。

【补救】

(1) 当发现测量不准确时应重新测量。

(2) 必要时行有创腹内压力监测。

三、专科药物

(一) 抑酸、抗反流、抗溃疡药

1. 注射用泮托拉唑

【危险因素】①只能用生理盐水稀释,不能用其他溶液(如 GS 等)稀释;②泮托拉唑与酚磺乙胺连续应用,输液管内液体会变成茶色。

【防范措施】①不可执行用生理盐水以外的其他溶液稀释本药的医嘱;②在输液过程中如需两药连用,应在两组药之间加用生理盐水注射液冲管,避免两种药物直接接触出现反应。

2. 法莫替丁注射液

【危险因素】法莫替丁和甘草酸类药物、呋塞米、抗生素类药物一起应用容易产生乳白色浑浊。

【防范措施】①在输液过程中如需两药连用,应在两组药之间加用生理盐水或 5%GS 冲管,避免两种药物直接接触出现浑浊或沉淀;②法莫替丁不能与呋塞米同时注射,中间要有间隔药物。

(二) 胃肠调节及解痉药物

1. 阿托品

【危险因素】①过量易引起中毒,导致呼吸抑制,产生昏迷,最低致死剂量成人为 80~130mg,儿童为 10mg;②阿托品有多种剂量,易发生混淆导致剂量错误;③甲状腺功能亢进症患者术前用阿托品,可引起心动过速。

【防范措施】①使用时根据病情严格控制剂量,并密切观察神志、瞳孔、心率等生命体征变化;②将各种剂量分开放置并清晰标识,注意区分各种剂量的适应证,0.5mg 的剂量一般用于抢救心搏骤停患者,1mg、5mg 的剂量一般用于抢救有机磷中毒患者;③术前使用阿托品,成人剂量最大不超过 0.5mg,儿童使用阿托品时要减量;④甲状腺功能亢进症、青光眼患者禁用;⑤心动过速患者术前慎用。

2. 盐酸消旋山莨菪碱注射液

【危险因素】①用量过大时可出现阿托品样中毒症状;②能减弱胃肠运动

和延迟胃排空;③老年男性多患有前列腺肥大,用药后易致前列腺充血,导致尿潴留;④急腹症诊断未明确者,用药后易掩盖病情,延误治疗。

【防范措施】①常用量:成人每次肌内注射 5~10mg;小儿 0.1~0.2mg/kg,每日 1~2 次;抗休克及有机磷中毒:静脉注射,成人每次 10~40mg,小儿每次 0.3~2mg/kg,必要时每隔 10~30min 重复给药,也可增加剂量;②出现阿托品样中毒症状,可用 1% 毛果芸香碱注射液解救;③颅内压升高、脑出血急性期、青光眼、幽门梗阻、肠梗阻及前列腺肥大患者禁用;反流性食管炎、重症溃疡性结肠炎患者慎用;④急腹症诊断未明确时,不宜轻易使用;⑤使用中若出现排尿困难,成人肌内注射新斯的明 0.5~1.0mg 或氢溴酸加兰他敏 2.5~5mg;小儿肌内注射新斯的明 0.01~0.02mg/kg,以解除症状。

（三）止泻药

蒙脱石散

【危险因素】便秘,大便干结。

【防范措施】①儿童可安全服用本品,但须注意过量服用易引起便秘;②如需服用其他药物,建议与其间隔一段时间。

（四）肝胆疾病辅助用药

1. 甘草酸二铵

【危险因素】①消化系统常见不良反应:食欲缺乏、恶心、呕吐、腹胀;②心脑血管系统常见不良反应:头痛、头晕、胸闷、心悸及血压升高。

【防范措施】①严重低钾血症、高钠血症、高血压、心力衰竭、肾衰竭患者禁用;②未经稀释不得进行注射;③治疗过程中应定期监测血压,血钾、血钠浓度,如出现高血压、血钠潴留、低血钾等情况应停药或适当减量。

2. 精氨酸

【危险因素】①可引起高氯性酸中毒,以及血中尿素、肌酸、肌酐浓度升高;②静脉滴注速度过快会引起呕吐、流涎、皮肤潮红等。

【防范措施】①高氯性酸中毒、肾功能不全及无尿患者禁用;②使用中注意监测患者的酸碱平衡。

3. 注射用生长抑素

【危险因素】抑制胰岛素及胰高血糖素的分泌,治疗初期会引起短暂的血糖水平下降。

【防范措施】糖尿病患者慎用生长抑素,因其易导致一过性低血糖,用药期间严密监测血糖变化。

第四节 泌尿系统

一、专科操作

（一）膀胱冲洗

1. 膀胱冲洗操作流程

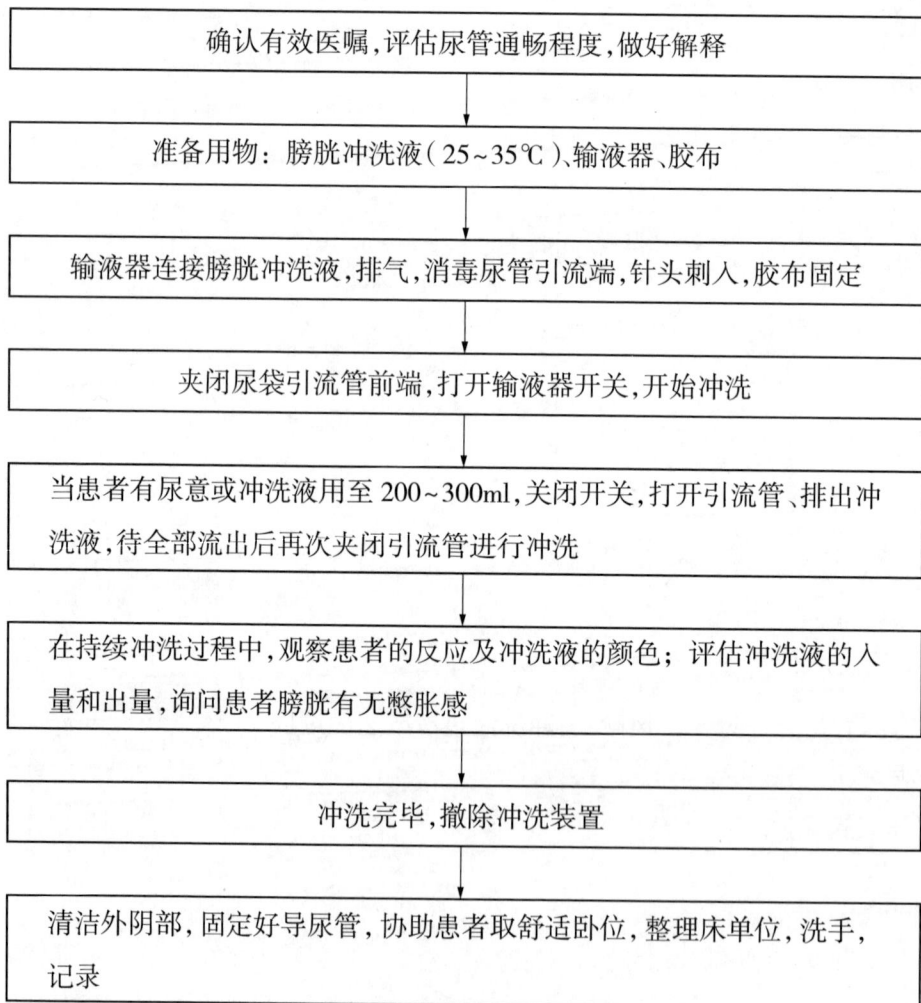

确认有效医嘱，评估尿管通畅程度，做好解释

↓

准备用物：膀胱冲洗液（25~35℃）、输液器、胶布

↓

输液器连接膀胱冲洗液，排气，消毒尿管引流端，针头刺入，胶布固定

↓

夹闭尿袋引流管前端，打开输液器开关，开始冲洗

↓

当患者有尿意或冲洗液用至 200~300ml，关闭开关，打开引流管、排出冲洗液，待全部流出后再次夹闭引流管进行冲洗

↓

在持续冲洗过程中，观察患者的反应及冲洗液的颜色；评估冲洗液的入量和出量，询问患者膀胱有无憋胀感

↓

冲洗完毕，撤除冲洗装置

↓

清洁外阴部，固定好导尿管，协助患者取舒适卧位，整理床单位，洗手，记录

2. 风险防范

风险一：未严格遵守无菌操作原则

【后果】

尿路感染。

【预防】

(1) 在冲洗前，做好手卫生，严格遵守无菌操作原则，进行尿道口护理及针刺尿管时的消毒。

(2) 使用冲洗液前，先仔细检查冲洗溶液的有效期、瓶盖有无松动、瓶身有无裂痕、溶液有无沉淀等。

(3) 部分精密尿袋有专门的冲洗/取样接口，注意消毒，并且不要连接错误（与透气接口相似），避免尿管漏尿。

(4) 尿袋悬挂勿高于膀胱水平，勿拖地。

【补救】

(1) 每天做好会阴冲洗。

(2) 可应用呋喃西林等具有杀菌效果的冲洗液进行膀胱冲洗。

(3) 病情允许时嘱患者多喝水或增加补液量，多排尿。

(4) 必要时更换尿管。

(5) 遵医嘱使用抗生素。

(6) 如患者发生膀胱刺激征，除了给予抗感染治疗，还可通过碱化尿液缓解症状。

风险二：冲洗液过冷或速度过快

【后果】

膀胱痉挛、麻痹。

【预防】

(1) 注意冲洗液的温度，寒冷天气时冲洗液可加温到38~40℃，预防冷刺激。

(2) 冲洗速度不宜过快，应遵医嘱执行，根据引流液的颜色调节滴速，一般为100~120滴/min，不建议使用输液泵；冲洗液瓶内液面距床面高度大约

60cm，以便产生一定的压力，利于液体流入。

（3）保持尿管通畅，防止堵塞，三腔尿管冲洗时要观察冲洗液流入的速度和尿道口流出的速度是否一致。

（4）选用适合患者的尿管型号，以免大小不符造成膀胱刺激，酌情减少导尿管水囊内的液体，以减轻对膀胱三角区的刺激。

（5）固定尿管，冲洗过程中减少翻身，防止牵拉。

（6）避免剧烈咳嗽和便秘造成腹内压增高，从而引起膀胱内压增高，导致膀胱痉挛的发生。

【补救】

（1）指导患者应对膀胱痉挛的方法，如深呼吸法、屏气呼吸法等。

（2）遵医嘱给予热敷、红外线或针灸治疗。

（3）必要时遵医嘱给予解痉镇痛药以减轻患者的痛苦。

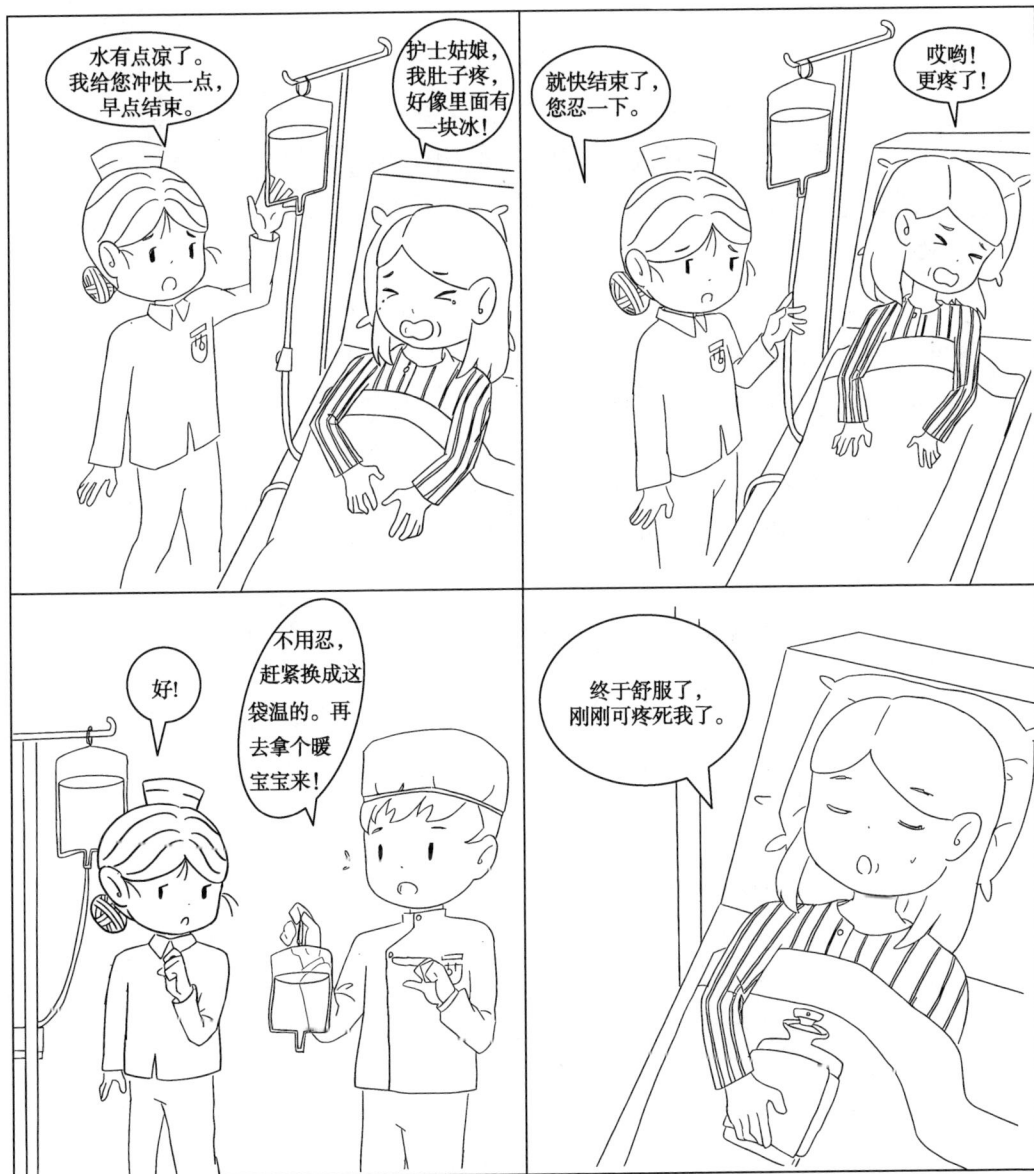

风险三:一次性注入过多冲洗液

【后果】

膀胱过度膨隆。

【预防】

(1) 一次性注入冲洗液不能过多,以 200~300ml 为宜或患者有尿意即夹闭冲洗管,打开引流管,排出冲洗液;可提前调好闹钟提醒。

(2) 拒绝使用输液泵控制冲洗液速度,避免膀胱压力过高。

【补救】

(1) 膀胱过度膨隆时,应分次排液,一次性排冲洗液时不超过 1 000ml,最好不超过 500ml,预防大量放液使腹腔内压急剧下降,血液大量滞留在腹腔内,导致血压下降而虚脱;另外,膀胱内压突然降低,还可导致膀胱黏膜急剧充血,发生血尿。

(2) 如果发现血尿,应立即报告医生并处理:冷冲洗液冲洗,每次 50~100ml,如怀疑有血块堵塞,可短时快速冲洗;如果引流管通畅,引流液颜色清,可缓慢冲洗,保持引流管通畅。

(3) 如冲洗液里有滴入药液,须在膀胱内保留 15~30min 后再引流出体外。

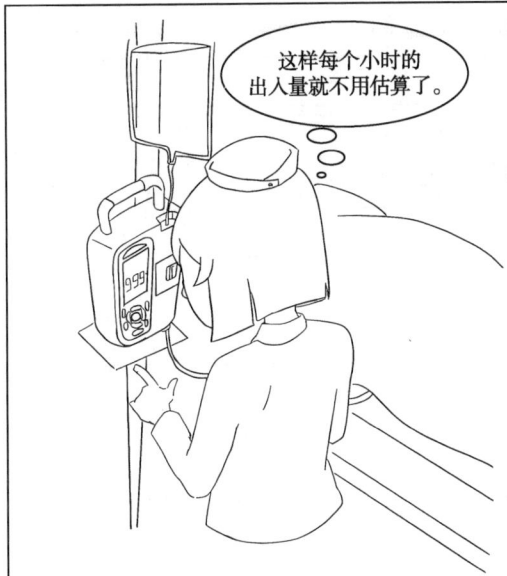

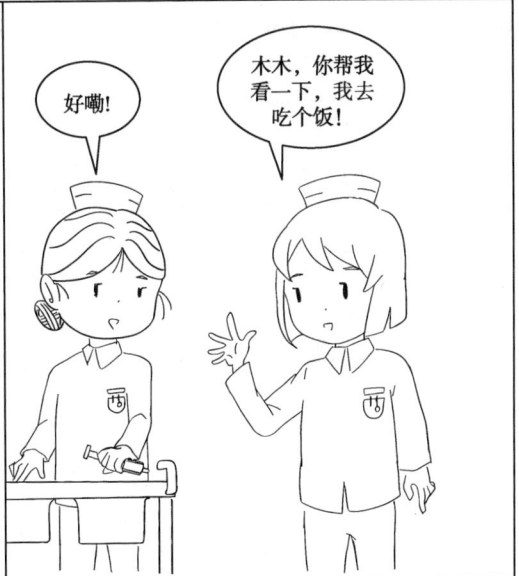

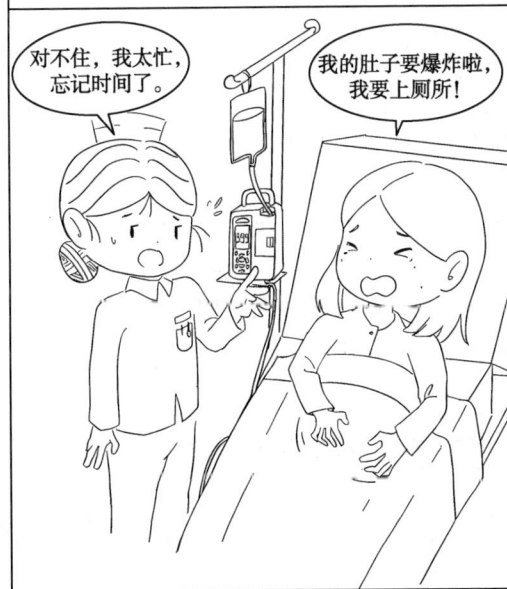

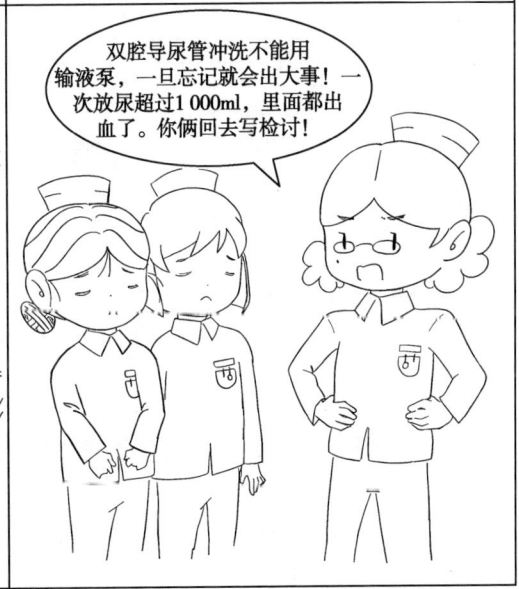

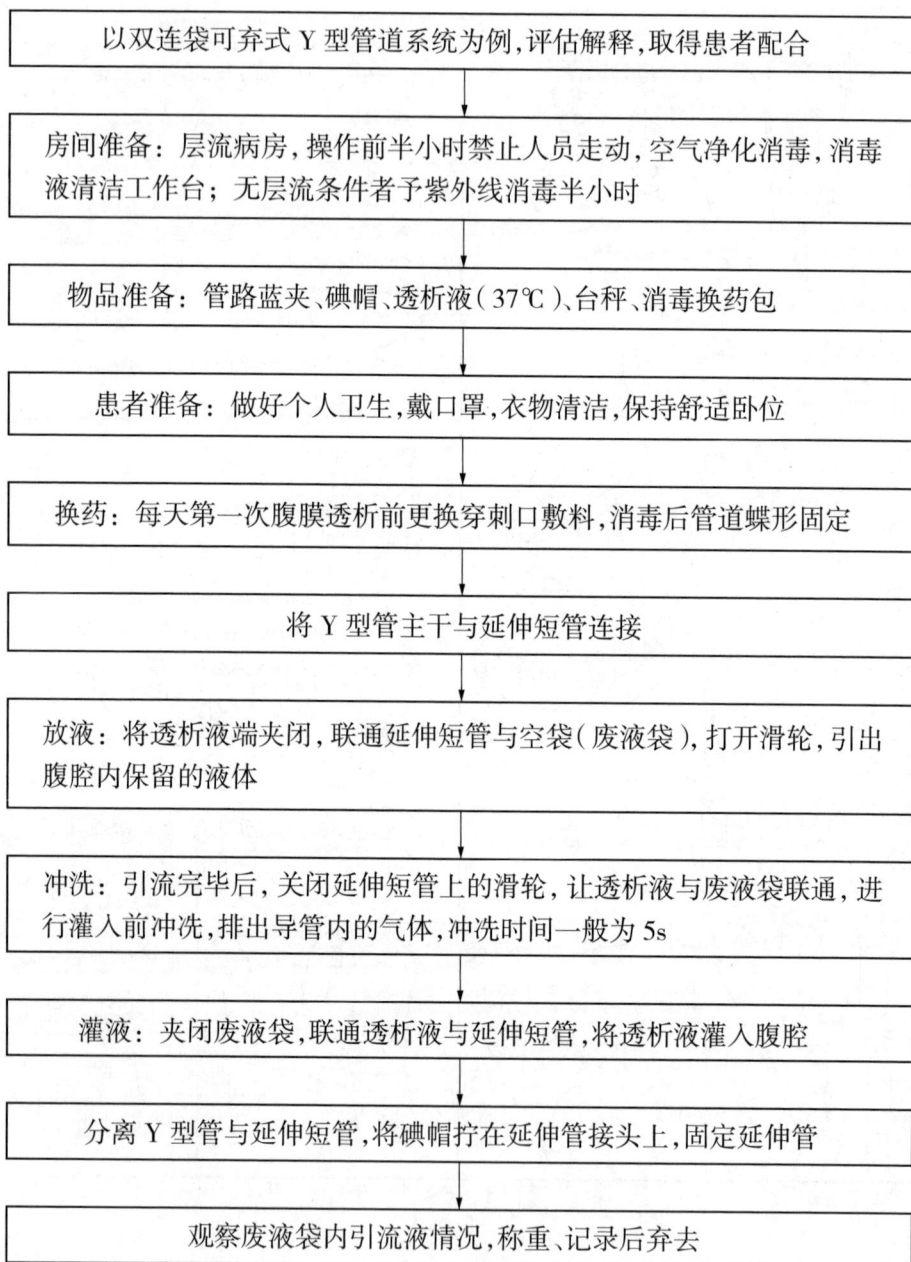

（二）腹膜透析

1. 操作流程

| 以双连袋可弃式 Y 型管道系统为例,评估解释,取得患者配合 |

↓

| 房间准备:层流病房,操作前半小时禁止人员走动,空气净化消毒,消毒液清洁工作台;无层流条件者予紫外线消毒半小时 |

↓

| 物品准备:管路蓝夹、碘帽、透析液(37℃)、台秤、消毒换药包 |

↓

| 患者准备:做好个人卫生,戴口罩,衣物清洁,保持舒适卧位 |

↓

| 换药:每天第一次腹膜透析前更换穿刺口敷料,消毒后管道蝶形固定 |

↓

| 将 Y 型管主干与延伸短管连接 |

↓

| 放液:将透析液端夹闭,联通延伸短管与空袋(废液袋),打开滑轮,引出腹腔内保留的液体 |

↓

| 冲洗:引流完毕后,关闭延伸短管上的滑轮,让透析液与废液袋联通,进行灌入前冲洗,排出导管内的气体,冲洗时间一般为5s |

↓

| 灌液:夹闭废液袋,联通透析液与延伸短管,将透析液灌入腹腔 |

↓

| 分离 Y 型管与延伸短管,将碘帽拧在延伸管接头上,固定延伸管 |

↓

| 观察废液袋内引流液情况,称重、记录后弃去 |

2. 风险防范

风险一:未严格遵守无菌操作原则

【后果】

容易造成腹腔感染。

【预防】

(1) 操作者必须是经过规范培训且考核通过才能独立操作。

(2) 操作前预先消毒房间、操作台面和治疗车,关闭门窗,应在单独房间进行。

(3) 操作者和患者均应严格遵守无菌操作,规范洗手、戴口罩。

(4) 仔细检查导管出口处和隧道,保持干燥勿污染,每次腹膜透析前换药。

(5) 注意检查腹透液的密闭性、有效期、颜色、性质,使用前放入恒温箱加热至 37℃

(6) 操作时勿污染导管接头,防止感染,勿重复使用碘伏帽。

(7) 勿扭转腹透管路,防止导管出口或腹腔感染。

(8) 积极预防腹膜炎,防止腹泻和泌尿系感染,保持大便通畅。

【补救】

(1) 密切观察患者感染的症状:如出现发热、腹痛、导管出口皮肤红肿、透出液浑浊等,应及时留取标本,监测透出液白细胞计数,使用抗生素,必要时调整腹膜透析方案。

(2) 感染者透出液会发生浑浊甚至絮状物,需预防堵管,必要时尽早更换腹膜透析管道。

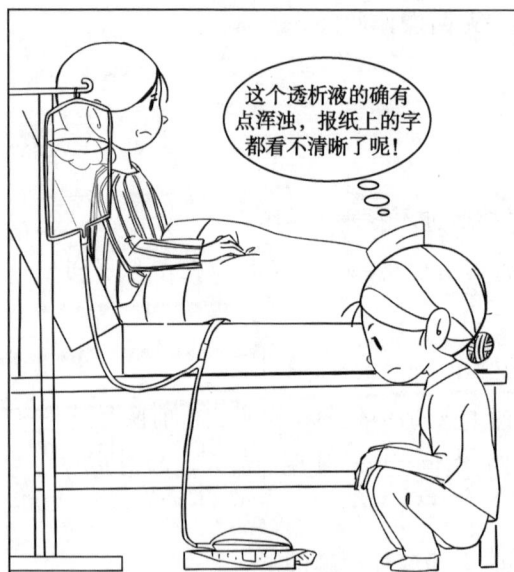

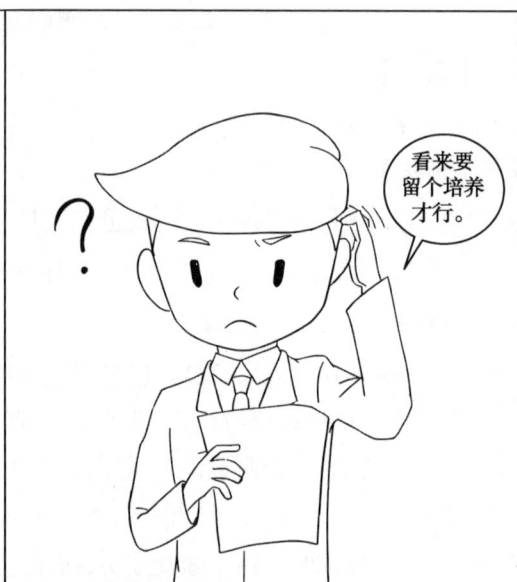

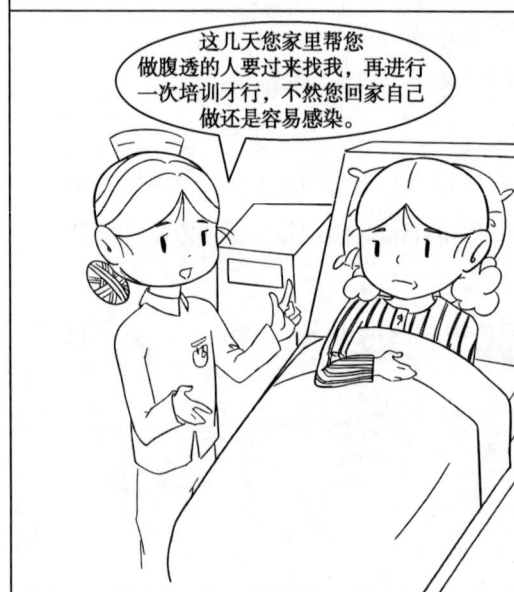

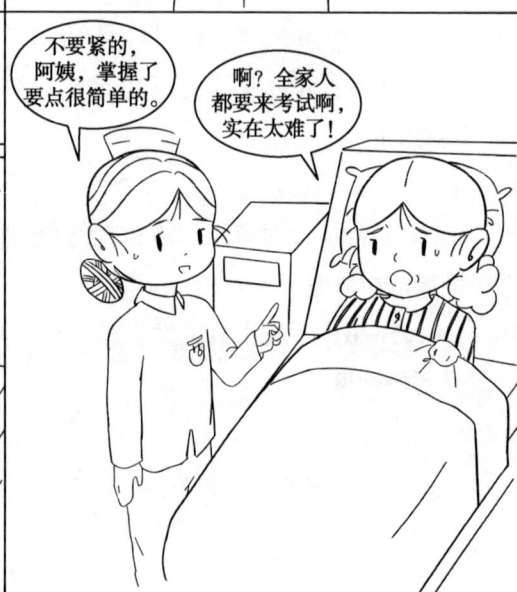

风险二:透析液及透出液计量不准确

【后果】

不能正确评估腹腔内液体量,患者出现电解质紊乱或容量负荷过重。

【预防】

(1) 双人认真核对医嘱,精确每次透析液量,勿多勿少。

(2) 操作前后均要记录透析液质量和体积,以估算进入和排出液体的量。

(3) 透析液非整袋灌入时,过程中使用微量秤称重透析液,并且注意观察质量的变化,中途勿走开,防止灌入过量。

(4) 当透出液与上一次保留液量相差过大时,及时查找原因:如果过量,要怀疑之前是否有遗存液体,或者患者产生腹水,及时留取标本化验;如果减少,考虑是否为体位的问题或者管道贴壁阻塞,也可能为透析液浓度较低导致。

【补救】

(1) 注意患者的主诉,有无疲倦、食欲减退、恶心、眼睑和双脚水肿、皮肤瘙痒等症状,可能为透析不充分,报告医生调整透析方案。

(2) 定期检查患者电解质水平,发现问题及时纠正。

(3) 容量负荷过重的患者遵医嘱使用利尿剂,注意心功能变化,必要时行CRRT。

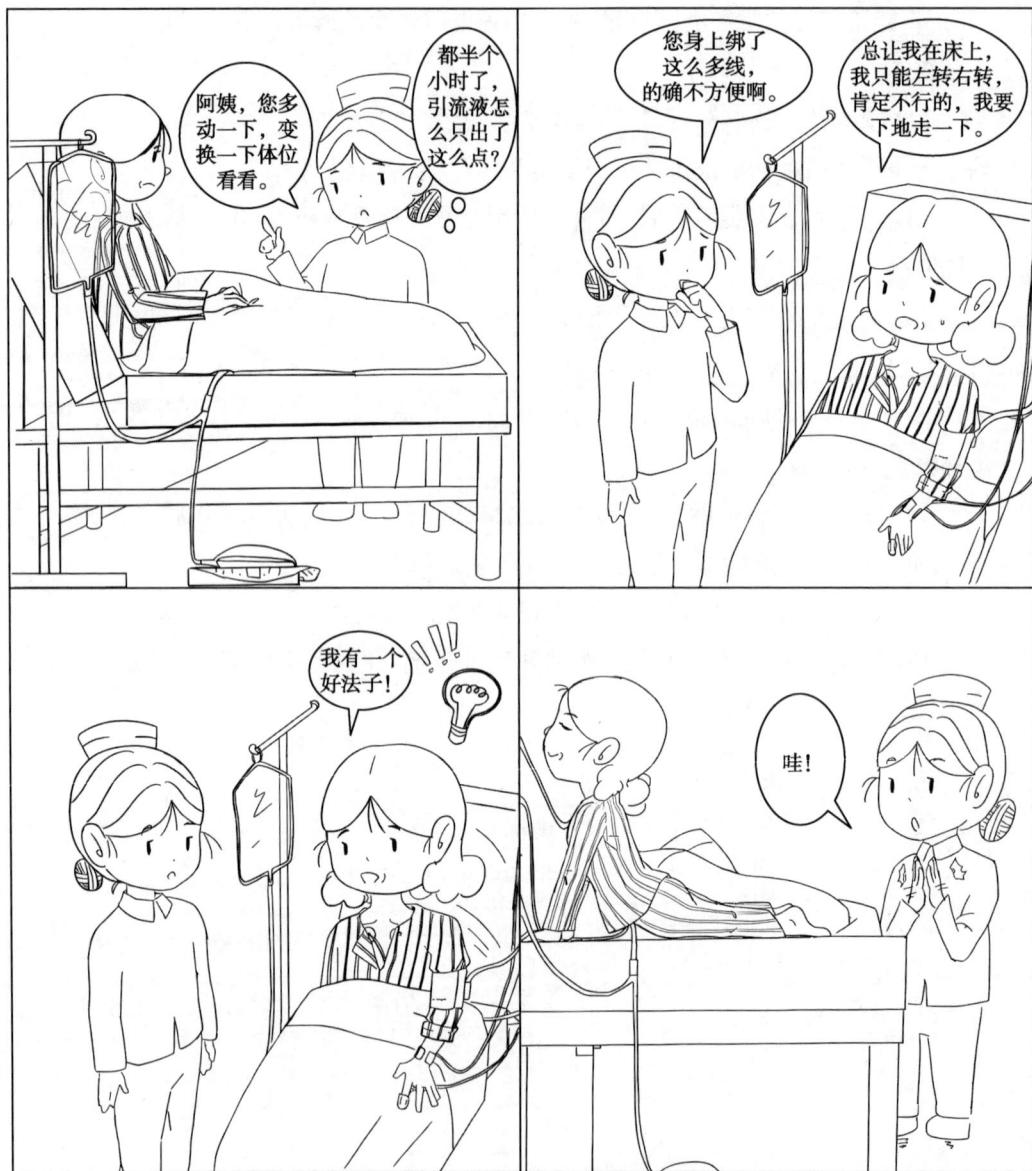

二、专科疾病突发事件

急性肾损伤

1. 急性肾损伤紧急处理流程

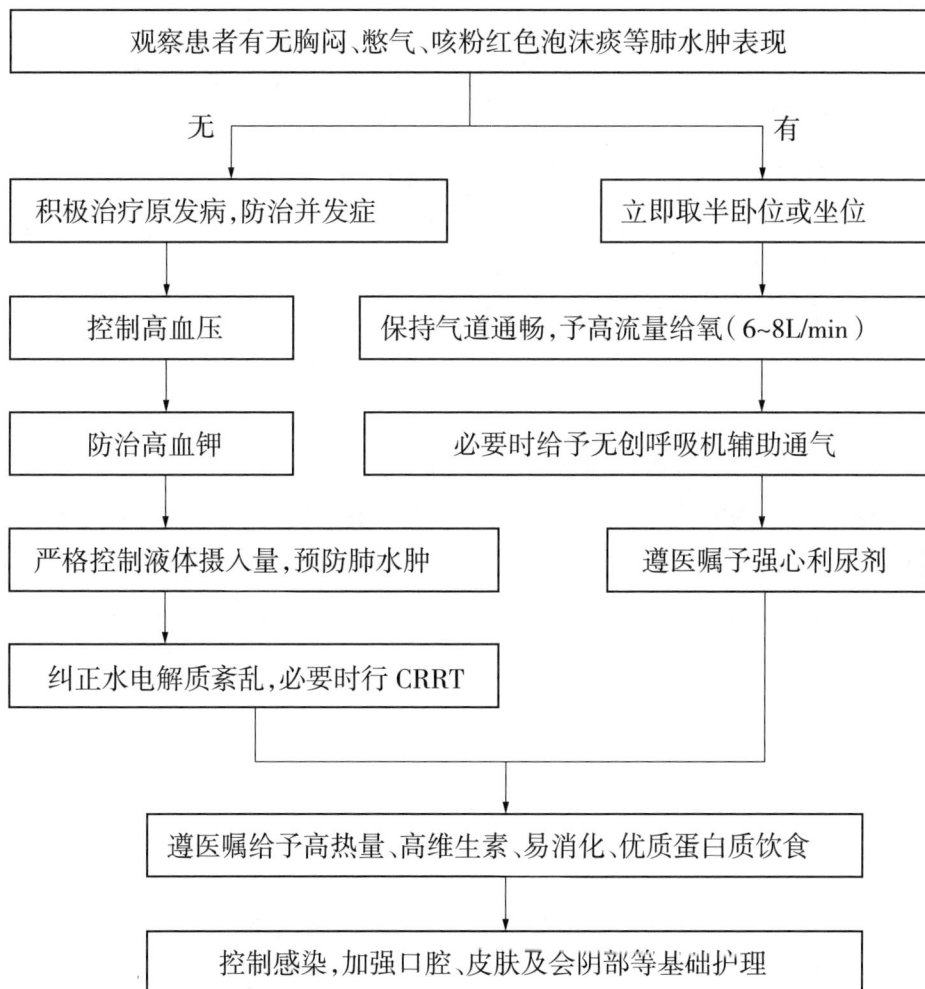

观察患者有无胸闷、憋气、咳粉红色泡沫痰等肺水肿表现

无　　　　　　　　　　　　　　　　　　　有

积极治疗原发病,防治并发症　　　　　　立即取半卧位或坐位

控制高血压　　　　　　保持气道通畅,予高流量给氧（6~8L/min）

防治高血钾　　　　　　必要时给予无创呼吸机辅助通气

严格控制液体摄入量,预防肺水肿　　　　遵医嘱予强心利尿剂

纠正水电解质紊乱,必要时行 CRRT

遵医嘱给予高热量、高维生素、易消化、优质蛋白质饮食

控制感染,加强口腔、皮肤及会阴部等基础护理

2. 风险防范

风险一：少尿／无尿期，高血钾预防与处理不及时

【后果】

血钾升高，患者容易发生心搏骤停。

【预防】

(1) 患者尿少，要严格控制钾的摄入，对含钾的药物和食物严格把控。

(2) 定期监测血钾浓度，如有上升趋势，及早降钾处理，可给予 5% 碳酸氢钠 250ml 静脉滴注，10% 葡萄糖酸钙注射液 10ml 加入 10% GS 20ml 静脉推注，10% GS 250~500ml 加胰岛素 8~12U 静脉滴注。

(3) 血钾浓度升高初期就应密切观察心电图的变化，警惕发生心搏骤停，及早做好预防。

【补救】

(1) 停止一切有钾摄入的措施（包括口服、静脉滴注、机体内环境产生）。

(2) 使用一切降钾方法：静脉注射 10% 葡萄糖酸钙、使用排钾利尿剂、静脉补充碳酸氢钠、口服降钾树脂等，必要时血液透析治疗。

(3) 密切观察患者心电图的变化，必要时遵医嘱予抗心律失常药物治疗。

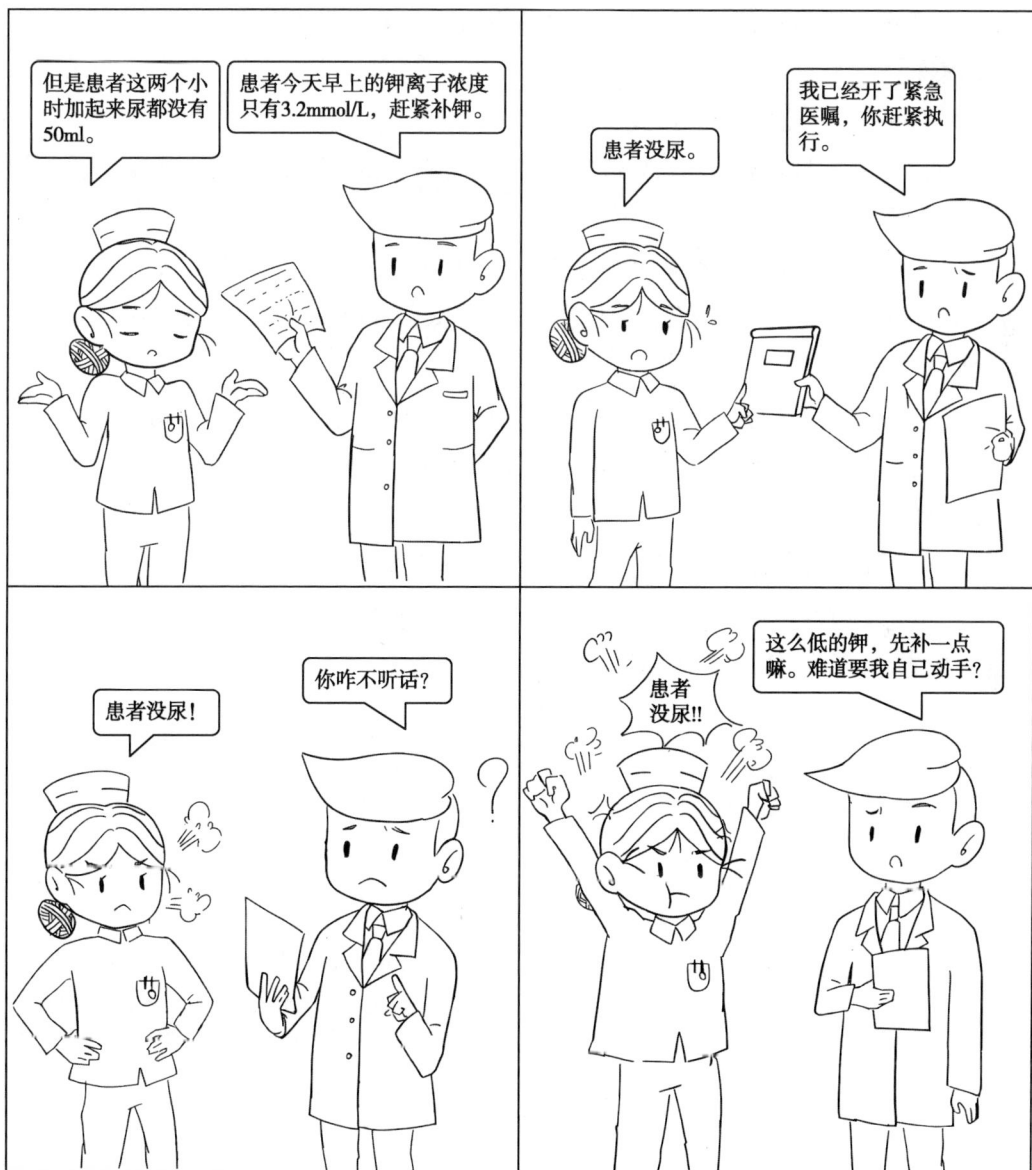

风险二：尿管不通畅，记录出入量不准确

【后果】

不能准确判断病情变化及治疗效果，利尿后可能发生尿潴留。

【预防】

(1) 使用精密尿袋记录出入量情况。

(2) 每小时监测尿量时，要倾倒引流管上的尿液，待尿液彻底流入尿袋后再准确记录。

(3) 当患者尿量突然减少时，先检查患者膀胱是否膨隆，可用膀胱注洗法判断尿管通畅与否，此过程注意无菌操作；确保尿管通畅及监测尿量数据的真实性。

(4) 准确记录患者出入量，勿遗漏记录呕吐物、胃内容物、汗液、伤口渗液等，统计患者出入量时要认真核算，确保数据准确。

【补救】

(1) 尿管堵塞者予膀胱冲洗或拔除尿管，重新留置尿管。

(2) 如出入量发生漏记、错记的情况，应重新记录并计算准确数据，立即报告医生，根据新数据予调整治疗方案。

三、专科药物

（一）利尿剂

1. 呋塞米（详见心血管系统疾病专科用药）

2. 螺内酯（详见心血管系统疾病专科用药）

3. 氢氯噻嗪

【危险因素】①为排钾利尿剂，大剂量长期使用，可出现水、电解质紊乱，特别是低钾血症；②长期应用可致高血糖、高尿酸血症；有促进动脉粥样硬化的可能；③可见胃肠道反应、头痛、头晕、嗜睡、乏力、口干等。

【防范措施】①糖尿病、高尿酸血症、痛风、高钙血症、低钾血症患者慎用；②有低钾血症倾向的患者，应酌情补钾或与保钾利尿药合用；③观察患者出入量，量出为入，必要时补充液体；④定时监测患者的电解质、血糖、血尿酸、血压等的变化情况。

（二）免疫抑制剂

1. 糖皮质激素（地塞米松、甲泼尼龙、氢化可的松）

【危险因素】①类肾上腺皮质功能亢进综合征：因脂质代谢和水盐代谢所致，如满月脸、水牛背、向心性肥胖、皮肤变薄、痔疮、多毛、浮肿、低血钾、高血压、血糖升高等；②诱发或加重感染：抑制机体防御功能；③诱发或加剧消化道溃疡，甚至造成消化道出血或穿孔、高血压和动脉粥样硬化、骨质疏松、肌肉萎缩、伤口愈合识缓等，更有甚者出现精神异常；④突然停药或减量过快，可导致反跳现象和撤药综合征。

【防范措施】①地塞米松是长效制剂，甲泼尼龙是中效制剂，氢化可的松是短效制剂，根据患者的病情和治疗需要，正确选择使用类型、剂量和服用时间，尽量小剂量短时期内服用；②患者宜低盐、低糖、高蛋白饮食，加用氯化钾可预防代谢紊乱，必要时遵医嘱加用保钾利尿剂；③在决定采用长时间的激素治疗之前应先整体评估患者的免疫状态，需要排查结核、肝炎等潜在的感染；④服用期间密切观察患者神志、精神状态、体温变化、消化道是否有出血情况，如观察胃液色、质、量，同时遵医嘱使用抑制胃酸分泌药物或保护胃黏膜药物；⑤骨质疏松患者应遵医嘱调整激素剂量和补充活性维生素 D、钙等；⑥长时间使用糖皮质激素的患者，经过准确评估病情后，可逐渐减量，不能突然停药或过早减量，预防发生反跳现象和撤药综合征。

2. 环磷酰胺

【危险因素】胃肠道反应、肝脏毒性、泌尿系统和肾毒性、骨髓抑制、淋巴瘤、白血病、脱发、黏膜真菌感染等。

【防范措施】①肝肾功能异常者慎用；②应用此药期间，为了减轻胃肠道反应，可遵医嘱使用胃黏膜保护剂作为预防性用药，服用时多喝水，减少本品的代谢物对尿道的刺激，减少肾毒性；③加强心肺监护，定期复查心电图、心肌酶、心脏超声、肺功能、肺 CT 等，预防心肌坏死和肺纤维化；④做好口腔护理，保持口腔清洁。

(三) 肾性高血压用药

1. 钙离子通道阻滞剂

硝苯地平(详见心血管系统疾病专科用药)。

2. β 受体阻滞剂

美托洛尔(详见心血管系统疾病专科用药)。

3. α 受体阻滞剂

盐酸特拉唑嗪

【危险因素】可出现低血压、无力、头晕、思睡、鼻充血、鼻炎、阳痿等不良反应。

【防范措施】①过量可导致直立性低血压，老年人首剂小剂量使用；可以让患者保持仰卧位，以恢复血压和正常的心率；如果该方法无效，应采取补充体液的方法扩容，必要时使用升压药并监测和维持肾功能；②如果患者出现头晕或心悸症状感到不适，应报告医生调整剂量；③可能出现睡意或困倦，驾车或操作重型机械者慎用。

(四) 肾功能不全用药

1. 复方氨基酸注射液(9AA)

【危险因素】静脉滴注速度过快可引起恶心、呕吐、心悸、寒战等反应，应及时减慢给药速度,老年人和危重患者尤其要注意。

【防范措施】①用药前应检查药液有无浑浊,如遇冷析出结晶可置50℃温水中溶解后再用;②输注滴速不超过每分钟15滴,最好使用静脉输液泵,匀速输注;③用药期间,应定期检查血糖、血清蛋白、肾功能、肝功能、电解质、二氧化碳结合力、血钙、血磷,必要时检查血镁和血氨;④凡用本品的患者,均应低蛋白、高热量饮食,热量摄入应为一日2 000kcal(1kcal=4.184kJ)以上,如饮食摄入达不到,应给予葡萄糖等补充。

2. 复方 α- 酮酸片

【危险因素】可能出现高钙血症和氨基酸代谢紊乱,个别出现上中腹饱满。

【防范措施】①高钙血症和氨基酸代谢紊乱者禁用,遗传性苯丙酮尿患者慎用;②宜在用餐期间服用,使其充分吸收并转化为相应的氨基酸;③应定期监测血钙水平,如出现高钙血症,可遵医嘱减少维生素 D 的摄入量;如高钙血症持续发生,将药品减量并减少其他含钙物质的摄入;④保证摄入足够的热量;长期服用此药需减少蛋白摄入,以免影响疗效。

3. 注射用重组人促红素

【危险因素】①可引起血压升高、原有的高血压恶化;因高血压脑病而有头痛、意识障碍、痉挛发生,甚至可引起脑出血;②随着红细胞压积增高,血液黏度可明显增高,容易形成血栓。

【防范措施】①在用药应注意观察血压变化,必要时应遵医嘱减量或停药,并调整降压药的剂量;②本品用于肾功能不全所致贫血,包括透析和非透析患者,用药前先排除患者有无营养物质缺乏如铁、叶酸、维生素 B_{12},预防营养物质缺乏降低本品疗效;③每日测量小腿腿围大小,预防血栓形成。

4. 药用炭片

【危险因素】引起胃肠不适,如恶心、呕吐,长期服用可出现便秘。

【防范措施】①本品作为吸附剂,不宜与维生素、抗生素、洋地黄、生物碱类、乳酶生及其他消化酶等类药物合用,以免被吸附而影响疗效;②如出现便秘,可遵医嘱予开塞露灌肠或用中药大黄饮片或番泻叶 2~6g,浸泡代茶饮即可缓解。

（五）治疗前列腺增生用药

1. 盐酸坦洛新

【危险因素】偶尔可出现头晕及蹒跚感、皮疹、胃肠道等症状。

【防范措施】①偶尔可出现头晕及蹒跚感，多可自愈；②极少数人偶尔可出现皮疹，须停药；③少数人有胃肠道不适，饭后服药多可避免。

2. 盐酸坦索罗辛缓释胶囊

【危险因素】①可引起失神、意识丧失；②偶见头晕、蹒跚感等症状；③偶见血压下降、体位性低血压、心率加快、心悸等。

【防范措施】因有可能出现与血压下降相伴随的一过性意识丧失，所以用药过程中应充分观察患者的神志、血压、心率的变化情况，出现异常时，应停药并采取适当的处置措施。

（六）丙酸睾酮

【危险因素】①对肝脏有一定毒性，可以引起黄疸；②长期用于女性患者可能引起痤疮、多毛、声音变粗、性欲改变等男性化表现。

【防范措施】①用药过程中应定期检查肝功能，当发现肝功能障碍和女性男性化表现时，应立即停药；②注射液如有结晶析出，可加温溶解后再用；本品黏稠度高，应作深部肌内注射，不能用于静脉滴注；选择适宜肌内注射的针头，注射过程要缓慢，预防速度过快引起肌肉硬结。

第五节　内分泌和代谢系统

一、专科操作

血糖监测技术

1. 血糖监测操作流程

解释评估：评估患者上次血糖情况、用药情况、采血部位皮肤及循环情况、酒精过敏情况等,取得患者配合

物品准备：性能良好的血糖仪、血糖试纸(试纸有效核对调整血糖仪编码,使之与血糖试纸编码一致)、血糖采血针、消毒酒精、棉签

核对患者信息,用棉签蘸 75% 酒精棉签消毒皮肤,待干

安装试纸,血糖仪自动开机

用一次性采血针针刺指腹侧面,干棉签拭去第一滴血液；从掌根向指尖轻挤第二滴血液,将试纸测试区域轻轻靠在血滴上,试纸自动吸血,充满测试区域；干棉签按压针眼部位至不出血

记录血糖数值,交代注意事项

再次核对患者信息,整理床单位,按分类处理垃圾

2. 风险防范

风险一:不注意操作细节

【后果】

血糖监测结果不准确。

【预防】

(1) 妥善保管试纸,现取现用,不要触摸试纸的滴血区、测试区,防止试纸被污染变质变性,注意试纸是否过期、变质。

(2) 血糖仪要定期检查、清洁、保养,尤其是采用光化学技术的血糖仪。

(3) 血糖监测时机要把握好,餐后 2h 血糖为从第一口饭开始计时。

(4) 确认患者手指酒精干透后实施采血。

(5) 选择血运丰富的末梢静脉血管采血,勿采动脉血或静脉血代替末梢血;采血量足够,避免检测失败或者结果偏低。

(6) 采血时避免因血流不畅而过分挤压局部,否则会挤出组织液,使测量值假性偏低。

(7) 关注其他影响因素,如红细胞压积偏差,血液中的其他糖类、内源性物质、药物影响,严重贫血,水肿,脱水,采血部位损伤等。

【补救】

(1) 结合患者病情和平时的血糖波动范围来分析该结果的准确性。

(2) 更换部位重新检测一次,对比前后数值,确认血糖异常,立即报告医生处理。

(3) 分析影响血糖监测结果不准确的原因,避免重复犯错。

风险二：频繁监测血糖者针刺部位无计划性更换或选择错误部位采血

【后果】

针刺部位皮肤机械性受损、血糖值不准确。

【预防】

(1) 针刺部位不选指腹，应在手指尖两侧，每天数次采血时，勿集中在同一个部位，应交替更换针刺点，避免针刺部位皮肤溃烂难以愈合。

(2) 长期监测血糖的患者，需要计划性选择针刺部位，除了选择手指尖两侧，还可以选择脚趾尖和双耳垂。

(3) 四肢末端血液循环不良者，优先选择耳垂针刺；或者先进行双手揉搓、下垂摆动、热水浸泡，待末梢血液循环良好后再针刺监测。

(4) 根据患者皮肤情况选择针刺深浅度，针刺时绷紧扎针部位的皮肤，针头快速进出皮肤，可减少患者的疼痛。

(5) 不宜选择患者水肿或感染的部位、有硬结或瘢痕部位针刺采血。

(6) 血糖稳定者减少监测频率。

【补救】

(1) 避开已损伤的皮肤，更换新部位采血。

(2) 采血后用护手霜或者是针对糖尿病手足保护的药膏保持手指、足趾滋润。

(3) 用温水洗手促进末梢血液循环恢复。

(4) 一旦手指发生红肿热痛，警惕发生感染，报告医生处理，可涂抗生素药膏并包扎。

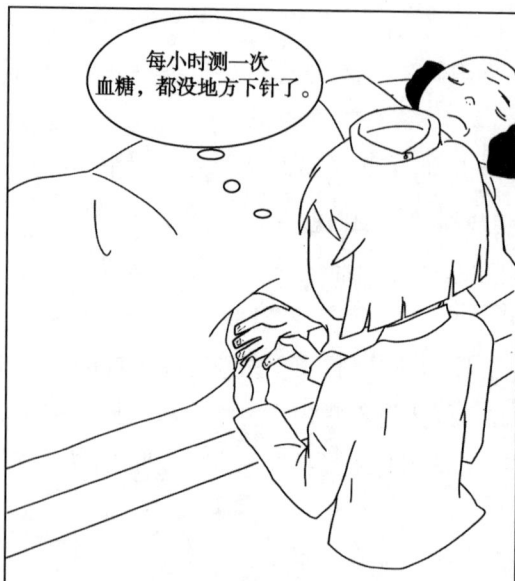

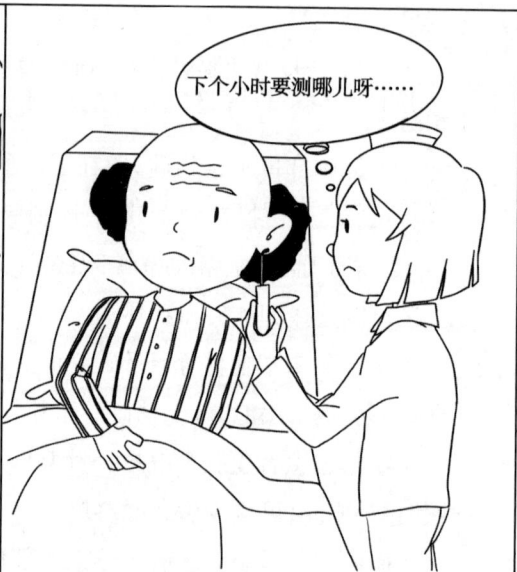

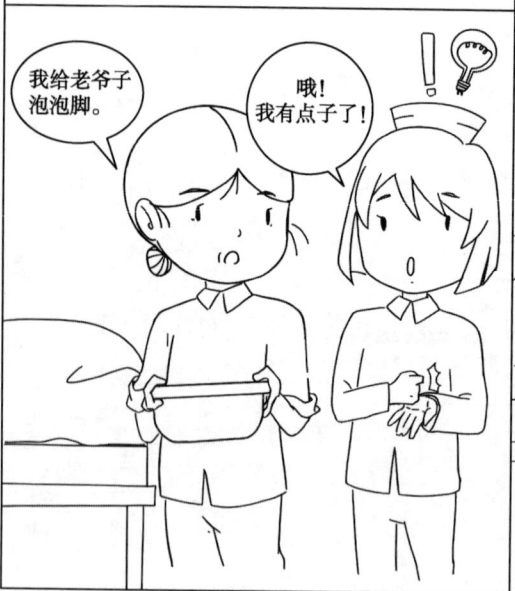

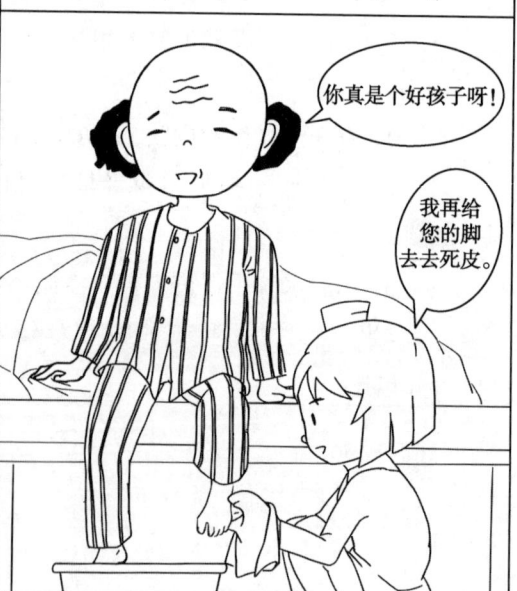

二、专科疾病

（一）高钾血症

1. 高钾血症紧急处理流程

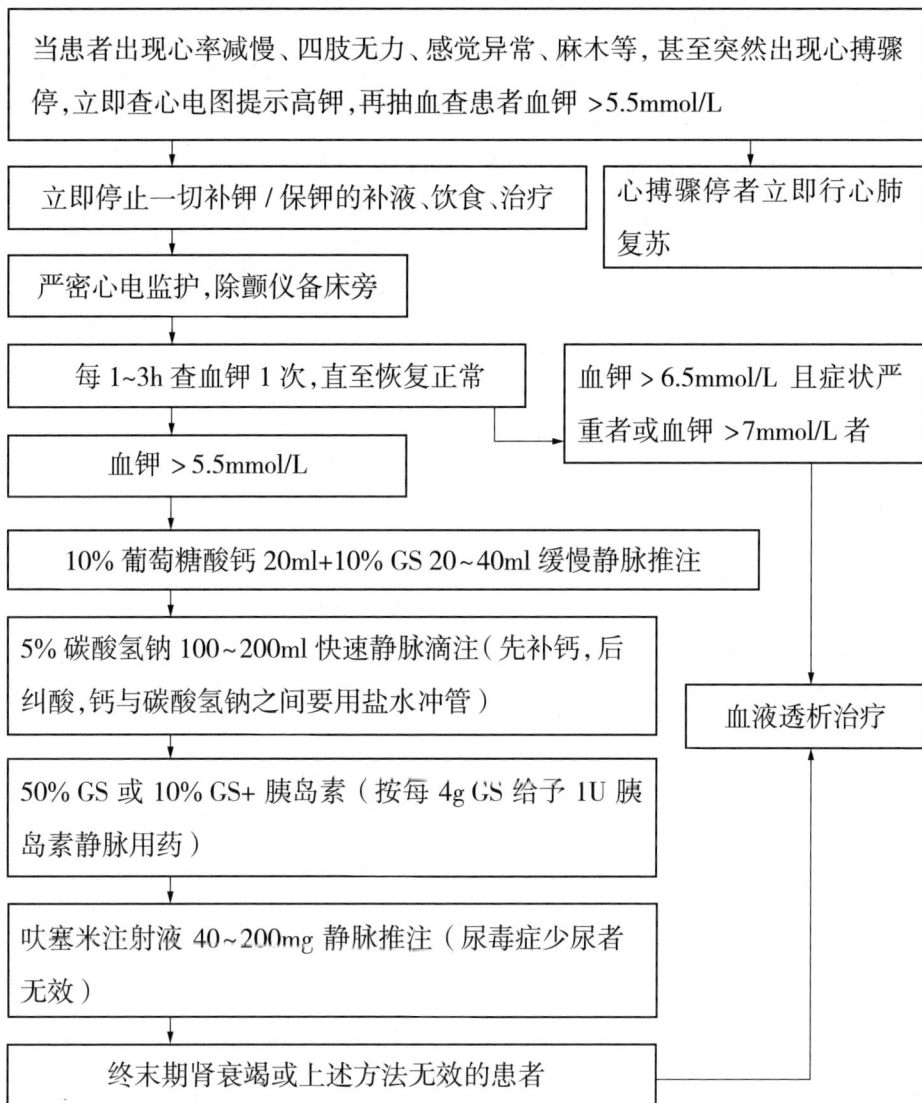

当患者出现心率减慢、四肢无力、感觉异常、麻木等，甚至突然出现心搏骤停，立即查心电图提示高钾，再抽血查患者血钾 >5.5mmol/L

立即停止一切补钾/保钾的补液、饮食、治疗

心搏骤停者立即行心肺复苏

严密心电监护，除颤仪备床旁

每1~3h查血钾1次，直至恢复正常

血钾 >6.5mmol/L 且症状严重者或血钾 >7mmol/L 者

血钾 >5.5mmol/L

10% 葡萄糖酸钙 20ml+10% GS 20~40ml 缓慢静脉推注

5% 碳酸氢钠 100~200ml 快速静脉滴注（先补钙，后纠酸，钙与碳酸氢钠之间要用盐水冲管）

血液透析治疗

50% GS 或 10% GS+ 胰岛素（按每 4g GS 给予 1U 胰岛素静脉用药）

呋塞米注射液 40~200mg 静脉推注（尿毒症少尿者无效）

终末期肾衰竭或上述方法无效的患者

2. 风险防范

风险一：对高钾血症的临床表现和心电图不熟悉

【后果】

未能及时警觉患者可能发生高钾血症,血钾持续升高,增加心搏骤停的风险。

【预防】

(1) 心电图是诊断高钾血症严重程度的重要参考指标(快速而准确的方法):①血钾 >6mmol/L 时出现基底窄而高尖的 T 波;②血钾 7~10mmol/L 时 P-R 间期延长,P 波渐消失,QRS 波群渐变宽;R 波渐低,S 波渐深,ST 段与 T 波融合,Q-T 间期缩短;③血钾 >7~10mmol/L 时,以上改变综合后可使心电图呈正弦波形,进而心室颤动。

(2) 高钾血症早期可能无症状,当患者血钾 >6~6.5mmol/L 时,可表现为心率减慢、四肢无力、感觉异常、麻木等,必须紧急处理;有些患者可无症状而突然出现心搏骤停。

(3) 危重症患者应定期复查离子状态,尤其是在利尿补钾、大量输注库存血、体内有大量积血或坏死组织时,应警惕血钾的变化。

【补救】

参照高钾血症的紧急处理流程。

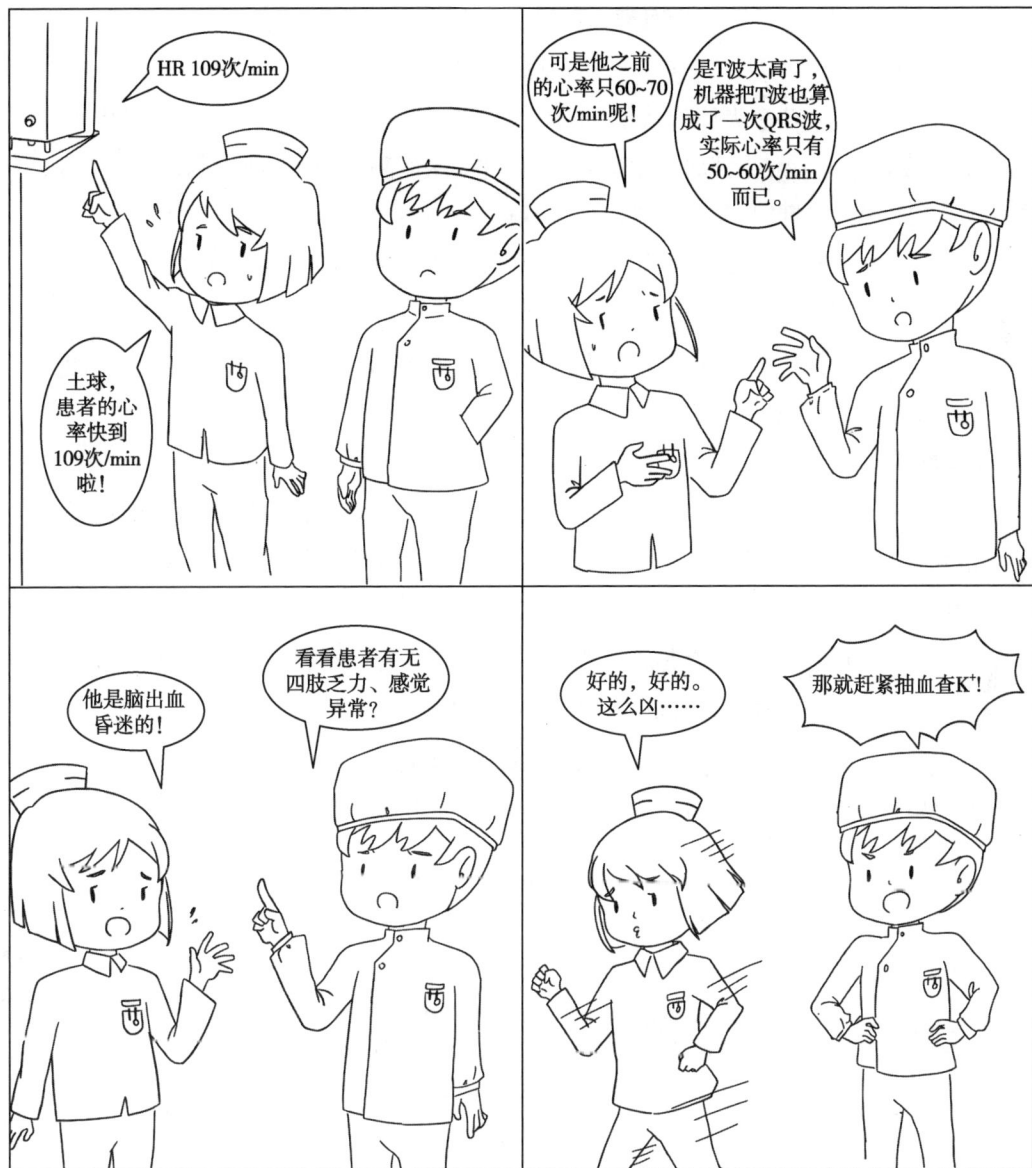

风险二：出现假性高钾血症

【后果】

错误降钾，容易导致低血钾。

【预防】

(1) 采血时让患者肌肉放松，止血带勿提前长时间套扎或套扎过紧，否则可能导致局部肌肉细胞钾离子溢出到血液之中，从而测得的血钾水平偏高。

(2) 正在补钾时，不在补钾侧肢体抽血。

(3) 静脉穿刺时缓解患者焦虑症状，可避免因过度换气导致钾离子在细胞内外的再分布。

(4) 采血前检查采血管有效期，因过期的 K^+-EDTA 抗凝型采血管会导致假性的血钾水平升高。

【补救】

(1) 当检验科报高钾危急值的时候，要认真结合患者的临床表现判断结果的可靠性，评估患者是否有疲倦、肌肉酸痛、四肢瘫软、心动过缓、心音减弱等症状。

(2) 行心电图检查，看是否有高血钾征象。

(3) 对结果有怀疑，应该另外抽血再次检验。

(4) 降钾治疗初期应该每小时检测血钾浓度。

(5) 复查血钾时要对目前补钾的进行程度有所了解。

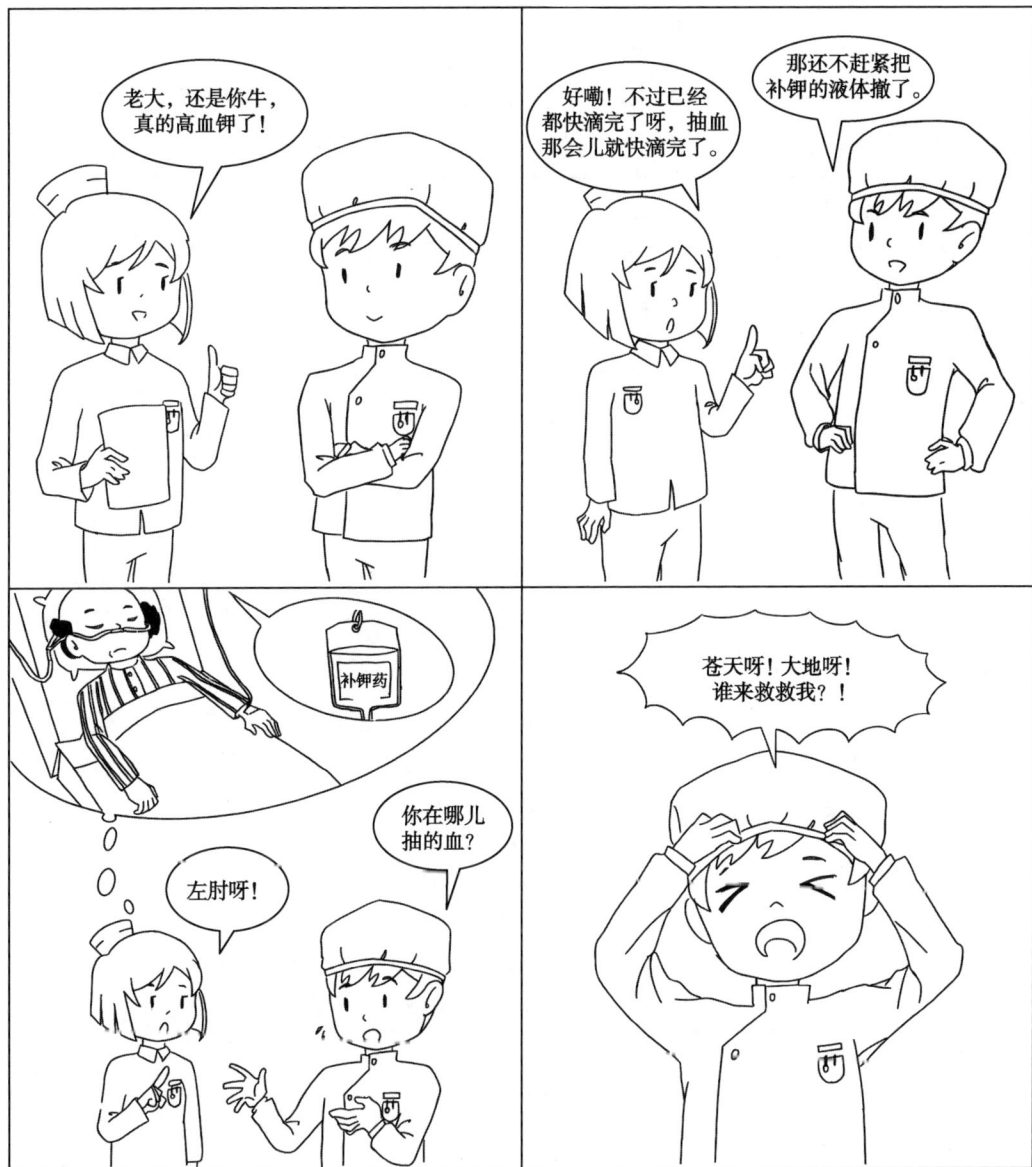

（二）高血压急症

1. 高血压急症紧急处理流程

原发性或继发性高血压患者，在某些诱因作用下，血压突然和显著升高（通常收缩压 >180mmHg 和 / 或舒张压 >120mmHg），并伴有高血压相关靶器官损害或器官原有功能受损进行性加重

减少引起或加重血压升高的因素：提供安静温暖的环境，减少探视，卧床休息，抬高床头，保持呼吸道通畅，给氧

连接心电监测，建立有创血压监测，建立静脉通道（最好为 CVC）

根据不同病因，迅速用药，降低血压

高血压脑病：先将血压降低到接近正常水平，如 160/100mmHg，此后应减慢降压速度，明显高颅压者应加用甘露醇和 / 或利尿剂

急进性 - 恶性高血压：将血压稳步降低到 170/110mmHg 后即应放慢速度，再逐渐降低到更低水平（一般认为要稍高于正常）

主动脉夹层：一般要求降低到正常偏低水平，如 90~110/60~70mmHg，并要求血压稳定在较低范围，首选硝普钠，最好在密切的监控下于 30min 内将血压降低到目标值

急性左心衰：血压力求降到正常水平，常用较大剂量的利尿剂加血管扩张剂，吗啡对于急性左心衰有一定的降压效果

急性冠脉综合征：对 ST 段抬高的急性冠脉综合征溶栓前应将血压控制在 160/100mmHg 以下，其他目标为疼痛消失、舒张压 <100mmHg；推荐使用硝酸甘油，配合使用利尿剂、钙通道阻滞剂、镇静剂

急性脑血管病：①脑梗死急性期当收缩压 >180mmHg，舒张压 >105mmHg 时才考虑用静脉制剂控制血压；②在急性脑卒中 24h 内，对于收缩压≥220mmHg 或舒张压≥120mmHg，或伴有严重心功能不全、主动脉夹层、高血压脑病的患者，可在严密监控下予降压治疗；③在急性脑卒中时，迅速降压的风险和益处尚不清楚，在患者情况稳定或好转前，可把血压控制在中间水平，大约 160/100mmHg

密切观察用药并发症：遵医嘱应用降压药物治疗期间，观察有无药物不良反应，如头痛、头晕、眼花、恶心、呕吐、面色潮红、下肢浮肿、心动过缓等症状，避免出现受伤或误吸等情况

2. 风险防范

风险一:降压药剂量过大,降压速度过快

【后果】

血压过低,器官供血不足。

【预防】

(1) 建立有创血压持续监测,若无,则在降压初期需 5min 测一次无创血压。

(2) 一般高血压急症患者(除主动脉夹层外)初始降压目标是在数分钟至 1h 内降低平均动脉压不超过 25%;稳定后,在此后的 2~6h 内降压至目标水平。

(3) 不同病因的高血压急症患者,应该注意其他辅助治疗,如镇静、镇痛、脱水、解除痉挛等,会加快血压下降速度。

(4) 注意其他原因引起的"假性高血压",如有创血压传感器零点位置跌落、尿潴留、气道阻塞、躁动等原因引起的高血压。

(5) 降压过程需绝对卧床,避免饮酒。

【补救】

(1) 在联合用药、首剂用药或加量时应特别注意有无乏力、头晕、心悸、出汗、恶心、呕吐等直立性低血压的表现。

(2) 血压下降幅度过大应该立即停用或减少降压药用量,或更换其他降压的药物。

(3) 血压低于目标水平时立即停用药物,报告医生,给予补液或者药物升压。

(4) 低血压发生时采取平卧位下肢抬高,加护床栏。

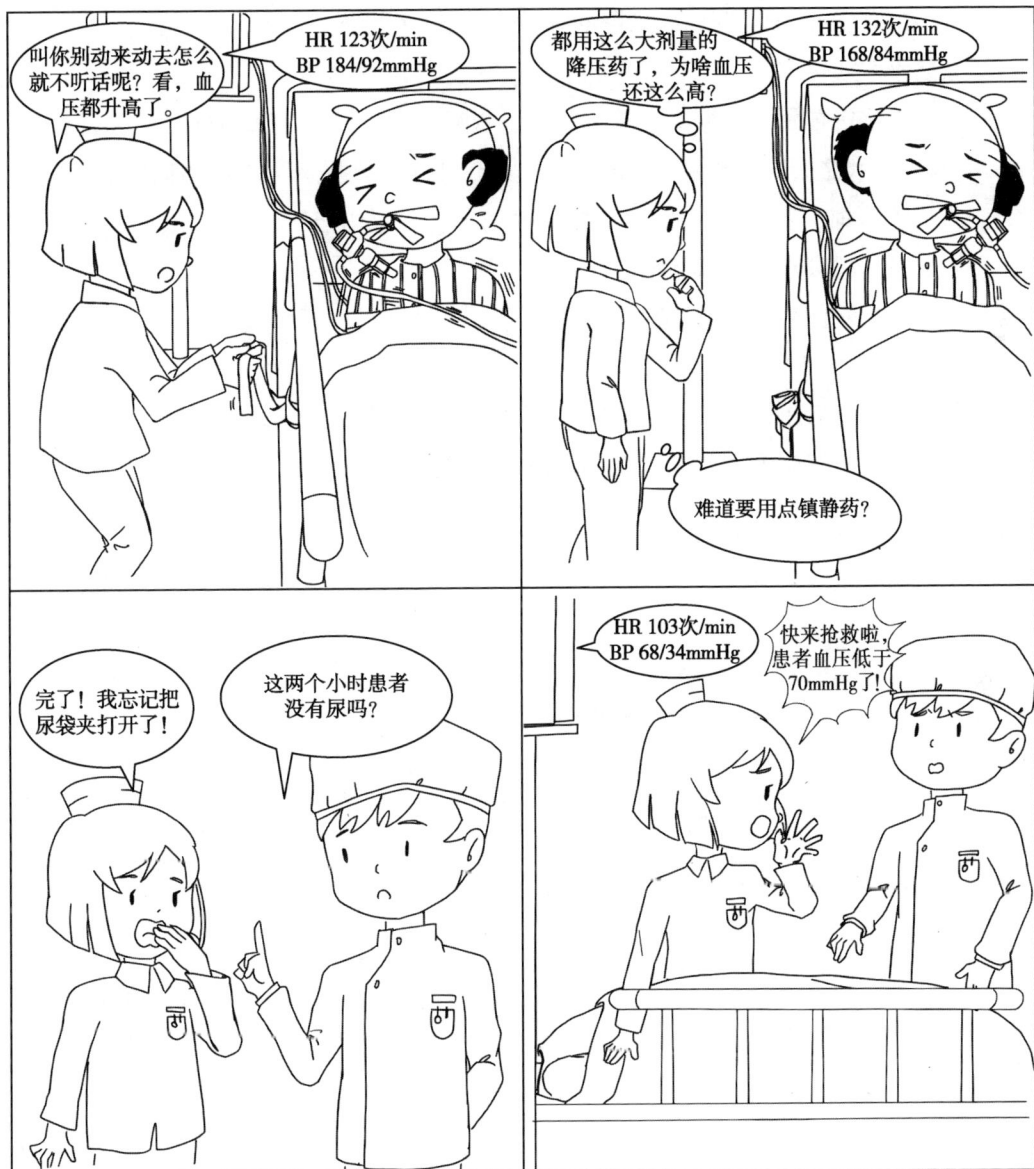

风险二:鼻饲患者加用口服降压药物时药物研磨

【后果】

降压药物快速被吸收,造成短时间内血压快速下降。

【预防】

(1) 当需要加用口服降压药物时应提醒医生,不要开缓释片或者控释片,因药物被研磨之后快速释放降压成分,造成起效快,效果强,药效维持时间短。

(2) 鼻饲患者不能服用肠溶片,研磨的药物在胃内溶解,影响药效的发挥,并且对胃黏膜造成一定刺激。

(3) 用药前仔细阅读说明书,掌握其服用注意事项。

【补救】

(1) 用药后密切观察血压变化,调整静脉降压药物的用量。

(2) 报告医生停用此类口服药物,改用其他方式降压。

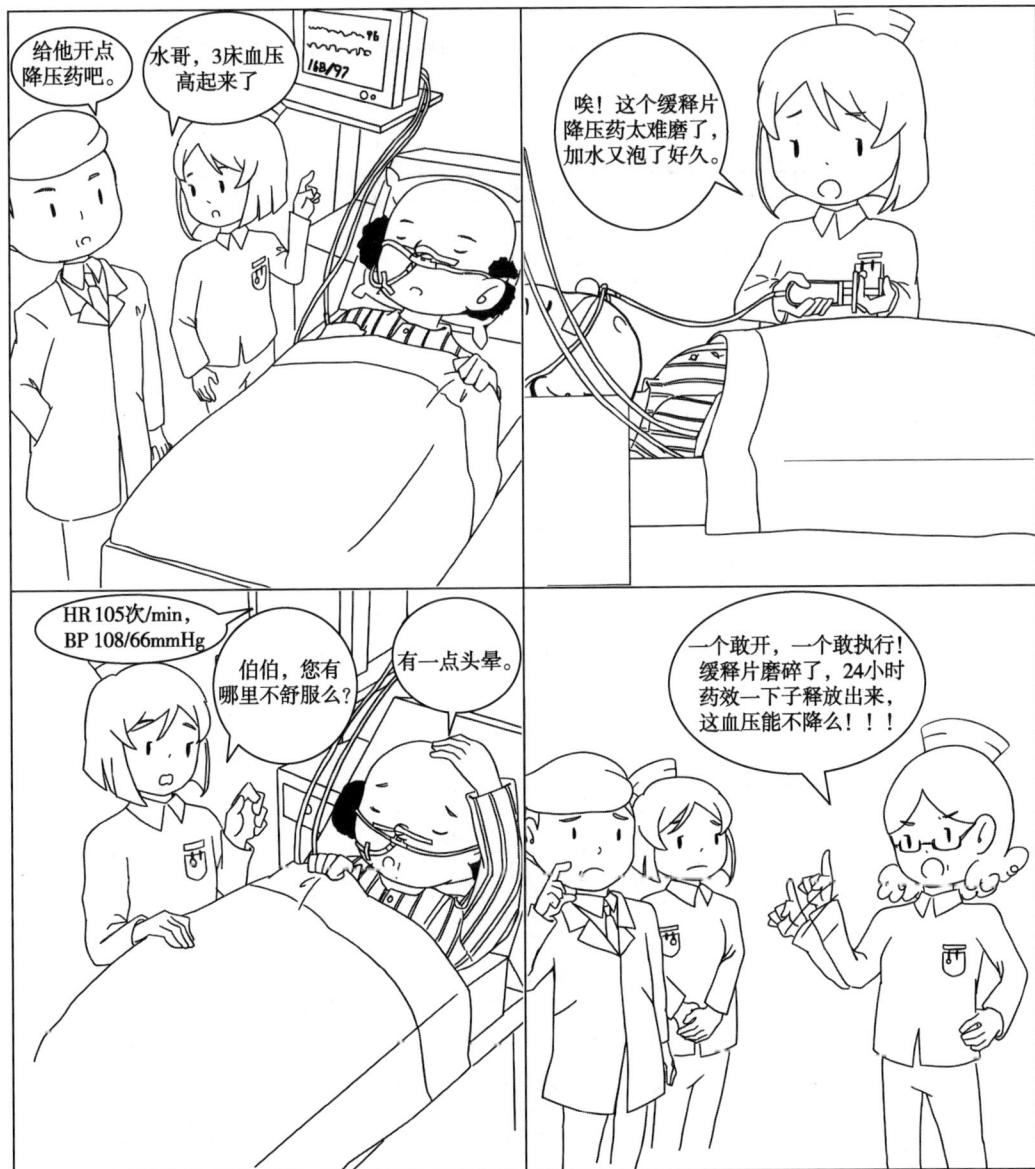

（三）糖尿病酮症酸中毒

1. 糖尿病酮症酸中毒（DKA）紧急处理流程

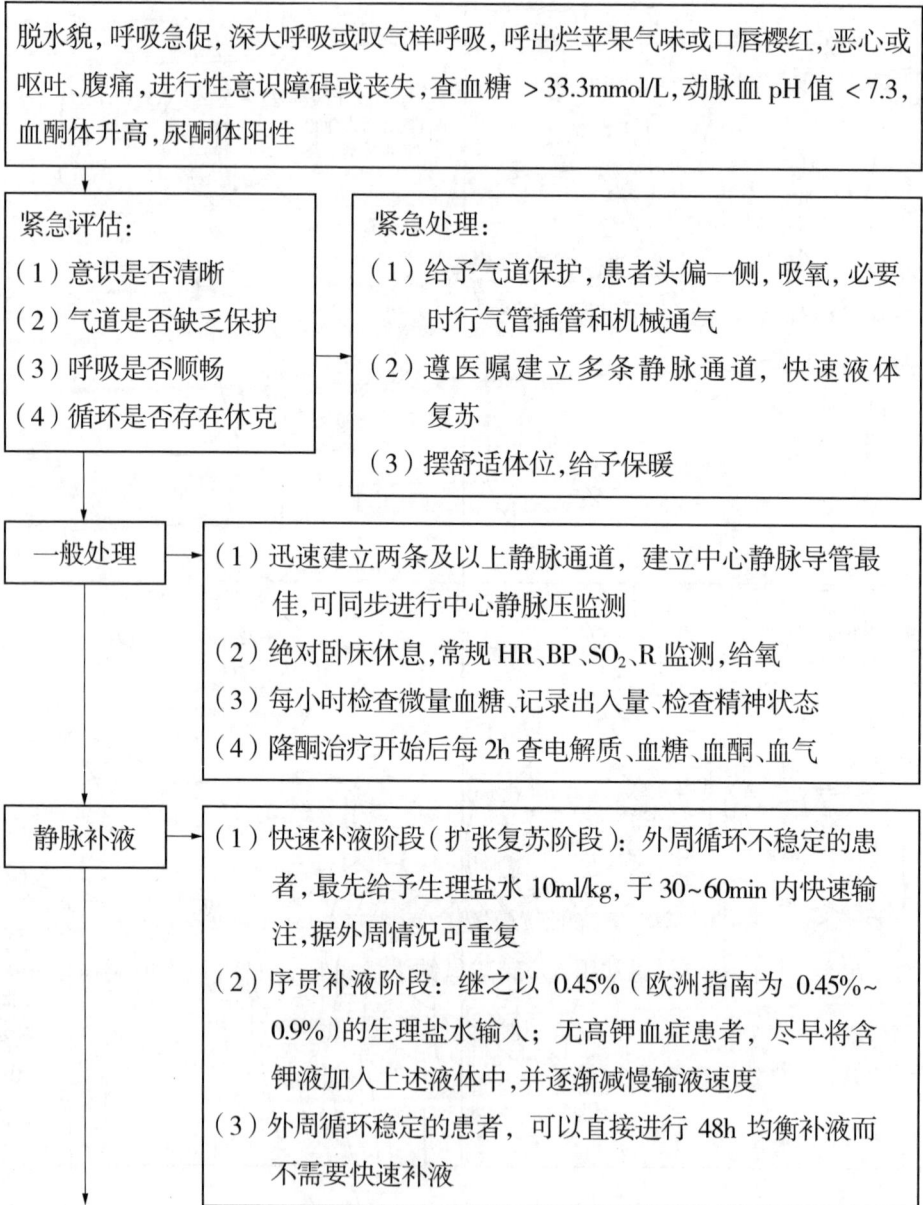

脱水貌，呼吸急促，深大呼吸或叹气样呼吸，呼出烂苹果气味或口唇樱红，恶心或呕吐、腹痛，进行性意识障碍或丧失，查血糖 >33.3mmol/L，动脉血 pH 值 <7.3，血酮体升高，尿酮体阳性

紧急评估：
（1）意识是否清晰
（2）气道是否缺乏保护
（3）呼吸是否顺畅
（4）循环是否存在休克

紧急处理：
（1）给予气道保护，患者头偏一侧，吸氧，必要时行气管插管和机械通气
（2）遵医嘱建立多条静脉通道，快速液体复苏
（3）摆舒适体位，给予保暖

一般处理
（1）迅速建立两条及以上静脉通道，建立中心静脉导管最佳，可同步进行中心静脉压监测
（2）绝对卧床休息，常规 HR、BP、SO_2、R 监测，给氧
（3）每小时检查微量血糖、记录出入量、检查精神状态
（4）降酮治疗开始后每 2h 查电解质、血糖、血酮、血气

静脉补液
（1）快速补液阶段（扩张复苏阶段）：外周循环不稳定的患者，最先给予生理盐水 10ml/kg，于 30~60min 内快速输注，据外周情况可重复
（2）序贯补液阶段：继之以 0.45%（欧洲指南为 0.45%~0.9%）的生理盐水输入；无高钾血症患者，尽早将含钾液加入上述液体中，并逐渐减慢输液速度
（3）外周循环稳定的患者，可以直接进行 48h 均衡补液而不需要快速补液

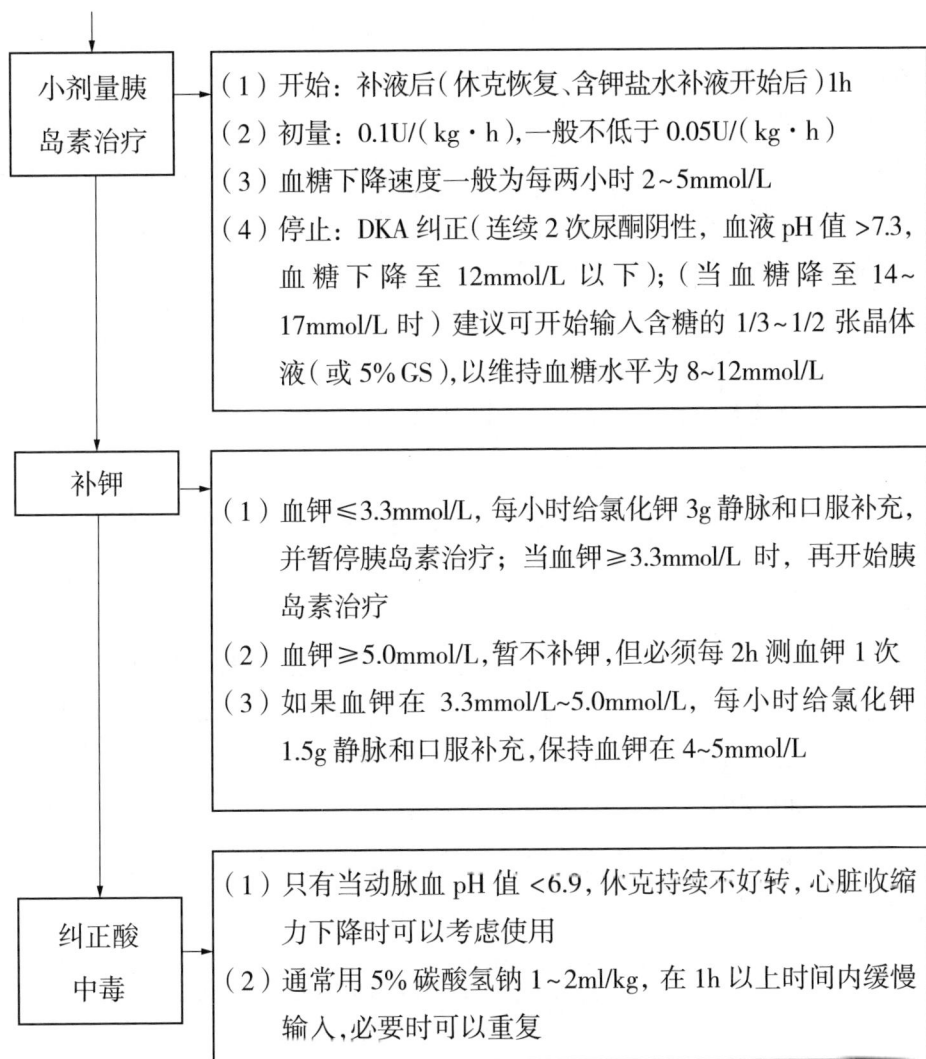

小剂量胰岛素治疗

（1）开始：补液后（休克恢复、含钾盐水补液开始后）1h
（2）初量：0.1U/（kg·h），一般不低于 0.05U/（kg·h）
（3）血糖下降速度一般为每两小时 2~5mmol/L
（4）停止：DKA 纠正（连续 2 次尿酮阴性，血液 pH 值 >7.3，血糖下降至 12mmol/L 以下）；（当血糖降至 14~17mmol/L 时）建议可开始输入含糖的 1/3~1/2 张晶体液（或 5%GS），以维持血糖水平为 8~12mmol/L

补钾

（1）血钾≤3.3mmol/L，每小时给氯化钾 3g 静脉和口服补充，并暂停胰岛素治疗；当血钾≥3.3mmol/L 时，再开始胰岛素治疗
（2）血钾≥5.0mmol/L，暂不补钾，但必须每 2h 测血钾 1 次
（3）如果血钾在 3.3mmol/L~5.0mmol/L，每小时给氯化钾 1.5g 静脉和口服补充，保持血钾在 4~5mmol/L

纠正酸中毒

（1）只有当动脉血 pH 值 <6.9，休克持续不好转，心脏收缩力下降时可以考虑使用
（2）通常用 5% 碳酸氢钠 1~2ml/kg，在 1h 以上时间内缓慢输入，必要时可以重复

2. 风险防范

风险一:液体疗法补液速度过快

【后果】

诱发脑水肿。

【预防】

(1) 快速补液阶段:外周循环不稳定的患者第一次快速输注后根据外周情况可重复,但第一小时一般不超过 30ml/kg。

(2) 外周循环稳定的患者,可以直接进行 48h 均衡补液,而不需要快速补液。

(3) 当补液量 >4L/(m^2·24h),前 4h 补液量过大,血浆渗透压每小时下降 >3mmol/L 时容易发生脑水肿。

(4) 碳酸氢钠治疗时,补碱过多过快,血液 pH 值很快升高而脑脊液 pH 值仍低,易加重中枢神经系统酸中毒,发生脑水肿。

【补救】

(1) 注意观察患者有无脑水肿表现,如烦躁、精神错乱、大小便失禁、库欣三联征(血压升高、心动过缓、呼吸抑制)以及一些特定神经系统体征(颅神经麻痹、视乳头水肿),当出现尿崩症时,提示脑水肿可能导致脑垂体血流中断。

(2) 立即抬高床头,调节并限制液体量(既维持血压,又避免脑灌注低血压)。

(3) 予甘露醇脱水,有严重呼吸抑制时给予必要的呼吸支持,必要时行外科手术治疗(脑出血)。

风险二：未能早期补钾

【后果】

容易造成低钾血症。

【预防】

(1) 治疗初期,因需大量补液及胰岛素的使用,患者若无高血钾,宜尽早补钾;若在快速补液初期为高血钾,则需见尿补钾。

(2) 常见血钾浓度为 4.0mmol/L(0.3%),最大静脉补钾速度为 0.5mmol/(kg·h),后续补钾应基于血钾监测。

(3) 若在快速补液阶段补钾,补钾浓度可为 20mmol/L。

(4) 建议磷酸钾与氯化钾或乙酸钾联合使用,避免氯化钾导致高氯血症,避免磷酸钾导致低钙血症。

(5) 每 2h 监测血钾浓度。

【补救】

(1) 一旦患者发生低钾血症立即增加静脉补钾剂量。

(2) 若以最大速度补钾,低钾血症仍然存在,建议降低胰岛素输注速度。

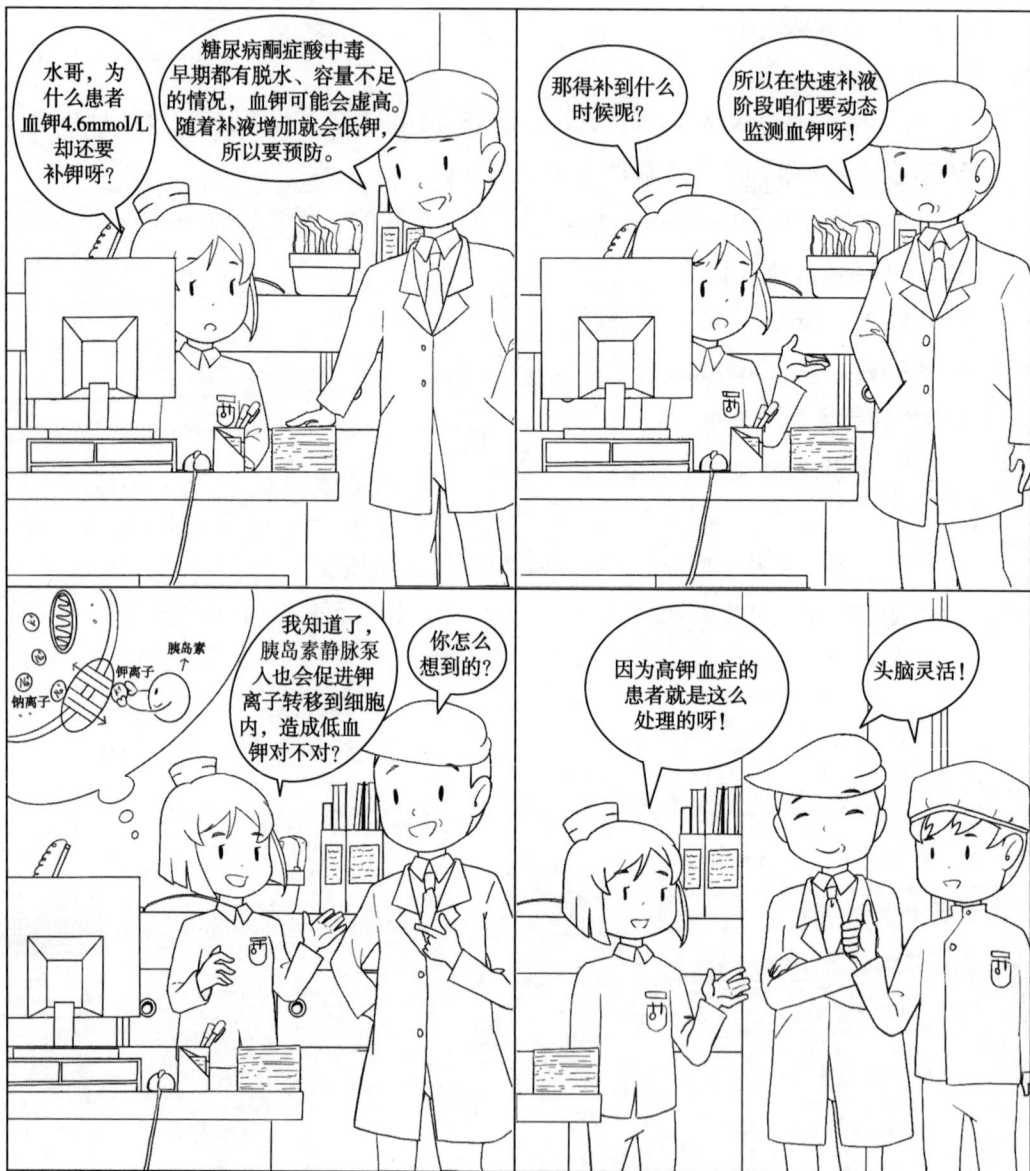

三、专科药物

（一）胰岛素制剂

1. 胰岛素

【危险因素】易发生低血糖反应、过敏反应（注射部位红肿、瘙痒、荨麻疹、血管神经性水肿）。

【防范措施】①注射前严格核对剂型和剂量；②用胰岛素注射笔或胰岛素专用注射器抽吸药液，保证剂量准确；③胰岛素注射笔使用时必先摇匀再注射；④按时就餐，使用过程中监测血糖变化；⑤用药期间应定期检查血糖、尿常规、肝肾功能、视力、眼底视网膜血管、血压及心电图等，以了解病情及糖尿病并发症情况。

2. 门冬胰岛素

【危险因素】①如果胰岛素使用剂量远高于需要量，就可能发生低血糖。重度低血糖可能导致意识丧失和 / 或惊厥以及暂时性或永久性脑功能损害，甚至死亡；②可能发生注射部位反应，包括疼痛、瘙痒、荨麻疹、肿胀和炎症。

【防范措施】①对本品过敏者及低血糖发作的患者禁用；②当注射剂量不足或治疗中断时，特别是在胰岛素依赖型糖尿病患者中，可能导致高血糖和糖尿病酮症酸中毒；③患者换用不同品牌和类型的胰岛素制剂时，与先前使用的胰岛素相比，低血糖的早期先兆症状可能会有所改变或不太显著，所以必须在严密的医疗监控下进行；④在同一注射区域内要持续轮换注射点，防止局部产生硬结；⑤餐后立即运动会增加低血糖发生的风险。

（二）抗甲状腺制剂

1. 复方碘化钾溶液

【危险因素】①不能单独治疗甲状腺功能亢进症，仅用于甲状腺功能亢进症术前准备，凡不拟行手术治疗的甲状腺功能亢进症患者均不宜服用碘剂；②可引起胃肠道不良反应。

【防范措施】指导患者于饭后用冷开水稀释后服用，或用餐时将碘剂滴在馒头和饼干上一同服用，否则容易刺激口腔和胃黏膜，引起恶心、呕吐、食欲缺乏等不良反应。

2. 甲巯咪唑

【危险因素】多见皮疹或皮肤瘙痒及白细胞减少,较少见严重的粒细胞缺乏症,可能出现再生障碍性贫血,还可能导致味觉减退、恶心、呕吐、上腹部不适、关节痛、头晕头痛、脉管炎、红斑狼疮样综合征。

【防范措施】①服药期间宜定期检查血常规;②哺乳期妇女禁用,孕妇慎用,肝功能异常、外周血白细胞数偏低者慎用;③在服用本品前避免服用碘剂,高碘食物或药物的摄入可使甲状腺功能亢进症病情加重,使抗甲状腺药需要量增加或用药时间延长。

(三)影响骨代谢的药物

密盖息

【危险因素】①易发生过敏反应;②使用剂量不易控制。

【防范措施】①使用前询问过敏史,家族史,皮试结果阴性方可使用;②应现配现用;③观察用药过程中的病情变化,发生头晕、恶心、呕吐、面部潮红等症状时应告知医师调节剂量。

第六节　中枢神经系统

一、专科操作

（一）轴线翻身

1. 轴线翻身操作流程

解释评估：向患者及家属解释，评估患者病情、意识，伤口和引流管情况，检查患者肢体活动和感觉、状态及配合能力

↓

准备用物：两个翻身枕，洗手戴口罩

↓

患者准备：将患者双手交叉在胸前，并将患者平移至近侧床沿

↓

翻身：患者胸椎损伤时，甲、乙护士一同将患者移至一侧床边，甲护士扶患者的肩部和臀部，乙护士扶患者的腰部和膝部，将患者翻转至侧卧位，保持脊柱在同一水平线上，翻身角度不超过60°。颈椎损伤时，需三人完成操作，由丙护士固定患者头部，丙护士喊口令，三人同步翻身

↓

观察：侧卧时观察原来受压部位有无压疮

↓

摆放体位：用软枕垫入患者腰背部，另用软枕垫于两膝或两腿之间，使双膝或双腿呈自然弯曲状态

↓

整理记录

2. 风险防范

风险:双人或三人配合未同时用力

【后果】

患者疼痛加剧,肌力感觉减退,骨折或脊髓损伤加重,颈椎错位可引起呼吸中枢抑制甚至危及生命。

【预防】

(1) 翻身前与患者有效沟通,使其能够放松配合。

(2) 翻身时两人或三人配合默契,可通过喊口号"1、2、3"来相互配合,始终保持脊柱与颈椎在同一直线上。

(3) 翻身前仔细评估患者肌力、感觉、大小便情况。

(4) 体位摆放垫枕要牢固,杜绝翻身后因重力作用导致头、胸、腰不在同一直线。

(5) 颈椎损伤者翻身时先用颈托固定,床边常备气管插管用物。

【补救】

(1) 立即让患者平卧。

(2) 查肌力、感觉情况。

(3) 通知医生,必要时拍片检查。

(4) 颈椎损伤者出现呼吸困难时候立即建立人工气道辅助通气。

(5) 按医嘱给予止痛、脱水及神经保护药物。

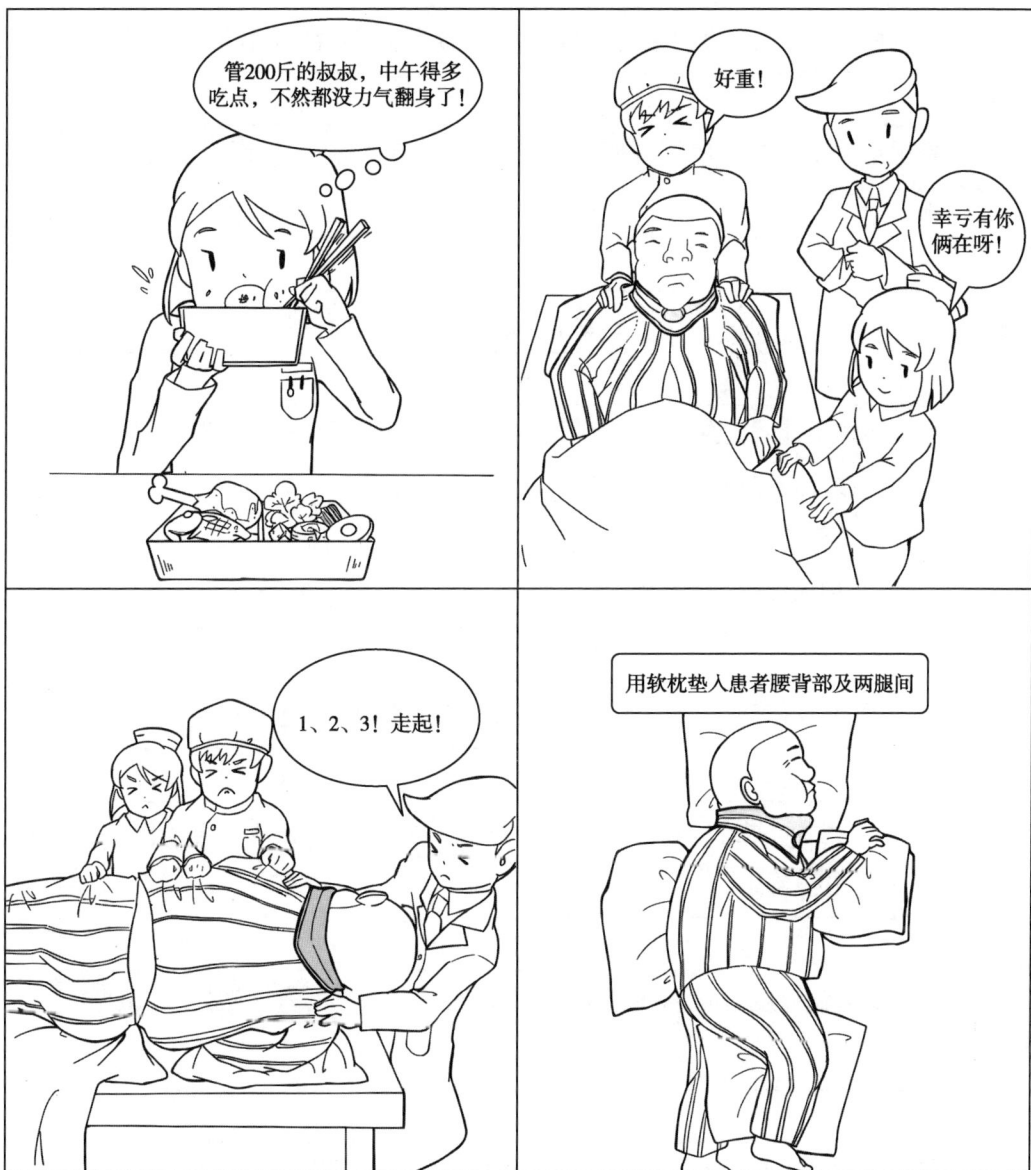

（二）亚低温治疗

1. 亚低温治疗操作流程

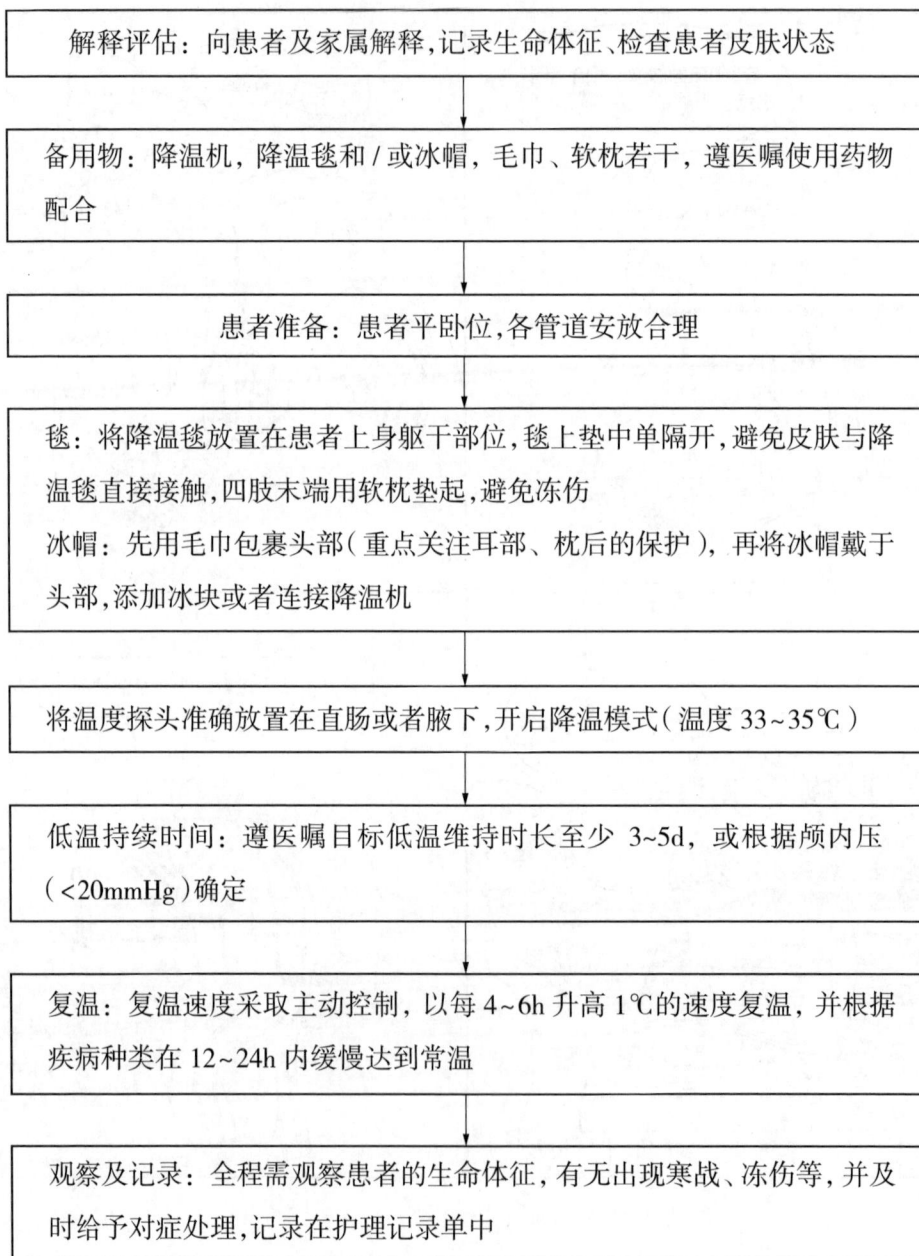

解释评估：向患者及家属解释,记录生命体征、检查患者皮肤状态

↓

备用物：降温机,降温毯和/或冰帽,毛巾、软枕若干,遵医嘱使用药物配合

↓

患者准备：患者平卧位,各管道安放合理

↓

毯：将降温毯放置在患者上身躯干部位,毯上垫中单隔开,避免皮肤与降温毯直接接触,四肢末端用软枕垫起,避免冻伤

冰帽：先用毛巾包裹头部（重点关注耳部、枕后的保护）,再将冰帽戴于头部,添加冰块或者连接降温机

↓

将温度探头准确放置在直肠或者腋下,开启降温模式（温度 33~35℃）

↓

低温持续时间：遵医嘱目标低温维持时长至少 3~5d,或根据颅内压（<20mmHg）确定

↓

复温：复温速度采取主动控制,以每4~6h升高1℃的速度复温,并根据疾病种类在12~24h内缓慢达到常温

↓

观察及记录：全程需观察患者的生命体征,有无出现寒战、冻伤等,并及时给予对症处理,记录在护理记录单中

2. 风险防范

风险一:使用温毯／冰帽时保护措施不足

【后果】

患者出现冻伤、压疮等。

【预防】

(1) 合理评估患者皮肤状态,降温毯、冰帽的大小,准备充足的防冻物品。

(2) 降温毯放置好后,检查并确认其垫于患者躯干下,四肢肢端置于软枕上,躯干部可在一侧垫一软枕,2h 后更换到对侧,避免因为接触低温时间过长而产生冻疮。

(3) 戴上冰帽后,再次检查并确认耳廓完全包裹在小毛巾内,避免直接接触冰帽冻伤。

(4) 每 2h 翻身,检查患者皮肤状态,给予对症处理。

【补救】

(1) 一旦发生冻伤,立即评估冻伤的程度,报告医生,评估是否继续进行亚低温治疗。

(2) 立即对冻伤部位实施保暖措施,隔离降温毯、冰帽。

(3) 若停止治疗,则观察患者复温后冻伤部位的恢复情况。

(4) 若继续亚低温治疗,在加强冻伤部位保暖措施的基础上,需增加观察皮肤状态的频次,以评估是否需要随时停止治疗。

(5) 如果出现压疮,按照压疮处理方式进行处置。

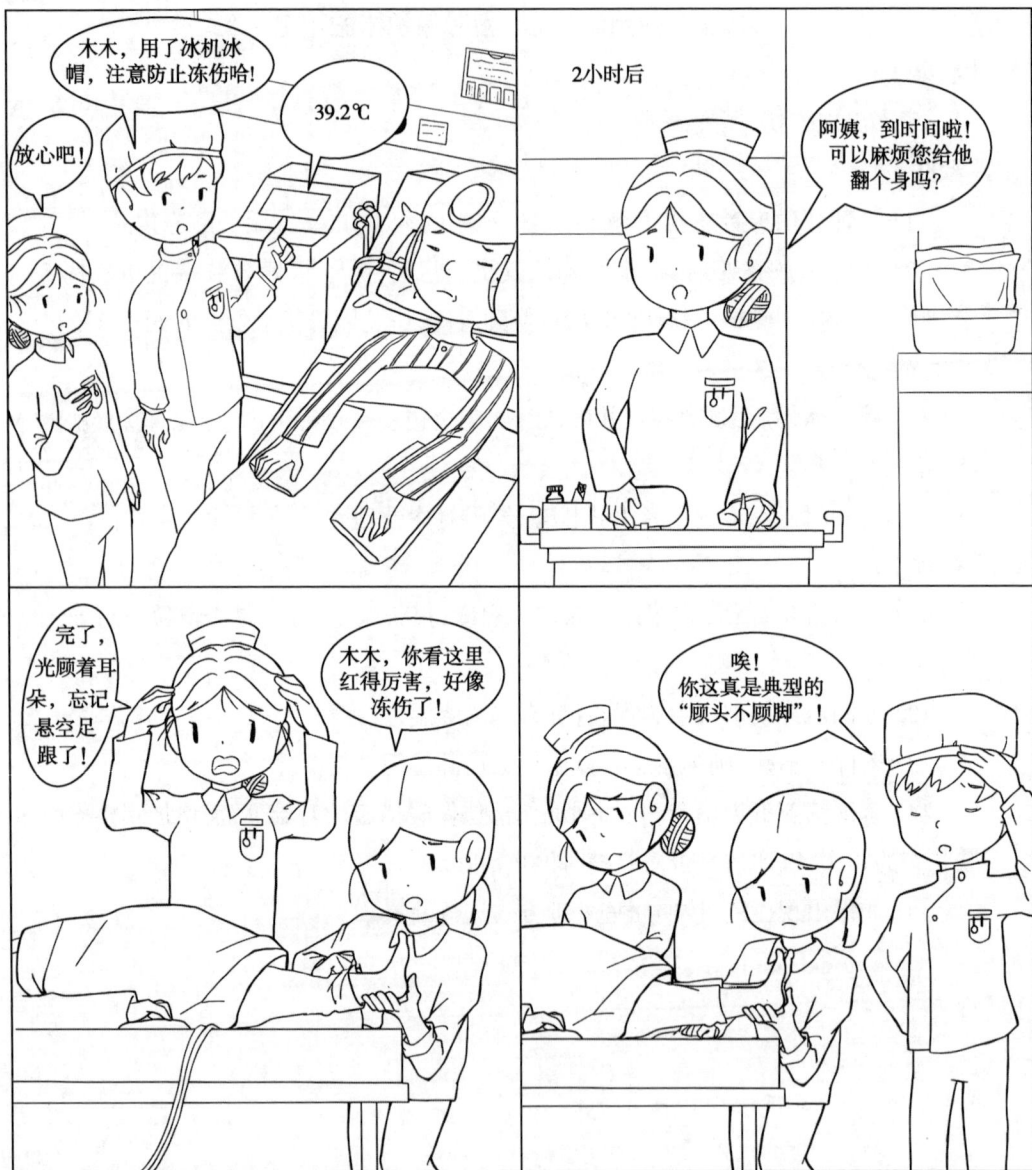

风险二:体温监测数据不准确

【后果】

患者目标低温不达标,亚低温治疗失败。

【预防】

(1) 根据患者情况选择合适的温度监测线,如躁动、十分瘦弱的患者可以选择肛温,肥胖患者可以选择腋温。

(2) 妥善对体温监测线进行固定,防止脱落。

(3) 每次改变体位后,检查体温监测线位置是否合适,是否仍在位,避免因体位改变导致监测线贴近降温毯,造成温度监测异常。

(4) 巡房时密切观察患者的体温状态,及时发现异常并处理。

(5) 不依赖单一监测体温的方式,每 4h 可以用水银体温计再次测体温以校正。

【补救】

(1) 重新放置体温监测线,并做好固定。

(2) 根据患者实际测量体温,酌情按医嘱给予处理。

(3) 温度监测线损坏要及时更换,必要时可关闭自动模式,选用手动降温模式降温,只设定机器循环水温,此时要每半小时用水银体温计测温一次。

（三）镇静、镇痛

1. 镇静、镇痛操作流程

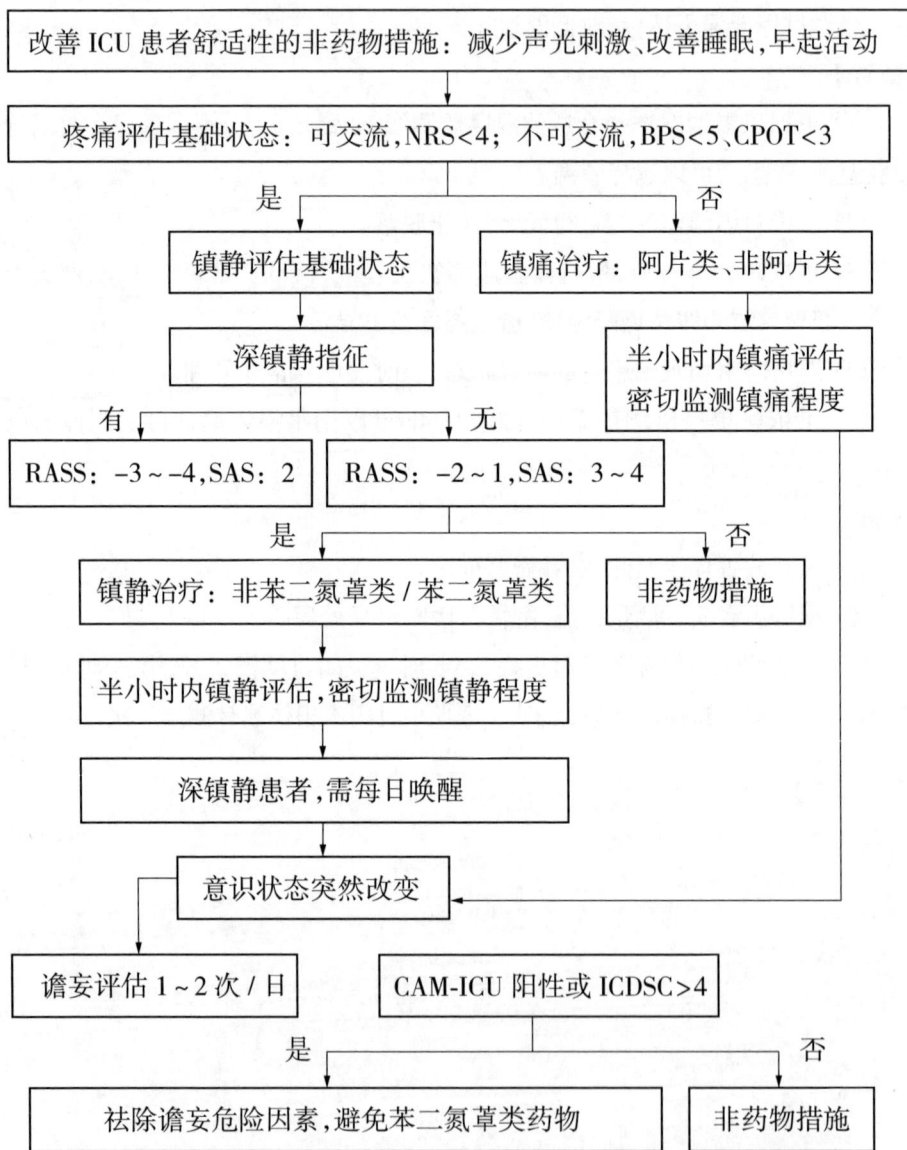

```
┌─────────────────────────────────────────────────────────────┐
│ 改善 ICU 患者舒适性的非药物措施：减少声光刺激、改善睡眠,早起活动 │
└─────────────────────────────────────────────────────────────┘
                              │
┌─────────────────────────────────────────────────────────────┐
│ 疼痛评估基础状态：可交流,NRS<4；不可交流,BPS<5、CPOT<3          │
└─────────────────────────────────────────────────────────────┘
            是                              否
            │                               │
┌───────────────────────┐      ┌───────────────────────┐
│    镇静评估基础状态      │      │ 镇痛治疗：阿片类、非阿片类 │
└───────────────────────┘      └───────────────────────┘
            │                               │
┌───────────────────────┐      ┌───────────────────────┐
│      深镇静指征         │      │   半小时内镇痛评估       │
└───────────────────────┘      │   密切监测镇痛程度       │
    有          无               └───────────────────────┘
    │           │
┌──────────────────┐ ┌──────────────────┐
│ RASS：-3~-4,SAS:2 │ │ RASS：-2~1,SAS:3~4 │
└──────────────────┘ └──────────────────┘
                    是                    否
                    │                     │
┌───────────────────────────┐    ┌───────────────┐
│ 镇静治疗：非苯二氮䓬类/苯二氮䓬类 │    │   非药物措施    │
└───────────────────────────┘    └───────────────┘
            │
┌───────────────────────────┐
│ 半小时内镇静评估,密切监测镇静程度 │
└───────────────────────────┘
            │
┌───────────────────────────┐
│    深镇静患者,需每日唤醒       │
└───────────────────────────┘
            │
┌───────────────────────────┐
│      意识状态突然改变         │
└───────────────────────────┘
    │                       │
┌──────────────────┐ ┌───────────────────────────┐
│ 谵妄评估1~2次/日   │ │ CAM-ICU 阳性或 ICDSC>4      │
└──────────────────┘ └───────────────────────────┘
                    是                    否
                    │                     │
┌───────────────────────────┐    ┌───────────────┐
│ 祛除谵妄危险因素,避免苯二氮䓬类药物 │    │   非药物措施    │
└───────────────────────────┘    └───────────────┘
```

注：BPS,行为疼痛评分量表；CPOT,重症监护疼痛观察量表；RASS,躁动 - 镇静量表；SAS,镇静 - 躁动评分；CAM-ICU,ICU 患者意识模糊评估法；ICDSC,重症监护谵妄筛查量表。

2. 风险防范

风险：药物剂量过大

【后果】

患者镇静、镇痛过深，影响患者呼吸、循环，甚至发生窒息、休克。

【预防】

（1）镇静、镇痛初始阶段，遵医嘱根据药物特性初始小剂量，逐步上调维持剂量，使患者逐渐达到镇静、镇痛目标。

（2）密切评估患者意识、瞳孔及生命体征，并频繁进行镇静、镇痛评分，以观察效果。

【补救】

（1）立即停止或下调镇静镇痛药物用量。

（2）报告医生，酌情遵医嘱使用促醒药物或拮抗药物。

（3）密切观察患者意识、生命体征，增加镇痛、镇静评分次数。

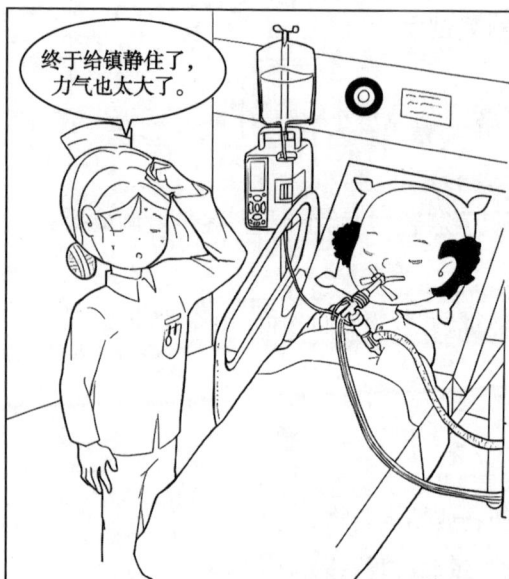

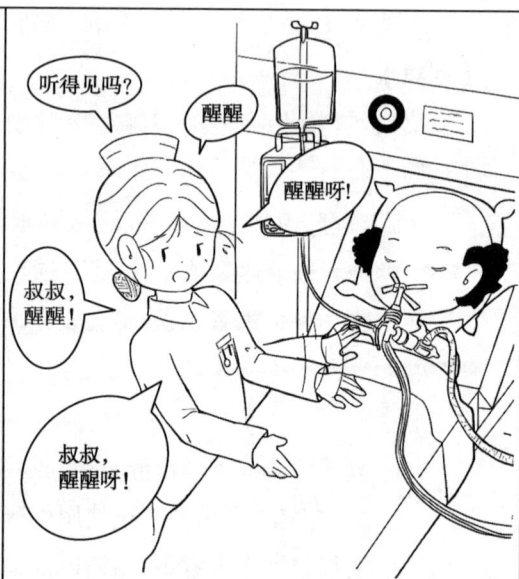

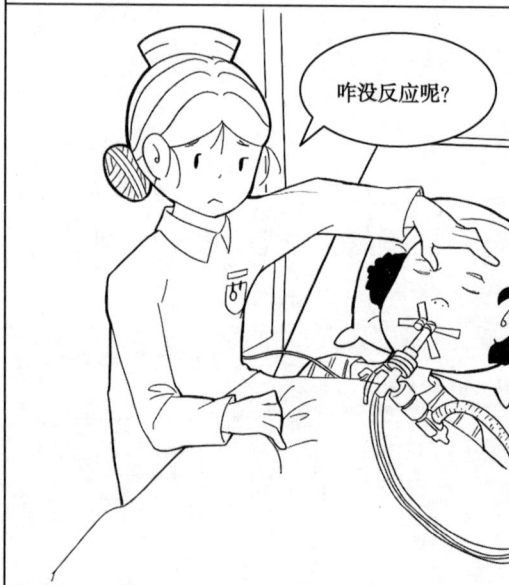

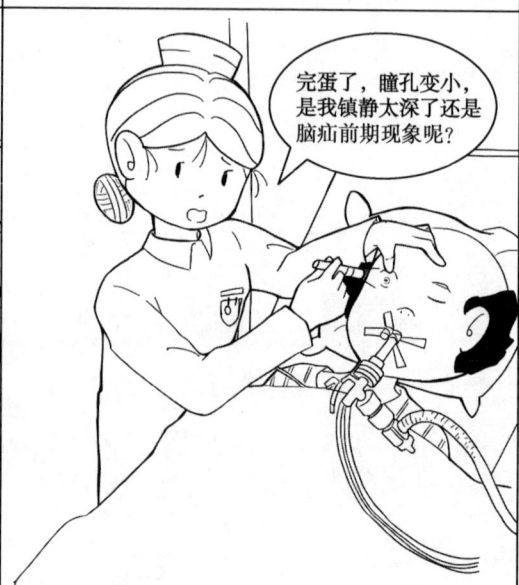

（四）良肢位摆放

1. 良肢位摆放操作流程

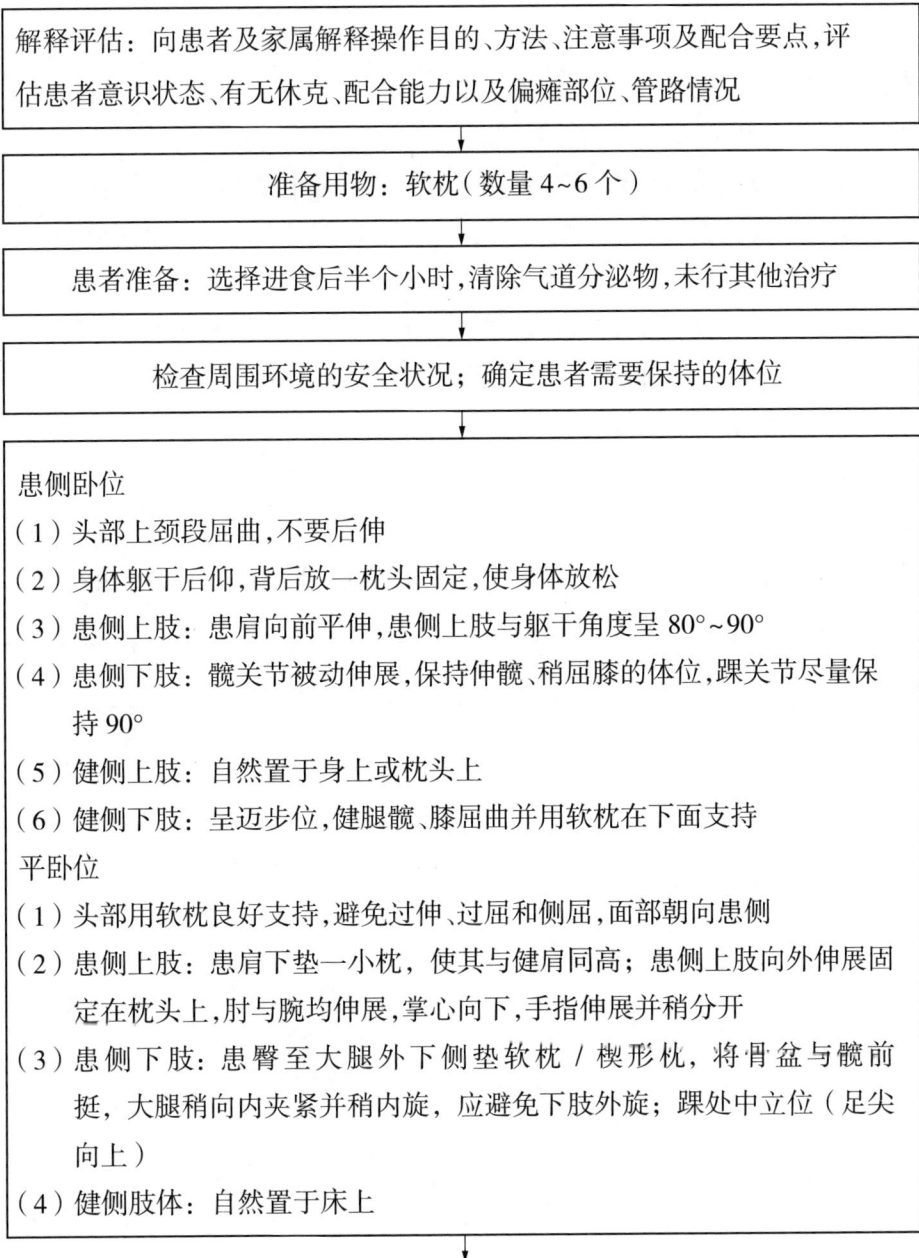

解释评估：向患者及家属解释操作目的、方法、注意事项及配合要点，评估患者意识状态、有无休克、配合能力以及偏瘫部位、管路情况

↓

准备用物：软枕（数量 4~6 个）

↓

患者准备：选择进食后半个小时，清除气道分泌物，未行其他治疗

↓

检查周围环境的安全状况；确定患者需要保持的体位

↓

患侧卧位

（1）头部上颈段屈曲，不要后伸

（2）身体躯干后仰，背后放一枕头固定，使身体放松

（3）患侧上肢：患肩向前平伸，患侧上肢与躯干角度呈 80°~90°

（4）患侧下肢：髋关节被动伸展，保持伸髋、稍屈膝的体位，踝关节尽量保持 90°

（5）健侧上肢：自然置于身上或枕头上

（6）健侧下肢：呈迈步位，健腿髋、膝屈曲并用软枕在下面支持

平卧位

（1）头部用软枕良好支持，避免过伸、过屈和侧屈，面部朝向患侧

（2）患侧上肢：患肩下垫一小枕，使其与健肩同高；患侧上肢向外伸展固定在枕头上，肘与腕均伸展，掌心向下，手指伸展并稍分开

（3）患侧下肢：患臀至大腿外下侧垫软枕／楔形枕，将骨盆与髋前挺，大腿稍向内夹紧并稍内旋，应避免下肢外旋；踝处中立位（足尖向上）

（4）健侧肢体：自然置于床上

↓

健侧卧位

（1）头部用软枕良好支持,确保患者舒适

（2）躯干与床面呈直角 90°或略前倾

（3）患侧上肢:先前平伸,放在胸前的软枕上,与躯干呈 100°,使患肩前伸,肘伸展,腕、指关节伸展放于软枕上,不能垂腕,大拇指与其余四指用布卷或纸卷隔开,以防拇指内收

（4）患侧下肢:髋、膝关节自然弯曲,放在身前软枕上,踝关节尽量保持 90°,注意足不能内翻悬在软枕边缘

（5）健侧上肢:可放于任何舒适位

（6）健侧下肢:髋关节伸直,膝关节自然微屈,平放在床上

↓

观察:患者的生命体征,询问患者是否舒适,关注肢体是否保持良肢位

↓

整理记录

良肢位摆放（患侧卧位）

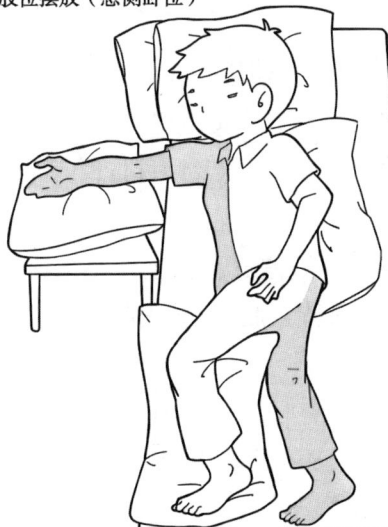

良肢位摆放（平卧位）

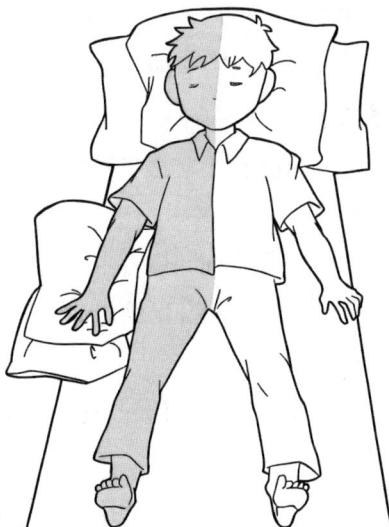

良肢位摆放（健侧卧位）

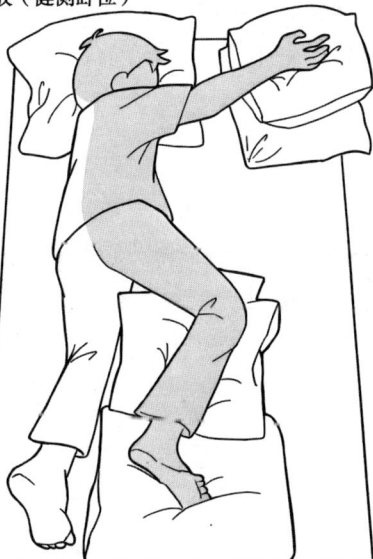

科学摆放，有助于肢体功能恢复哟！

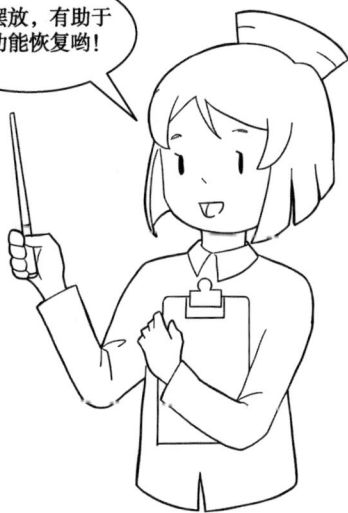

2. 风险防范

风险:良肢位摆放不到位或错误

【后果】

患者不舒适,患肢受压导致疼痛、循环不畅,甚至关节损伤。

【预防】

(1) 管床护士掌握良肢位摆放技术,能正确操作,定期有康复师进行授课和检查。

(2) 操作后询问患者本人舒适度,并再次检查确认肢体摆放正确。

(3) 加强巡视,观察患者生命体征、肢体是否保持良肢位、受压肢体血运情况。

(4) 定时改变体位,改善受压部位循环,避免压疮发生。

【补救】

(1) 立即调整肢体的摆放位置,必要时更换体位。

(2) 密切观察患者生命体征、疼痛及肢端循环改善情况。

(3) 若疼痛不缓解或出现关节损伤,及时报告医生,遵医嘱给予处理。

（五）吞咽功能康复训练

1. 吞咽功能康复训练流程

吞咽障碍评估：应用筛查问卷、临床功能评估或者借助多种评估方法一起进行检查，如进食评估问卷调查工具 -10（EAT-10）、反复唾液吞咽试验、洼田饮水试验、GUSS 吞咽功能评估量表等，筛选出符合条件的可以行康复训练的患者

↓

对患者及家属、照顾者进行健康教育，取得其重视和配合以及主动学习

↓

直接摄食训练：改良姿势或食物质地以减少吞咽困难

↓

基础训练：口、颜面功能训练，主要包括感官刺激、口部运动，以改善进食功能

↓

电刺激治疗：如 VitalStim 等，为综合治疗的主要组成部分

↓

扩张治疗：解决环咽肌功能障碍导致的吞咽困难

2. 风险防范

风险一:摄食训练时准备工作不到位

【后果】

容易引起误吸,中断康复。

【预防】

(1) 卧床患者床头摇高 >30°,头部前屈,偏瘫侧肩部用软枕垫起,喂食者位于患者健侧。

(2) 选择质地幼滑、湿润但不可溢出水分的食物搓成食团进行摄食锻炼,适当的调味及温度控制。

(3) 缓慢进食,开始进食时每次少量,逐渐增加至"一口量"(约 20ml,不可过多)。

(4) 进食后漱口或行口腔护理。

(5) 每次进食吞咽后,应反复再做几次空吞咽,使食团全部咽下,然后再进食,也可以食物与水交互进行吞咽。

(6) 昏迷者不可行摄食训练。

【补救】

如果因食物松散、有刺或质地坚硬等原因阻挡正常吞咽,或发生误吸,应立即协助患者清除口腔内食物残渣,大块食物阻塞气道应该立即行海姆立希手法,碎屑引起呛咳可配合吸痰管吸引,或在纤维支气管镜下取出异物,必要时行气管穿刺或气管切开。

风险二:吞咽功能康复过于激进

【后果】

容易引起误吸或其他并发症。

【预防】

(1) 进行吞咽功能康复训练之前,采用多种评估方法相结合的方式,准确寻找出适合行康复训练的人群,如 EAT-10 与洼田饮水试验相结合,可以提高筛查试验的敏感性和特异性。

（2）对患者的进步要有耐心，进食速度和量都要有所控制，等患者完全适应之后再慢慢增加，避免操之过急。

（3）食物的质地要顾及患者的吞咽能力、牙齿状况、身体状况及个人喜好。

【补救】

暂停康复计划，重新评估患者吞咽功能，以挽救生命、减轻痛苦为主，必要时留置鼻胃肠管。

二、专科疾病突发事件

(一) 颅内高压

1. 颅内高压的紧急处理流程

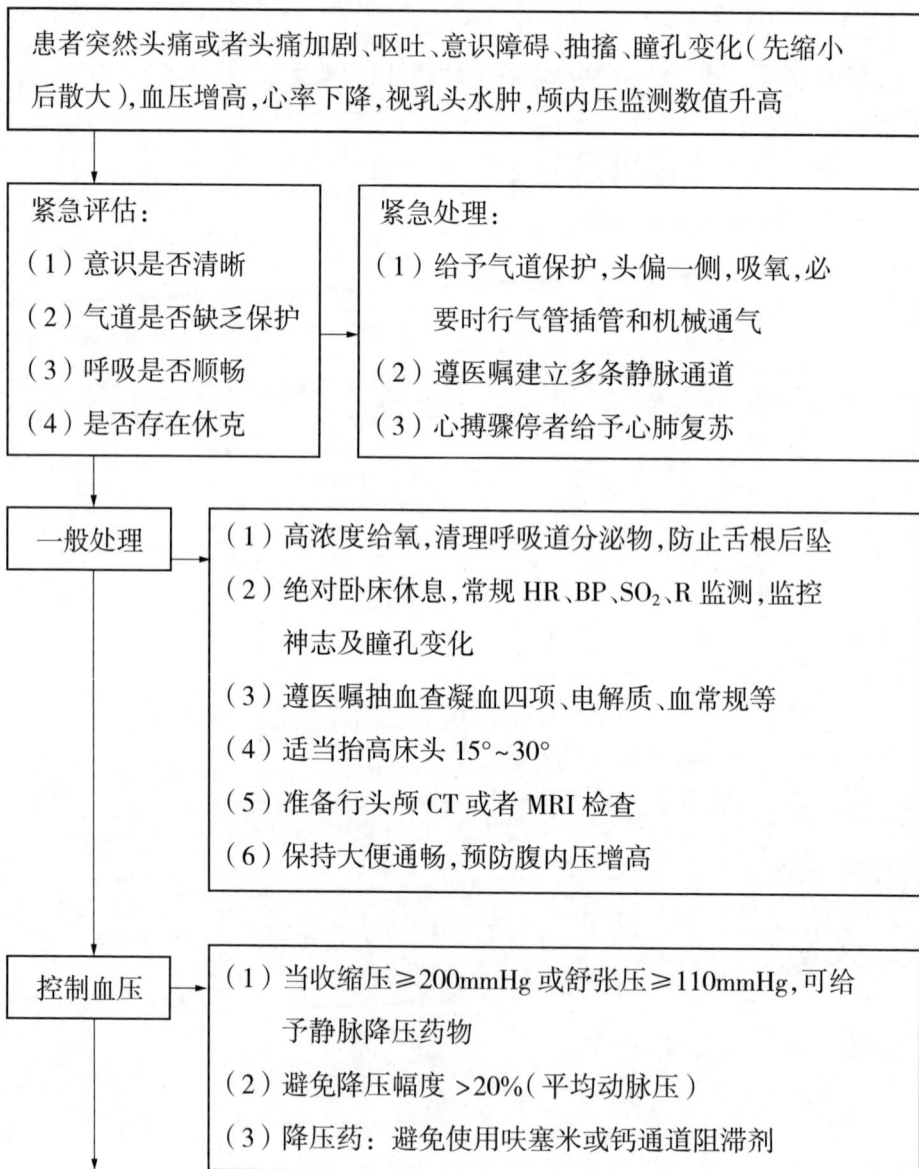

患者突然头痛或者头痛加剧、呕吐、意识障碍、抽搐、瞳孔变化(先缩小后散大),血压增高,心率下降,视乳头水肿,颅内压监测数值升高

紧急评估:

(1)意识是否清晰

(2)气道是否缺乏保护

(3)呼吸是否顺畅

(4)是否存在休克

紧急处理:

(1)给予气道保护,头偏一侧,吸氧,必要时行气管插管和机械通气

(2)遵医嘱建立多条静脉通道

(3)心搏骤停者给予心肺复苏

一般处理

(1)高浓度给氧,清理呼吸道分泌物,防止舌根后坠

(2)绝对卧床休息,常规 HR、BP、SO_2、R 监测,监控神志及瞳孔变化

(3)遵医嘱抽血查凝血四项、电解质、血常规等

(4)适当抬高床头 $15°\sim30°$

(5)准备行头颅 CT 或者 MRI 检查

(6)保持大便通畅,预防腹内压增高

控制血压

(1)当收缩压≥200mmHg 或舒张压≥110mmHg,可给予静脉降压药物

(2)避免降压幅度 >20%(平均动脉压)

(3)降压药:避免使用呋塞米或钙通道阻滞剂

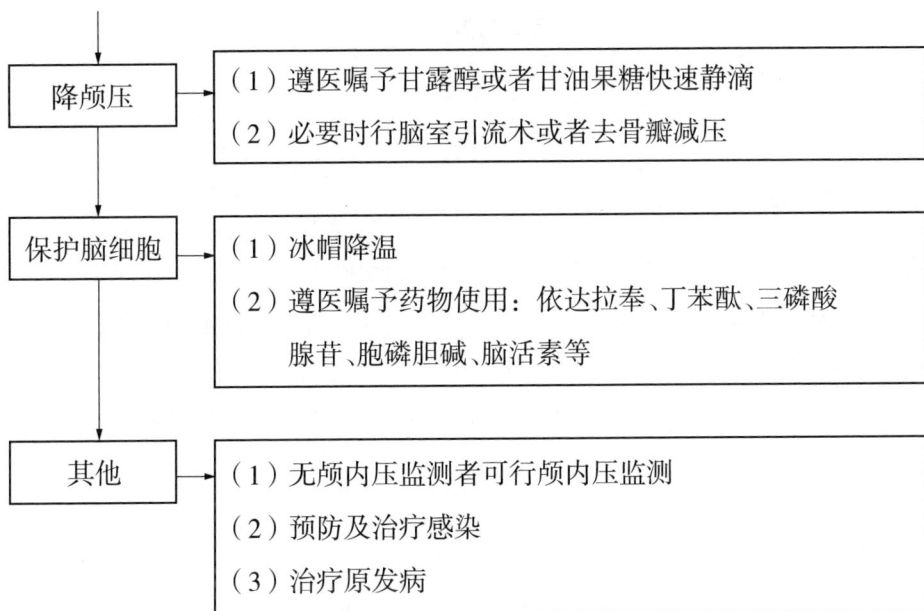

2. 风险防范

风险一:未及时发现颅内压升高

【后果】

颅内高压时间长,造成不可逆的脑疝。

【预防】

(1) 密切关注患者生命体征,出现血压升高要及时汇报医生,将血压控制在目标范围,不达标时要反复汇报,必要时遵医嘱予脱水降压降颅压处理。

(2) 密切观察患者神志、瞳孔,出现瞳孔不等大时要立即汇报医生,必要时遵医嘱外出行头颅 CT 检查,及时发现颅内有无再发出血或脑疝。

(3) 如有颅内压监测,需每小时观察记录颅内压数值,血压高时同步关注颅内压,降血压同时把颅内压控制在正常范围。

【补救】

(1) 立即遵医嘱予脱水降颅压。

(2) 如血压、颅内压控制不理想,瞳孔出现不等大,遵医嘱立即外出行头颅 CT 检查,必要时先留置人工气道。

(3) 头颅 CT 检查如果显示有新发出血或大面积脑梗或脑疝,立即做好术前准备,必要时遵医嘱送手术室行脑室外引流术或去骨瓣减压术。

风险二:神经专科术后的患者脑室引流管堵塞或长期夹闭

【后果】

颅内积血积聚时间长,导致颅内高压引起脑疝。

【预防】

(1) 术后及时调整引流管高度并开放引流,防止长期夹闭导致引流管内凝血,发生管道堵塞。

(2) 每次行翻身、外出检查搬运、吸痰等引起颅压高的操作前夹闭引流管,操作完及时开放引流管。

(3) 每班检查引流管是否固定通畅。

(4) 每小时检查引流液是否达标,及时调整引流管高度,保证引流液匀速引出并达标。

【补救】

(1) 如引流管堵塞,及时汇报医生,必要时医生可予尿激酶等溶栓药物冲洗引流管至引流通畅。

(2) 如溶栓后引流管仍不通畅,同时引起颅压高、瞳孔出现不等大,遵医嘱立即外出行头颅 CT 检查。

(3) 如头颅 CT 检查显示有大量积血或脑疝,立即做好术前准备,必要时遵医嘱送手术室更换脑室引流管或行去骨瓣减压术。

（二）脑疝

1. 脑疝紧急处理流程

患者突发剧烈头痛、频繁呕吐、血压上升、一侧瞳孔散大、脉搏缓慢有力，伴有不同程度的意识障碍、健侧肢体活动障碍等

↓

立即通知医生，同时建立静脉通路

↓

遵医嘱立即快速滴注 20% 甘露醇 125~250ml，严重时同时静脉推注呋塞米注射液

↓

保持呼吸道通畅，给氧，床头抬高 15°~30°，防止误吸，留置尿管

↓

心电监护，密切监测生命体征变化，尤其是呼吸、血氧饱和度、血压、瞳孔、意识和肢体活动度的变化

↓

做好颅脑手术及转运准备，立即行头颅 CT 检查

↓

提前做好气管插管准备，如果患者呼吸、心搏骤停，立即给予心肺复苏、气管插管、机械辅助通气、呼吸兴奋剂等措施

↓

头部放置冰袋或冰帽，进行脑复苏，防止脑水肿

↓

做好基础护理和抢救记录

2. 风险防范

风险一：未能重视引起颅内压快速升高的因素

【后果】

引发颅内压快速升高形成脑疝。

【预防】

(1) 对脑出血的患者要密切监测血压、瞳孔和意识的变化,对本来神志不清的患者容易忽略其继续出血导致的颅内压上升。

(2) 大量快速补液。

(3) 腰椎穿刺术释放脑脊液。

(4) 高压灌肠。

(5) 颅内各腔压力分布不均。

(6) 尿潴留和用力排便。

【补救】

(1) 在进行任何可能影响颅内压变化的操作之前,要认真评估患者情况,操作中一旦发现患者病情变化,立即停止。

(2) 立即停止大量快速补液,根据脑疝应急处理流程进行处理。

风险二：对脑疝患者自主呼吸状况关注不足

【后果】

未能发现患者呼吸中枢抑制,出现紧急气管插管抢救的情况。

【预防】

(1) 脑疝后容易发生呼吸抑制,应密切观察呼吸节律,对心电监护上呼吸波形不满意的,应及时调整电极片在身体上粘贴的部位以取得最佳波形。

(2) 脑疝患者常规准备气管插管用物在床边,发现患者呼吸有减慢征象及早进行气管插管或预防性建立人工气道。

【补救】

一旦患者出现血氧饱和度下降,立即调高氧浓度,进行简易呼吸器给氧,同时通知医生进行气管插管。

三、专科药物

(一) 镇静、催眠药

1. 地西泮注射液

【危险因素】①静脉注射速度过快可引起呼吸抑制；②易出现嗜睡、头昏、乏力等，大剂量可有共济失调、震颤；③罕见皮疹，白细胞减少；④个别患者发生兴奋，多语，睡眠障碍，甚至幻觉。停药后，上述症状很快消失；⑤长期连续用药可产生依赖性和成瘾性，停药可能发生停药反应，表现为激动或忧郁。

【防范措施】①对本药或其他同类药过敏者、孕妇、哺乳期妇女、30 天以内的婴儿禁用；②老年、体弱、幼儿、肝病和低蛋白血症患者对地西泮的中枢性抑制作用比较敏感，应缓慢静脉注射，成人 2~5mg/min，儿童 3min 内按体重不超过 0.25mg/kg；③长期使用本药时，停药前应逐渐减量，不能骤停，以免发生撤药反应，使病情加重；④氟马西尼是地西泮的拮抗药，如发生地西泮超量或中毒，可使用氟马西尼进行解救治疗；⑤禁止联合使用苯二氮䓬类药物和阿片类药物，因其可能会导致严重的镇静、呼吸抑制、昏迷，甚至死亡。

2. 注射苯巴比妥

【危险因素】①易出现头晕、嗜睡、乏力、关节肌肉疼痛等，久用可产生耐受性及依赖性；②少见皮疹、药热、剥脱性皮炎等过敏反应。

【防范措施】①对本药过敏者禁用；②严重肝肾功能不全及肝硬化患者禁用；③严重肺功能不全(如肺气肿)、支气管哮喘、呼吸抑制患者禁用；④突然停药可引起戒断症状，应逐渐减量停药。

(二) 抗精神病及抗惊厥药

1. 氯丙嗪

【危险因素】①易导致血压下降、呼吸抑制；②长期大量用药可引起迟发性运动障碍；③可引起注射局部红肿、疼痛、硬结；④可引起中毒性肝损害或阻塞性黄疸；⑤偶尔可引起癫痫、过敏性皮疹或剥脱性皮炎及恶性综合征。

【防范措施】①肌内注射前需测血压，血压低于 90/60mmHg 禁用，注射时注意观察呼吸变化；②基底神经节病变、帕金森病、帕金森综合征、骨髓抑制、青光眼、昏迷及对吩噻嗪类药过敏者；③患有心血管疾病（如心衰、心肌梗死、传导异常）慎用；④出现迟发性运动障碍，应停用所有的抗精神病药；⑤出现过敏性皮疹及恶性综合征应立即停药并进行相应的处理；⑥肝肾功能不全者应减量；⑦癫痫患者慎用；⑧本品不宜皮下注射，静脉注射可引起血栓性静脉炎，应稀释后缓慢注射；⑨不适用于有意识障碍的精神异常者。

2. 硫酸镁注射液

【危险因素】①有效治疗浓度与中毒浓度很接近，镁中毒首先表现为膝反射消失，随后出现全身肌张力减退及呼吸抑制，严重者心搏骤停；②静脉注射硫酸镁常引起潮红、出汗、口干等症状，快速静脉注射时可引起恶心、呕吐、心慌、头晕，个别出现眼球震颤，减慢注射速度症状可消失；③肾功能不全，用药剂量大，可发生血镁积聚。血镁浓度达 5mmol/L 时，可出现肌肉兴奋性受抑制，感觉反应迟钝，膝腱反射消失，呼吸开始受抑制；血镁浓度达 6mmol/L 时可发生呼吸停止和心律失常，心脏传导阻滞，浓度进一步升高，可使心搏停止。

【防范措施】①硫酸镁 24h 总量为 30g，根据膝腱反射、呼吸次数和尿量监测，滴注速度不超过 2g/h，每次用药前和用药过程中，定时做膝腱反射检查，测定呼吸次数，监测每小时尿量，抽血查血镁浓度，如出现膝反射明显减弱或消失，或每分钟呼吸次数 < 14 次，每小时尿量 < 25ml 或 2h< 60ml，应及时停药，如出现急性镁中毒现象，可用钙剂静脉注射解救，常用 10% GS＋10% 葡萄糖酸钙注射液 10ml 缓慢静脉注射；②应用硫酸镁注射液前须查肾功能，如肾功能不全应慎用，用药量应减少；③有心肌损害、心脏传导阻滞时应慎用或不用；④用药过程中突然出现胸闷、胸痛、呼吸急促，应及时听诊，必要时行胸部 X 线检查，以便及早发现肺水肿。

（三）治疗神经退变性疾病制剂

注射用鼠神经生长因子

【危险因素】①局部疼痛，偶见荨麻疹；②易形成不溶的沉淀，浑浊或絮状物；③偶有过敏反应。

【防范措施】①如果出现局部疼痛、荨麻疹停药后可自行缓解，一般不需特殊处理；②使用前加入氯化钠注射液（或灭菌注射用水）2ml，轻微震荡后即可完全溶解,如发现有不溶的沉淀,浑浊或絮状物时不得使用;③注射方式为肌内注射;④过敏时对症处理。

(四)抗震颤及麻醉性镇痛药

1. 多巴丝肼片

【危险因素】①药物过量可引起不随意运动、意识模糊、失眠及早见的恶心、呕吐或心律失常;②摄食可影响吸收。

【防范措施】①剂量应严格遵医嘱逐步进行,剂量应达到个体化并确定最佳疗效;②服药时间应至少在餐前 30min 或餐后 1h。

2. 曲马多

【危险因素】偶见出汗、嗜睡、头晕、恶心、呕吐、食欲缺乏及排尿困难,可致过敏、呼吸抑制,长期服用可成瘾。

【防范措施】①对曲马多过敏者以及乙醇、安眠药、镇痛药或其他精神药物中毒者禁用;②严重脑损伤,意识模糊,呼吸抑制患者禁用;③肾、肝功能不全者,心脏疾病患者酌情减量使用或慎用;④注意保持呼吸道通畅,呼吸抑制的解毒药为纳洛酮。

3. 芬太尼

【危险因素】①一般不良反应为眩晕、视物模糊、恶心、呕吐、低血压、胆道括约肌痉挛、喉痉挛、出汗等,偶有肌肉抽搐;②严重不良反应为呼吸抑制、窒息、肌肉强直及心动过缓,如不及时治疗,可发生呼吸停止、循环抑制、心脏停搏等;③本品有成瘾性,但较哌替啶轻。

【防范措施】①支气管哮喘、脑损伤脑肿瘤引起的昏迷患者禁用,重症肌无力、呼吸抑制、心律失常患者慎用;②静脉注射时注意速度,过快可致呼吸抑制,宜采用微量泵匀速输入;③不得误入气管、支气管与黏膜接触,也不得涂敷于皮肤和黏膜。

(五)非甾体消炎及脑代谢功能促进药

1. 阿司匹林

【危险因素】长期大量用药(如治疗风湿热),尤其当血药浓度 > 200mg/L 时较易出现不良反应,血药浓度愈高,不良反应愈明显。①常见的不良反应有恶心、呕吐,上腹部不适或疼痛(由于本品对胃黏膜的直接刺激引起)等胃肠道反应,停药后多可消失,长期或大剂量服用可有胃肠道出血或溃疡;②中枢神经系统不良反应:出现可逆性耳鸣、听力下降,多在服用一定疗程,血药浓度达到200~300mg/L 后出现;③过敏反应:出现于约 0.2% 的患者中,表现为哮喘、荨麻疹、血管神经性水肿或休克,多为易感者,服药后迅速出现呼吸困难,严重者可致死亡,称为阿司匹林哮喘,有的是阿司匹林过敏、哮喘和鼻息肉三联征,往往与遗传和环境因素有关。

【防范措施】①对本品过敏者禁用;②活动性溃疡病或其他原因引起的消化道出血、血友病或血小板减少症患者禁用;③长期大量用药时应定期检查红细胞压积、肝功能及血清水杨酸含量;④与任何可引起低凝血酶原血症、血小板减少、血小板聚集功能降低或胃肠道溃疡出血的药物同用时,可能加重凝血障碍及引起出血;⑤本品与激素长期同用,尤其是大量应用时,有增加胃肠道溃疡和出血的风险。

2. 双氯芬酸钠

【危险因素】①可引起胃肠道不适,如恶心、呕吐、腹泻或食欲缺乏;②有时可出现头痛、头晕、疲倦、皮疹和胃肠道出血。

【防范措施】①避免与其他非甾体抗炎药,包括选择性环氧合酶 -2(COX-2)抑制药合并用药;②根据控制症状的需要,在最短治疗时间内使用最低有效剂量,可以使不良反应降到最低;③在非甾体抗炎药治疗过程中,可能出现胃肠道出血、溃疡和穿孔等不良反应,当患者服用该药发生上述症状时,应停药,老年患者使用非甾体抗炎药出现不良反应的频率增加,尤其是胃肠道出血和穿孔,其风险可能是致命的;④可导致新发高血压或使已有的高血压症状加重,在开始本品治疗和整个治疗过程中应密切监测血压;⑤本品可能引起反应能力受损,特别是在饮酒时服用,可能影响驾驶或操作机器的能力,因此,服用本品时应避免饮酒;⑥服用阿司匹林或其他非甾体抗炎药后诱发哮喘、荨麻疹或过敏反应的患者禁用;⑦禁用于冠状动脉搭桥术(CABG)围手术期疼痛的治疗;⑧重度心力衰竭、肝肾功能衰竭患者慎用。

3. 尼莫地平注射液

【危险因素】①可引起血压下降、肝炎、皮肤刺痛、胃肠道出血、血小板减少，偶见一过性头晕、头痛、颜面潮红、呕吐、胃肠道不适等不良反应；②本品含一定量乙醇，不能与乙醇不相容的药物配伍；③有轻微的光敏感性；④注射和输液部位易出现血栓性静脉炎。

【防范措施】①使用时应避光；②对乙醇过敏者慎用；③脑水肿及颅内压增高患者须慎用；④使用尼莫地平期间不得同时使用头孢菌素类药物，避免与 β 受体阻滞剂或其他钙通道阻滞剂合用；⑤建议深静脉给药，外周静脉给药时应加强观察，每 12 小时更换输液部位。

第四章

ICU 护士职业风险防范

第一节　物理性危害

一、负重损害

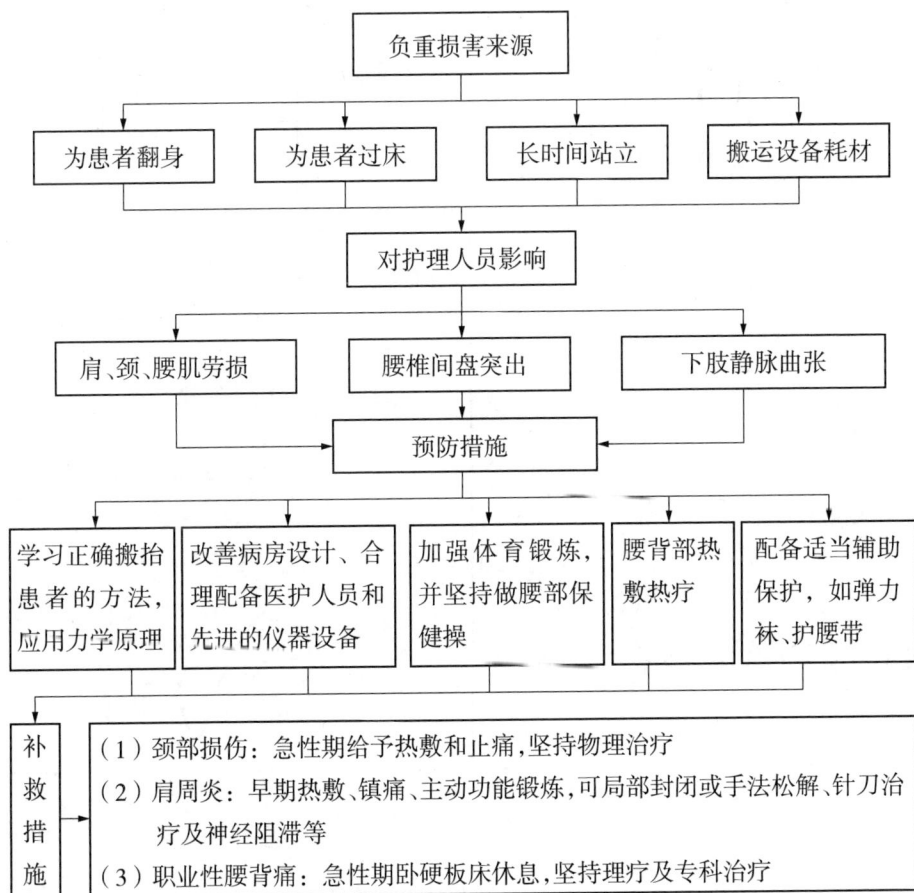

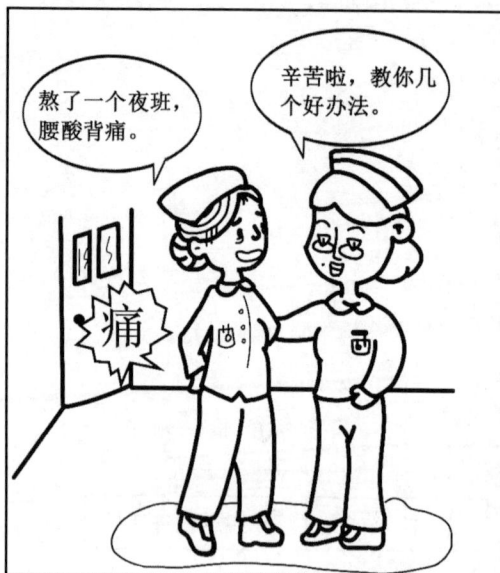

1. 热敷一下腰部，会舒服点。
2. 上班可以适当佩戴腰围，保护腰部。

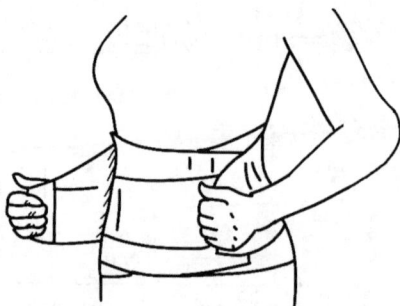

3. 掌握搬抬技巧，如以下蹲代替弯腰。

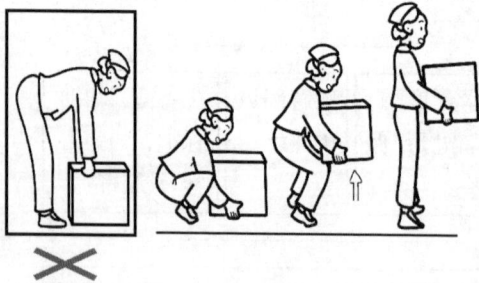

4. 加强体育锻炼，并坚持做腰部保健操.

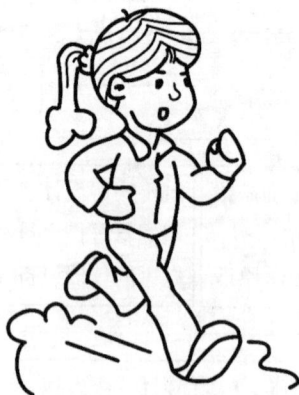

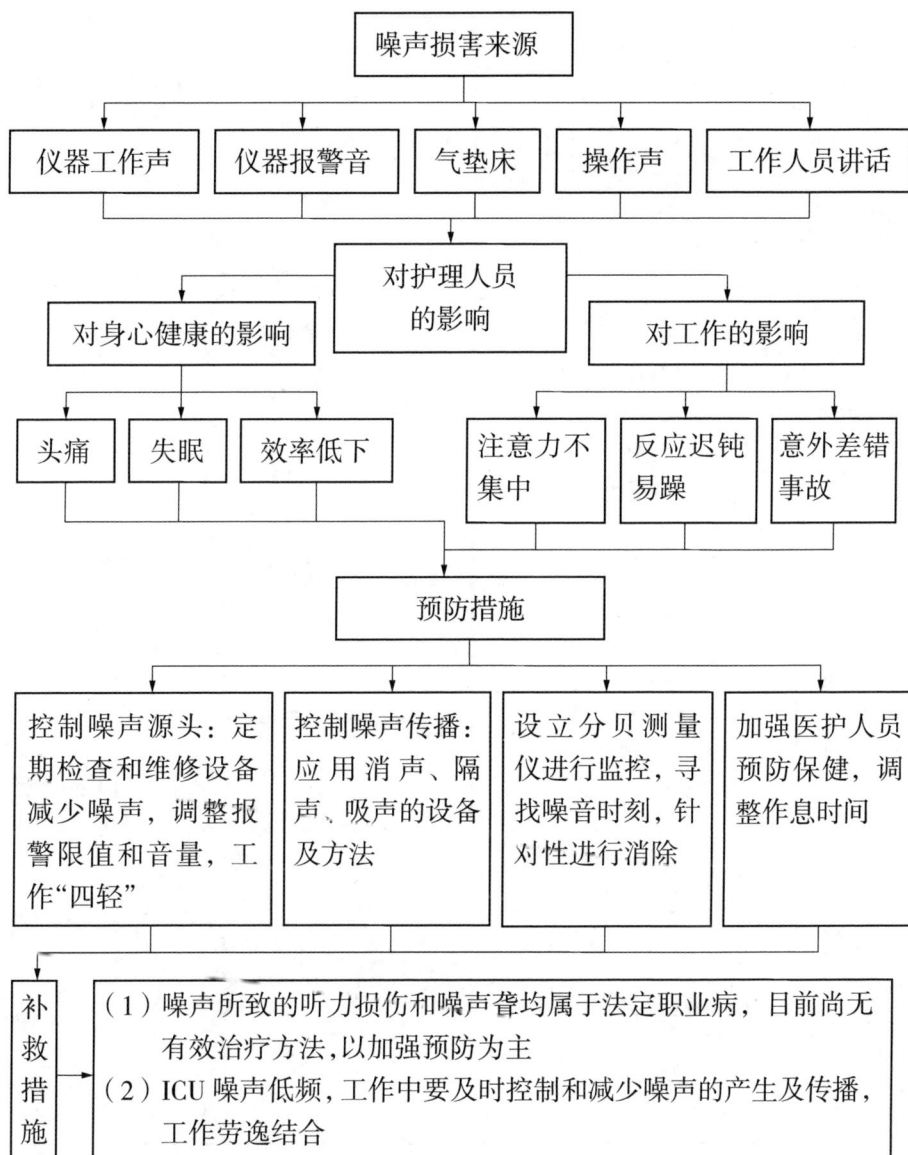

二、噪声损害

```
                        ┌──────────────┐
                        │  噪声损害来源  │
                        └──────────────┘
```

| 仪器工作声 | 仪器报警音 | 气垫床 | 操作声 | 工作人员讲话 |

```
                  ┌──────────────┐
                  │   对护理人员   │
                  │    的影响     │
                  └──────────────┘
```

| 对身心健康的影响 | | | 对工作的影响 | | |

| 头痛 | 失眠 | 效率低下 | 注意力不集中 | 反应迟钝易躁 | 意外差错事故 |

```
                  ┌──────────────┐
                  │   预防措施    │
                  └──────────────┘
```

| 控制噪声源头：定期检查和维修设备减少噪声，调整报警限值和音量，工作"四轻" | 控制噪声传播：应用消声、隔声、吸声的设备及方法 | 设立分贝测量仪进行监控，寻找噪音时刻，针对性进行消除 | 加强医护人员预防保健，调整作息时间 |

| 补救措施 | (1) 噪声所致的听力损伤和噪声聋均属于法定职业病，目前尚无有效治疗方法，以加强预防为主
(2) ICU 噪声低频，工作中要及时控制和减少噪声的产生及传播，工作劳逸结合 |

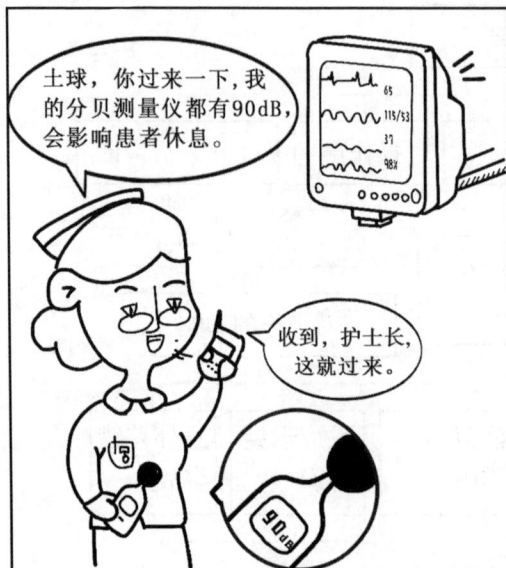

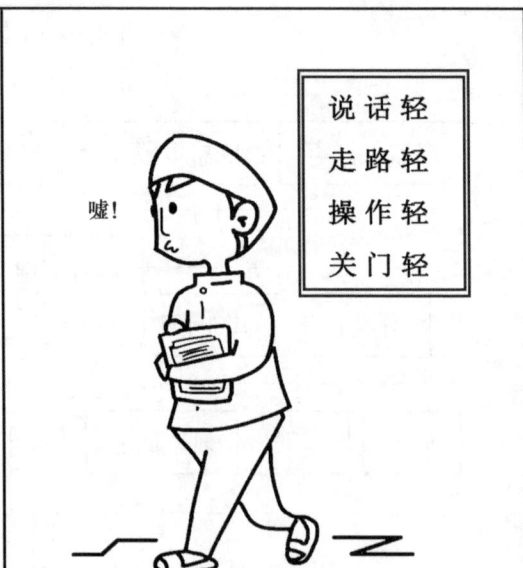

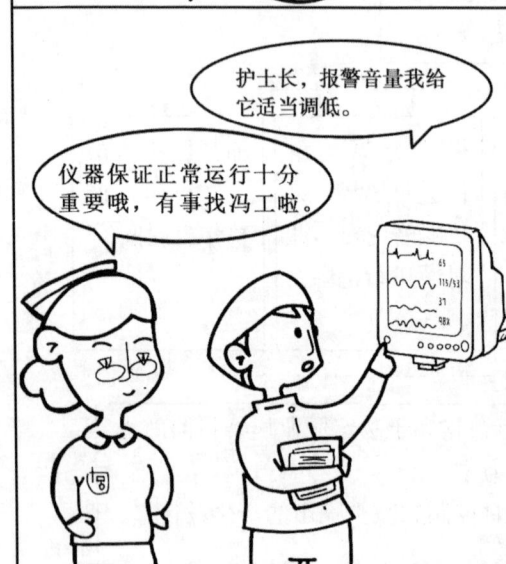

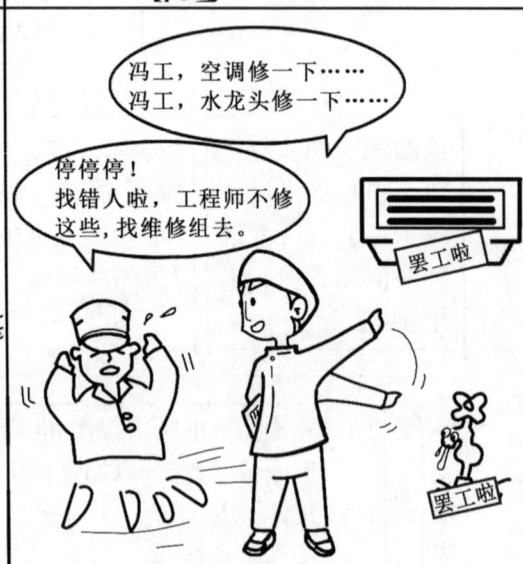

三、放射性损害

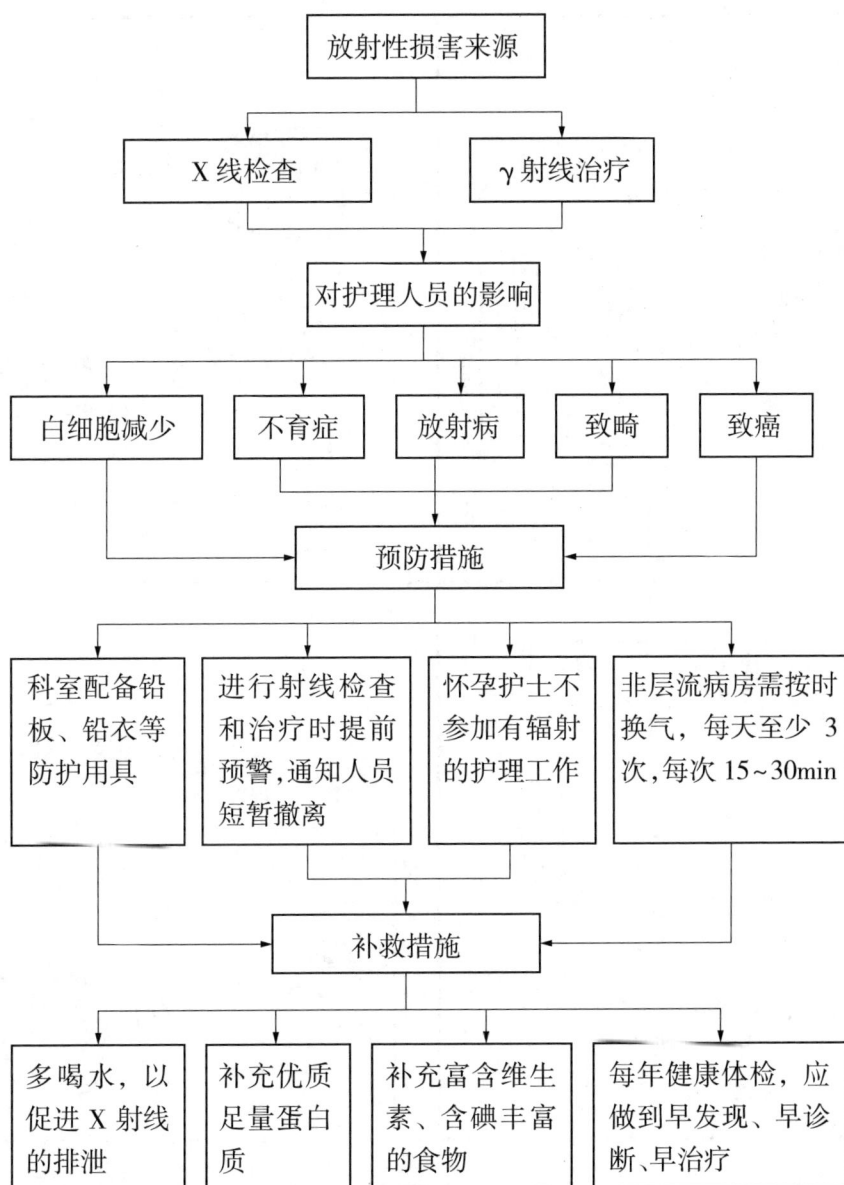

```
                    ┌─────────────────┐
                    │   放射性损害来源   │
                    └─────────────────┘
              ┌──────────┴──────────┐
        ┌───────────┐         ┌───────────┐
        │  X 线检查   │         │  γ 射线治疗 │
        └───────────┘         └───────────┘
              └──────────┬──────────┘
                    ┌─────────────────┐
                    │  对护理人员的影响  │
                    └─────────────────┘
    ┌──────────┬──────────┼──────────┬──────────┐
┌────────┐┌────────┐┌────────┐┌────────┐┌────────┐
│白细胞减少││ 不育症 ││ 放射病 ││  致畸  ││  致癌  │
└────────┘└────────┘└────────┘└────────┘└────────┘
                    ┌─────────────────┐
                    │     预防措施      │
                    └─────────────────┘
```

| 科室配备铅板、铅衣等防护用具 | 进行射线检查和治疗时提前预警,通知人员短暂撤离 | 怀孕护士不参加有辐射的护理工作 | 非层流病房需按时换气,每天至少 3 次,每次 15~30min |

```
                    ┌─────────────────┐
                    │     补救措施      │
                    └─────────────────┘
```

| 多喝水,以促进 X 射线的排泄 | 补充优质足量蛋白质 | 补充富含维生素、含碘丰富的食物 | 每年健康体检,应做到早发现、早诊断、早治疗 |

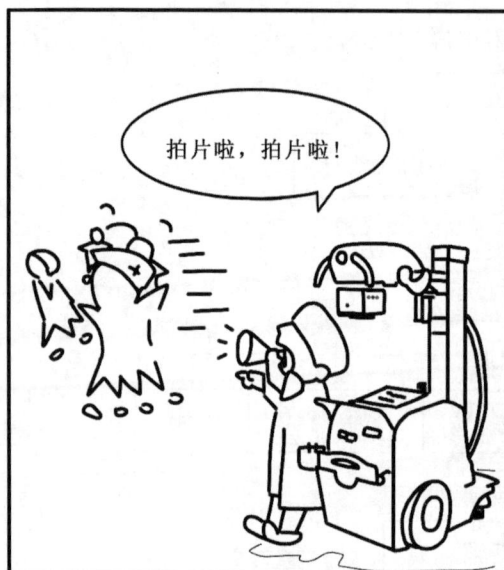

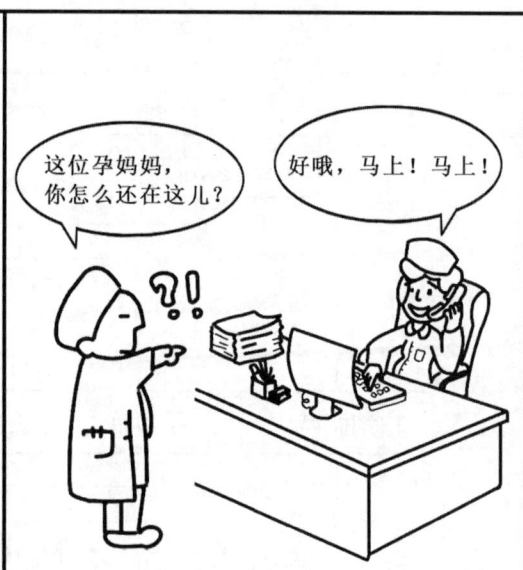

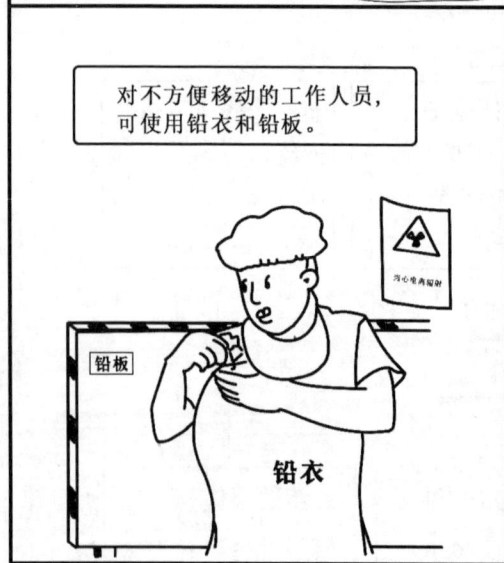

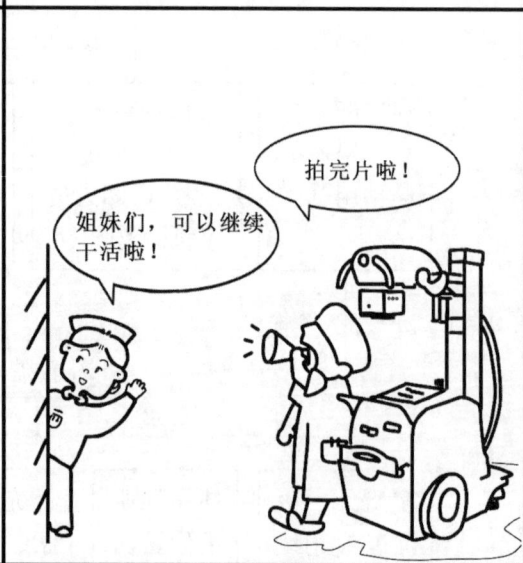

四、紫外线损害

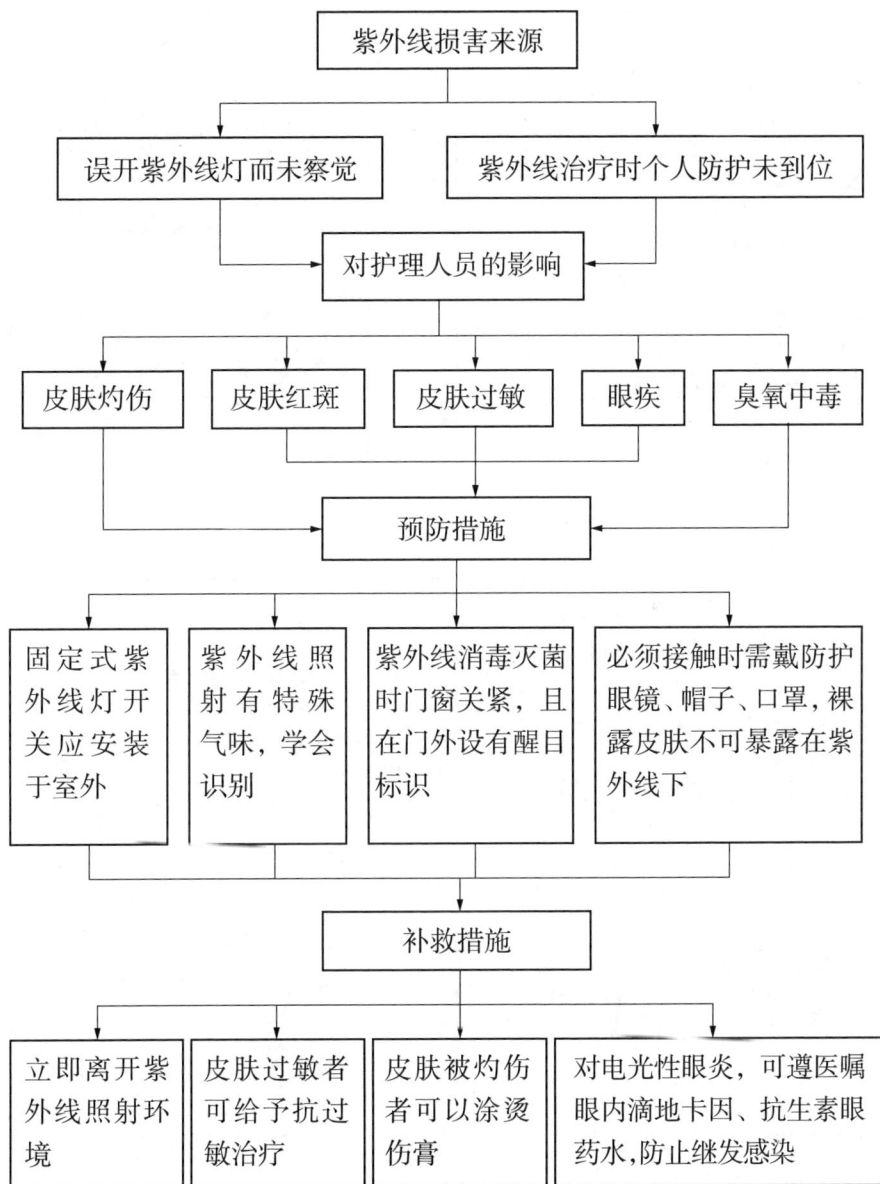

```
                    ┌──────────────┐
                    │  紫外线损害来源  │
                    └──────────────┘
              ┌───────────┴────────────┐
  ┌──────────────────┐        ┌──────────────────────┐
  │  误开紫外线灯而未察觉  │        │  紫外线治疗时个人防护未到位  │
  └──────────────────┘        └──────────────────────┘
              └──────┐  ┌──────┴─────────┘
                  ┌──────────────┐
                  │  对护理人员的影响  │
                  └──────────────┘
    ┌────────┬────────┼────────┬────────┐
┌──────┐ ┌──────┐ ┌──────┐ ┌────┐ ┌──────┐
│皮肤灼伤│ │皮肤红斑│ │皮肤过敏│ │眼疾│ │臭氧中毒│
└──────┘ └──────┘ └──────┘ └────┘ └──────┘
                  ┌──────────────┐
                  │    预防措施    │
                  └──────────────┘
```

预防措施:

- 固定式紫外线灯开关应安装于室外
- 紫外线照射有特殊气味,学会识别
- 紫外线消毒灭菌时门窗关紧,且在门外设有醒目标识
- 必须接触时需戴防护眼镜、帽子、口罩,裸露皮肤不可暴露在紫外线下

补救措施:

- 立即离开紫外线照射环境
- 皮肤过敏者可给予抗过敏治疗
- 皮肤被灼伤者可以涂烫伤膏
- 对电光性眼炎,可遵医嘱眼内滴地卡因、抗生素眼药水,防止继发感染

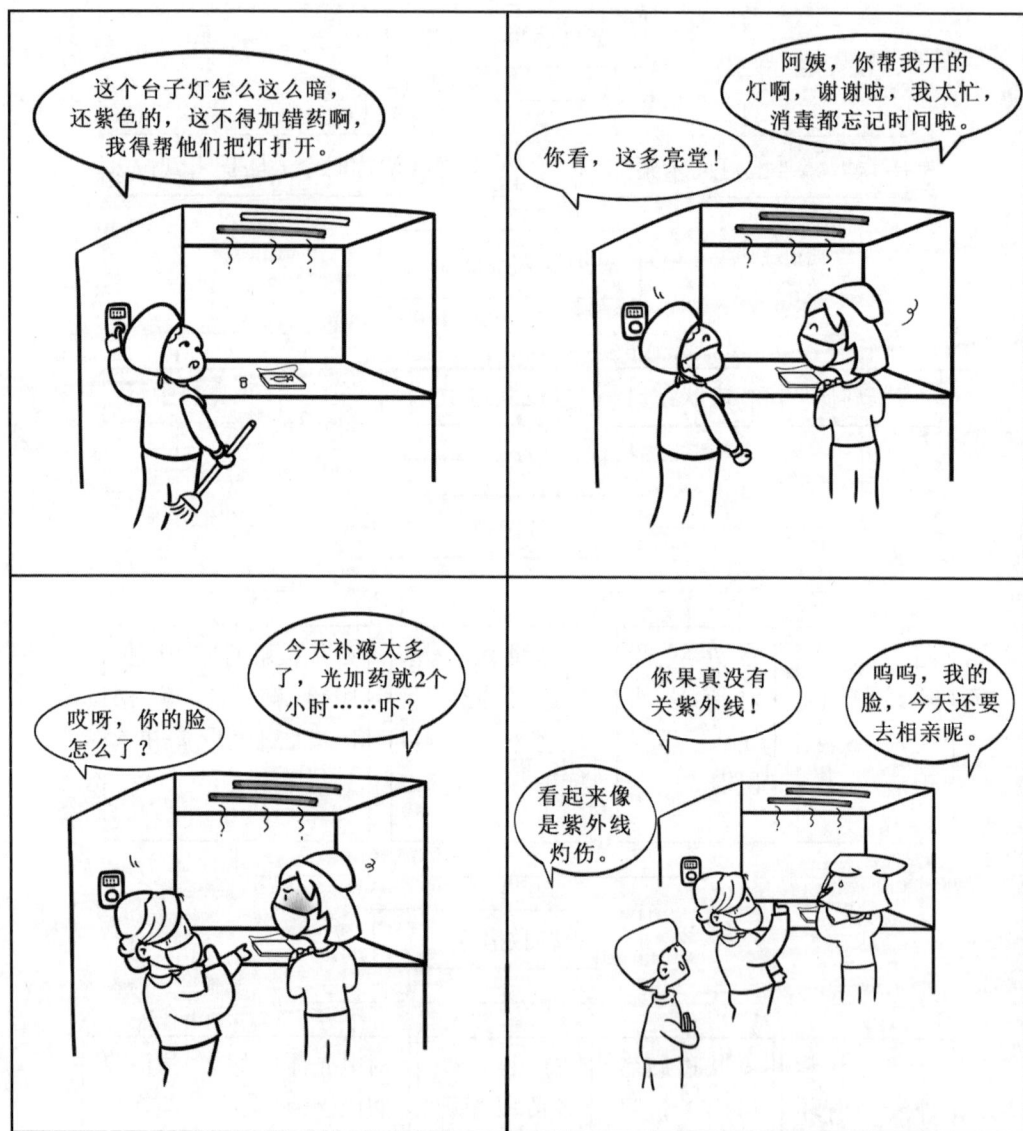

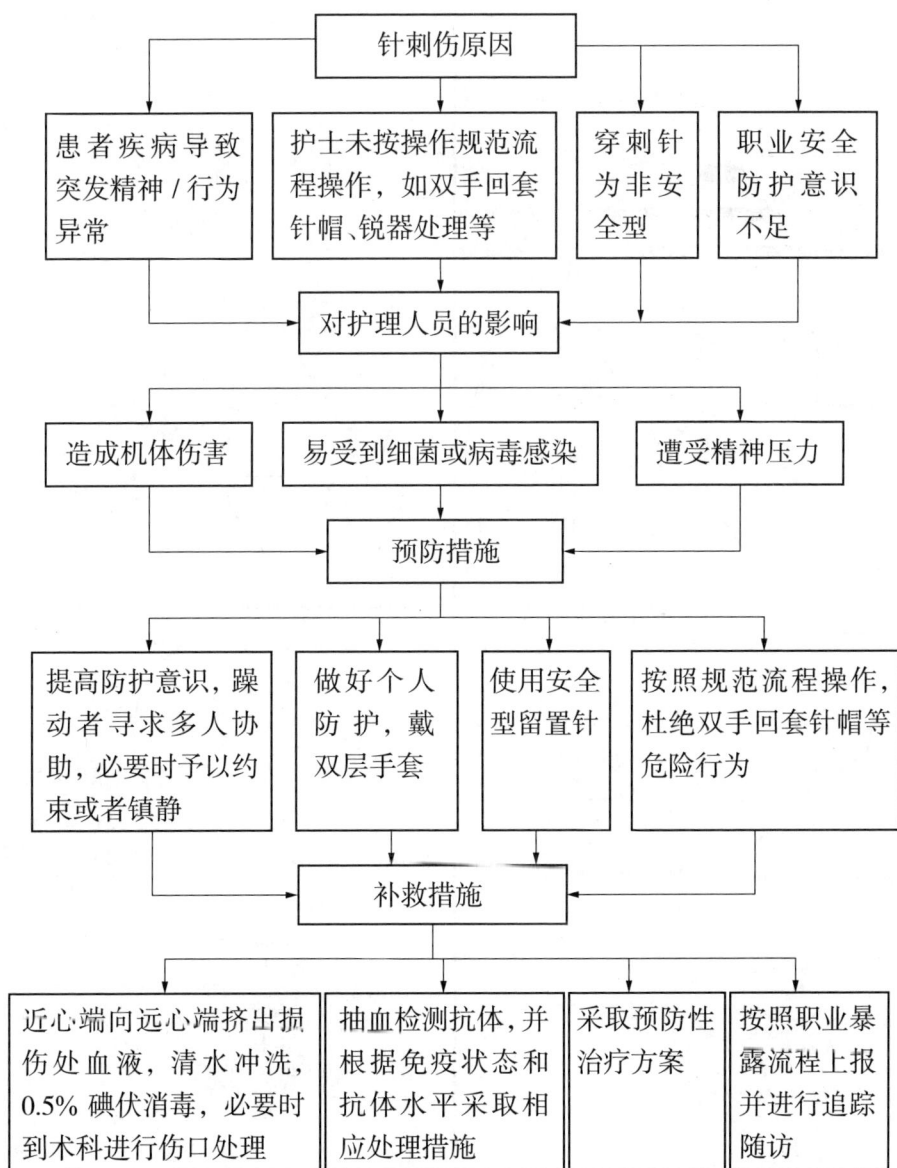

五、针刺伤

```
                        ┌─────────────┐
                        │  针刺伤原因   │
                        └─────────────┘
   ┌──────────────┬──────────────┬──────────────┬──────────────┐
┌────────────┐ ┌────────────┐ ┌──────────┐ ┌──────────┐
│患者疾病导致 │ │护士未按操作规 │ │穿刺针    │ │职业安全  │
│突发精神/行为 │ │程操作，如双手回│ │为非安    │ │防护意识  │
│异常        │ │套针帽、锐器处理│ │全型      │ │不足      │
│            │ │等          │ │          │ │          │
└────────────┘ └────────────┘ └──────────┘ └──────────┘
                 ┌───────────────┐
                 │ 对护理人员的影响 │
                 └───────────────┘
   ┌────────────┬────────────────┬────────────┐
┌──────────┐ ┌──────────────┐ ┌──────────┐
│造成机体伤害│ │易受到细菌或病毒感染│ │遭受精神压力│
└──────────┘ └──────────────┘ └──────────┘
                 ┌─────────────┐
                 │  预防措施    │
                 └─────────────┘
```

| 提高防护意识，躁动者寻求多人协助，必要时予以约束或者镇静 | 做好个人防护，戴双层手套 | 使用安全型留置针 | 按照规范流程操作，杜绝双手回套针帽等危险行为 |

```
                 ┌─────────────┐
                 │  补救措施    │
                 └─────────────┘
```

| 近心端向远心端挤出损伤处血液，清水冲洗，0.5% 碘伏消毒，必要时到术科进行伤口处理 | 抽血检测抗体，并根据免疫状态和抗体水平采取相应处理措施 | 采取预防性治疗方案 | 按照职业暴露流程上报并进行追踪随访 |

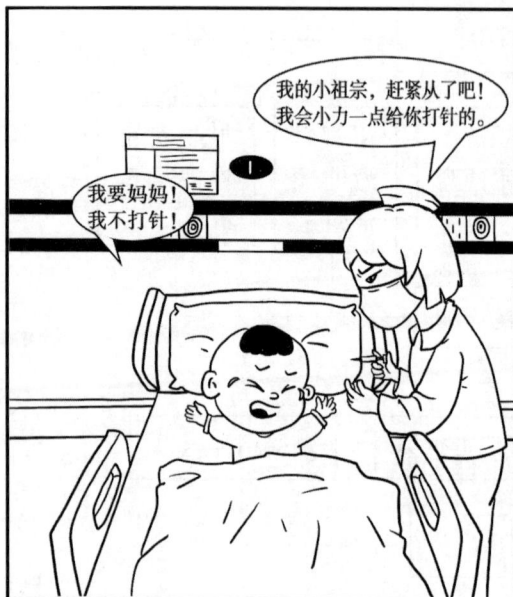

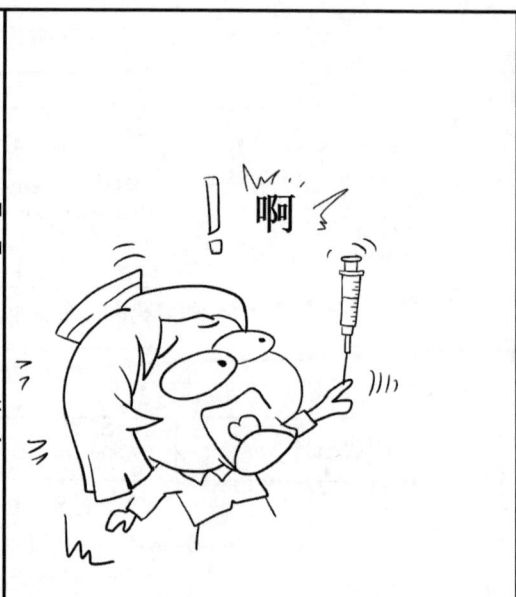

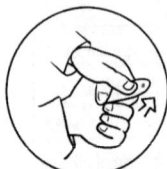

1.挤压:立即在伤口旁由近心端向远心端轻轻挤压，避免挤压伤口局部。

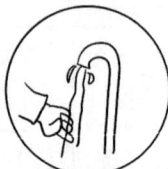

2.冲洗:用肥皂和流动水清洗伤口后用75%碘伏消毒，必要时包扎伤口。

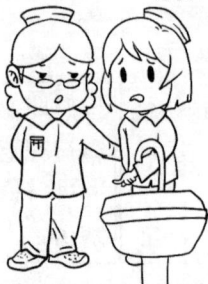

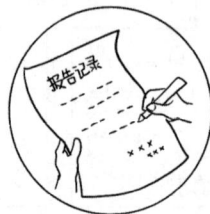

3.报告并填表:向科室负责人及医院感染及管理部门报告，发生24小时内填报针刺伤发生报告记录表。

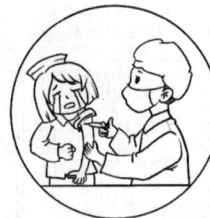

4.评估:核查患者并评估预后，按传染途径和潜伏期注射相关疫苗。

六、突发暴力事件

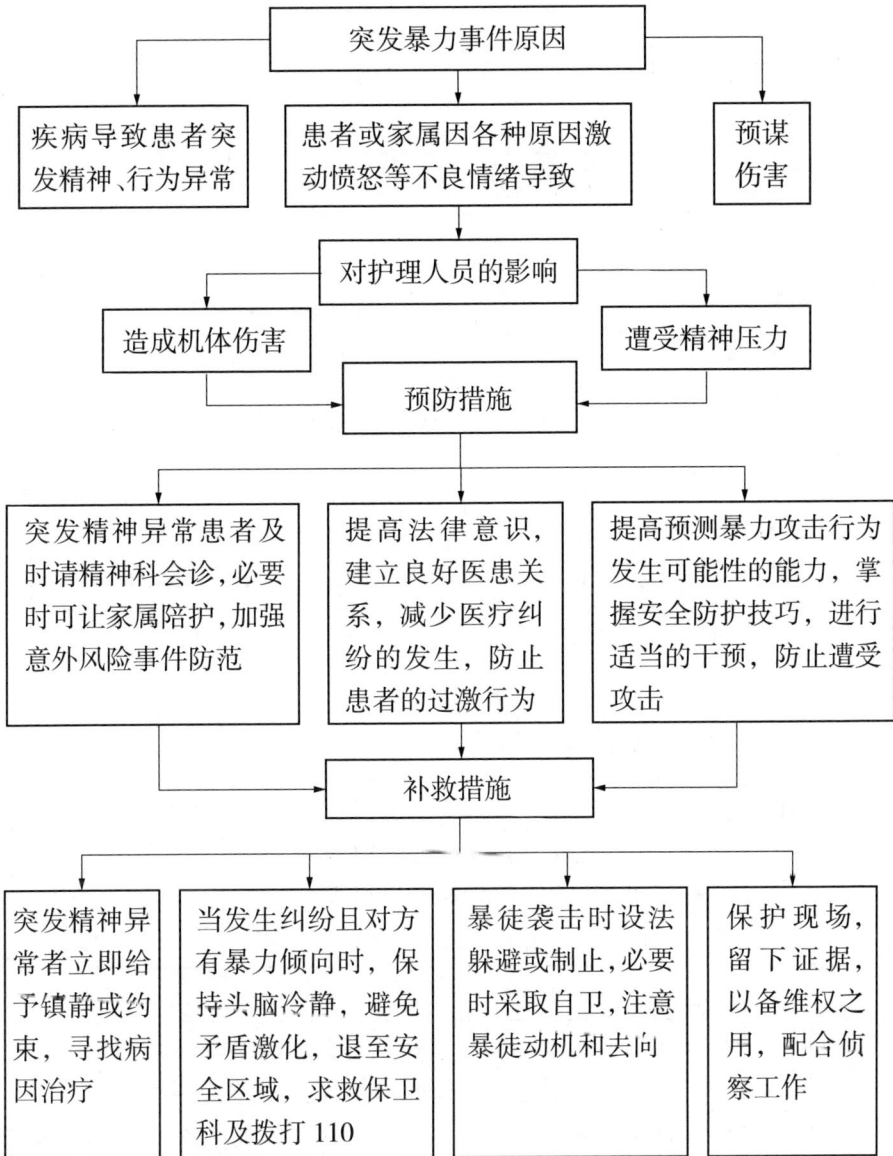

```
                    ┌─────────────────┐
                    │  突发暴力事件原因  │
                    └─────────────────┘
        ┌──────────────────┼──────────────────┐
┌──────────────┐  ┌──────────────────┐  ┌─────────┐
│ 疾病导致患者突 │  │ 患者或家属因各种原因激 │  │ 预谋    │
│ 发精神、行为异常│  │ 动愤怒等不良情绪导致  │  │ 伤害    │
└──────────────┘  └──────────────────┘  └─────────┘
                    ┌─────────────────┐
                    │   对护理人员的影响  │
                    └─────────────────┘
        ┌──────────────────┼──────────────────┐
┌──────────────┐                        ┌──────────────┐
│  造成机体伤害  │                        │  遭受精神压力  │
└──────────────┘                        └──────────────┘
                    ┌─────────────────┐
                    │    预防措施      │
                    └─────────────────┘
```

预防措施

| 突发精神异常患者及时请精神科会诊,必要时可让家属陪护,加强意外风险事件防范 | 提高法律意识,建立良好医患关系,减少医疗纠纷的发生,防止患者的过激行为 | 提高预测暴力攻击行为发生可能性的能力,掌握安全防护技巧,进行适当的干预,防止遭受攻击 |

补救措施

| 突发精神异常者立即给予镇静或约束,寻找病因治疗 | 当发生纠纷且对方有暴力倾向时,保持头脑冷静,避免矛盾激化,退至安全区域,求救保卫科及拨打110 | 暴徒袭击时设法躲避或制止,必要时采取自卫,注意暴徒动机和去向 | 保护现场,留下证据,以备维权之用,配合侦察工作 |

第二节 化学性危害

一、化学消毒剂损害

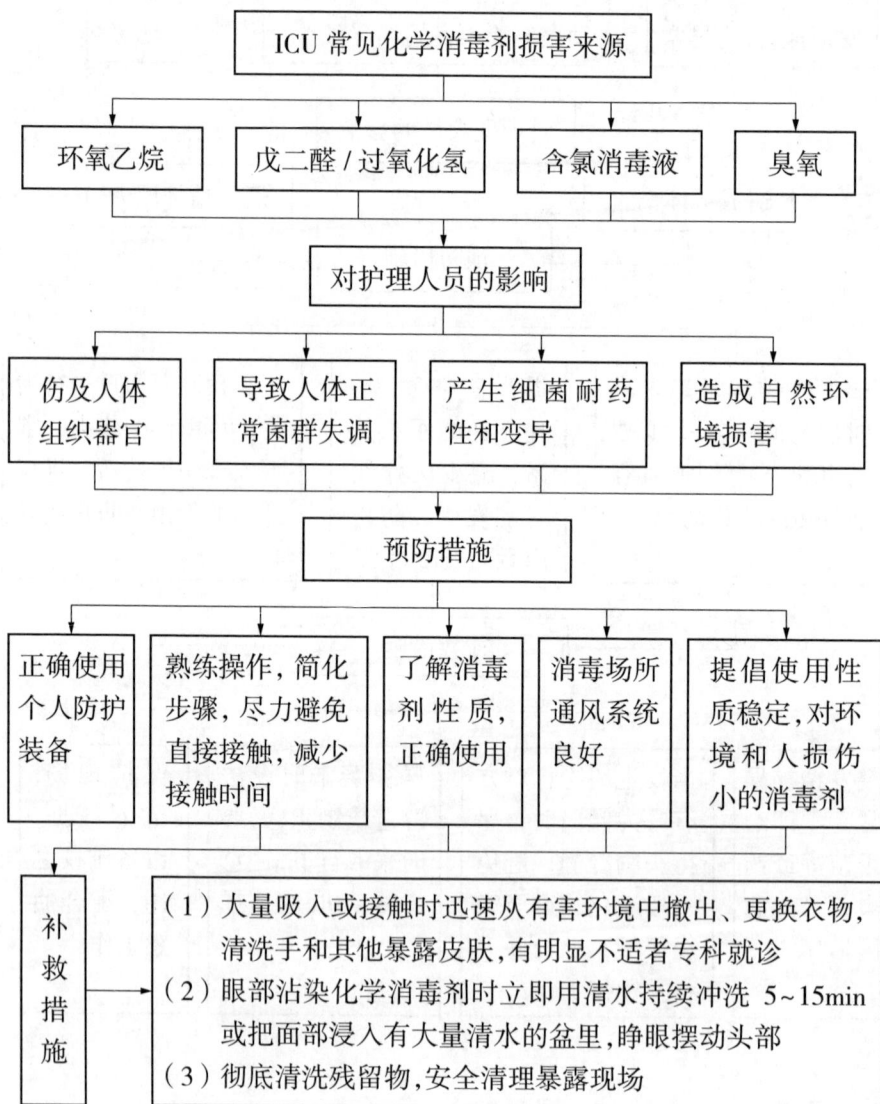

```
            ICU 常见化学消毒剂损害来源
                      │
    ┌──────────┬──────────┬──────────┐
  环氧乙烷   戊二醛/过氧化氢  含氯消毒液    臭氧
    └──────────┴──────────┴──────────┘
                      │
                对护理人员的影响
                      │
    ┌──────────┬──────────┬──────────┐
  伤及人体    导致人体正    产生细菌耐药    造成自然环
  组织器官    常菌群失调    性和变异       境损害
    └──────────┴──────────┴──────────┘
                      │
                   预防措施
                      │
 ┌───────┬────────┬────────┬───────┬────────┐
 正确使用  熟练操作,简化   了解消毒   消毒场所   提倡使用性
 个人防护  步骤,尽力避免   剂性质,   通风系统   质稳定,对环
 装备     直接接触,减少   正确使用   良好       境和人损伤
         接触时间                              小的消毒剂
```

补救措施	(1) 大量吸入或接触时迅速从有害环境中撤出、更换衣物,清洗手和其他暴露皮肤,有明显不适者专科就诊 (2) 眼部沾染化学消毒剂时立即用清水持续冲洗 5~15min 或把面部浸入有大量清水的盆里,睁眼摆动头部 (3) 彻底清洗残留物,安全清理暴露现场

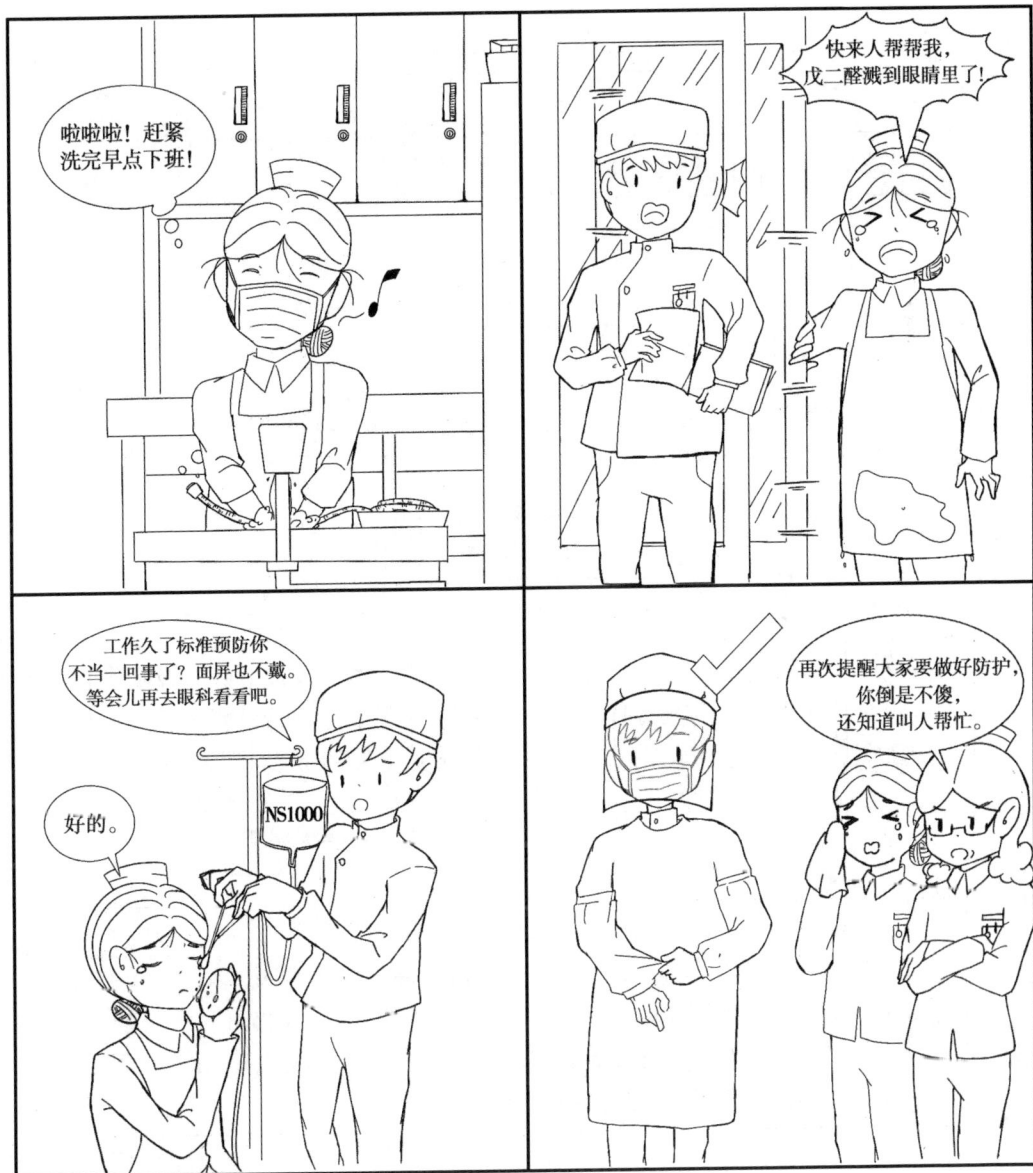

二、化学药品损害

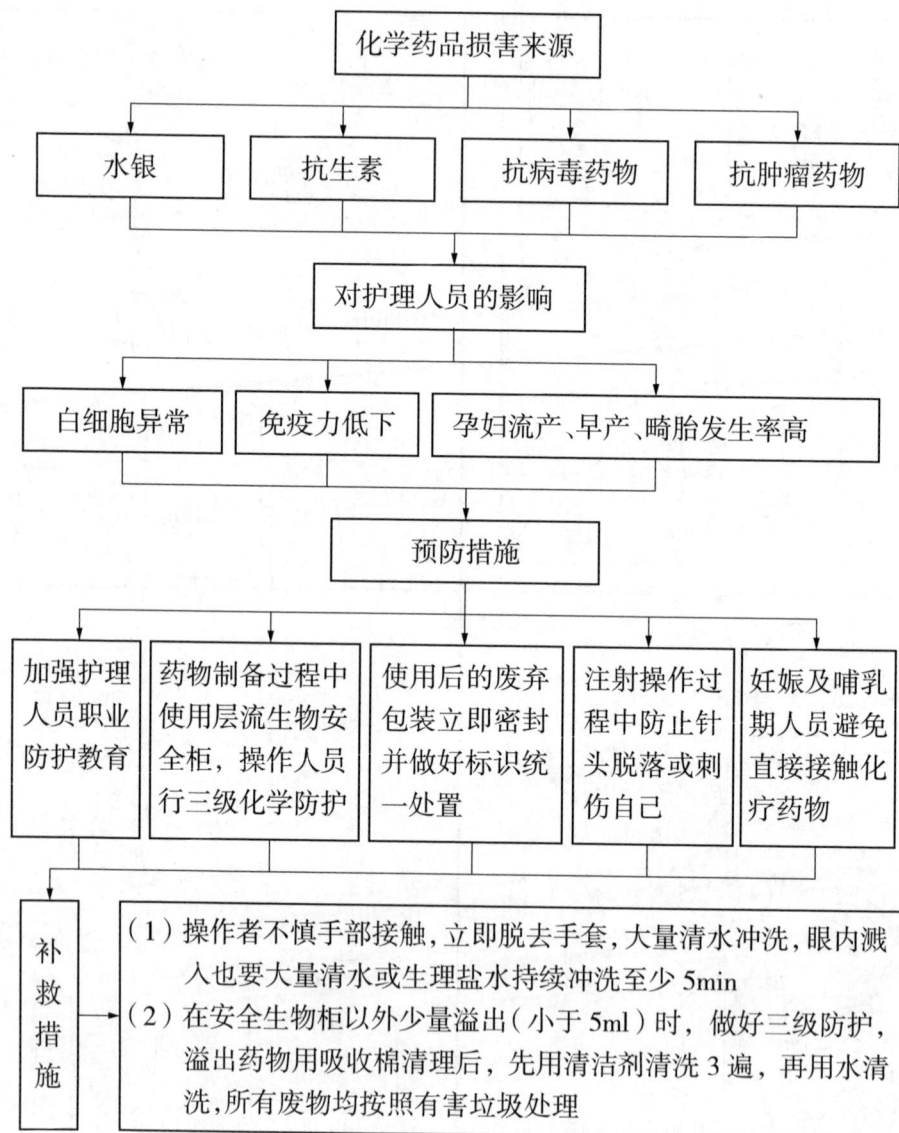

```
                    化学药品损害来源

  水银          抗生素        抗病毒药物      抗肿瘤药物

                    对护理人员的影响

  白细胞异常    免疫力低下    孕妇流产、早产、畸胎发生率高

                    预防措施
```

加强护理人员职业防护教育	药物制备过程中使用层流生物安全柜，操作人员行三级化学防护	使用后的废弃包装立即密封并做好标识统一处置	注射操作过程中防止针头脱落或刺伤自己	妊娠及哺乳期人员避免直接接触化疗药物

补救措施	（1）操作者不慎手部接触，立即脱去手套，大量清水冲洗，眼内溅入也要大量清水或生理盐水持续冲洗至少 5min （2）在安全生物柜以外少量溢出（小于 5ml）时，做好三级防护，溢出药物用吸收棉清理后，先用清洁剂清洗 3 遍，再用水清洗，所有废物均按照有害垃圾处理

第三节 生物性危害

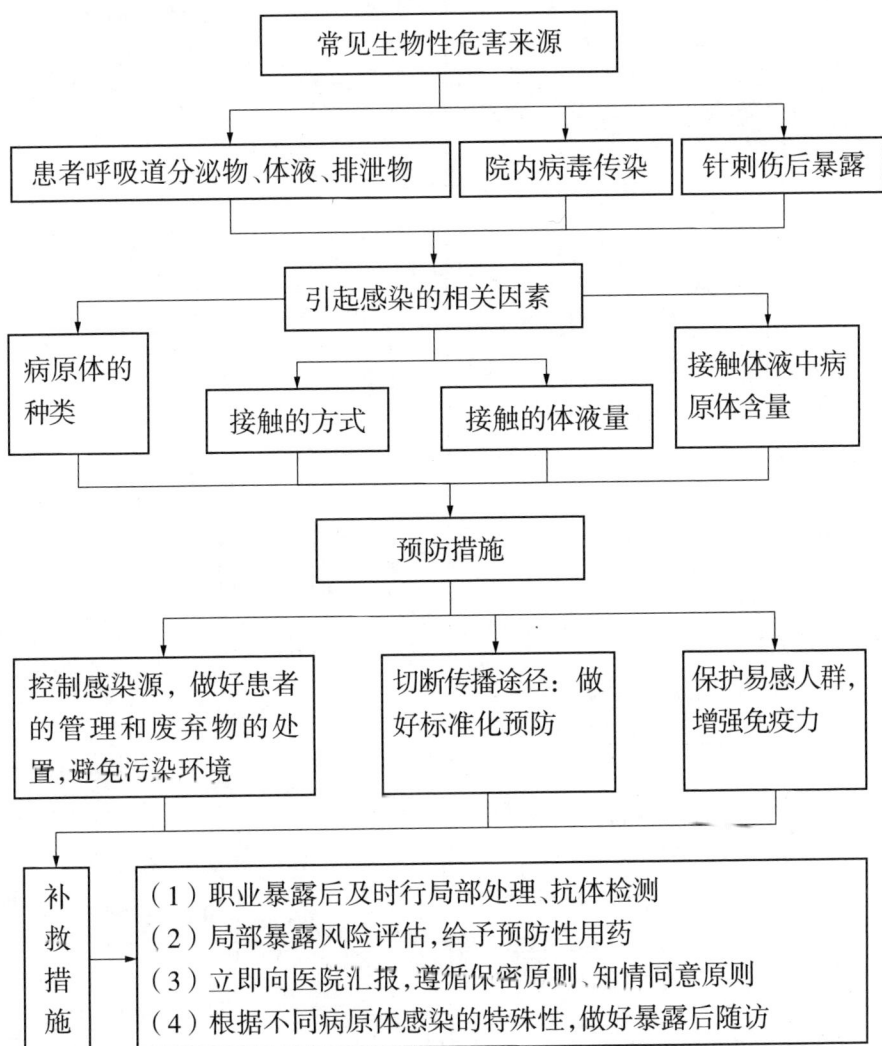

```
         ┌─────────────────────┐
         │   常见生物性危害来源   │
         └─────────────────────┘
    ┌──────────────┬──────────────┬──────────────┐
    ↓              ↓              ↓
┌──────────────────┐ ┌──────────────┐ ┌──────────────┐
│患者呼吸道分泌物、 │ │ 院内病毒传染 │ │ 针刺伤后暴露 │
│体液、排泄物       │ │              │ │              │
└──────────────────┘ └──────────────┘ └──────────────┘
```

引起感染的相关因素

| 病原体的种类 | 接触的方式 | 接触的体液量 | 接触体液中病原体含量 |

预防措施

| 控制感染源，做好患者的管理和废弃物的处置，避免污染环境 | 切断传播途径：做好标准化预防 | 保护易感人群，增强免疫力 |

补救措施
（1）职业暴露后及时行局部处理、抗体检测
（2）局部暴露风险评估，给予预防性用药
（3）立即向医院汇报，遵循保密原则、知情同意原则
（4）根据不同病原体感染的特殊性，做好暴露后随访

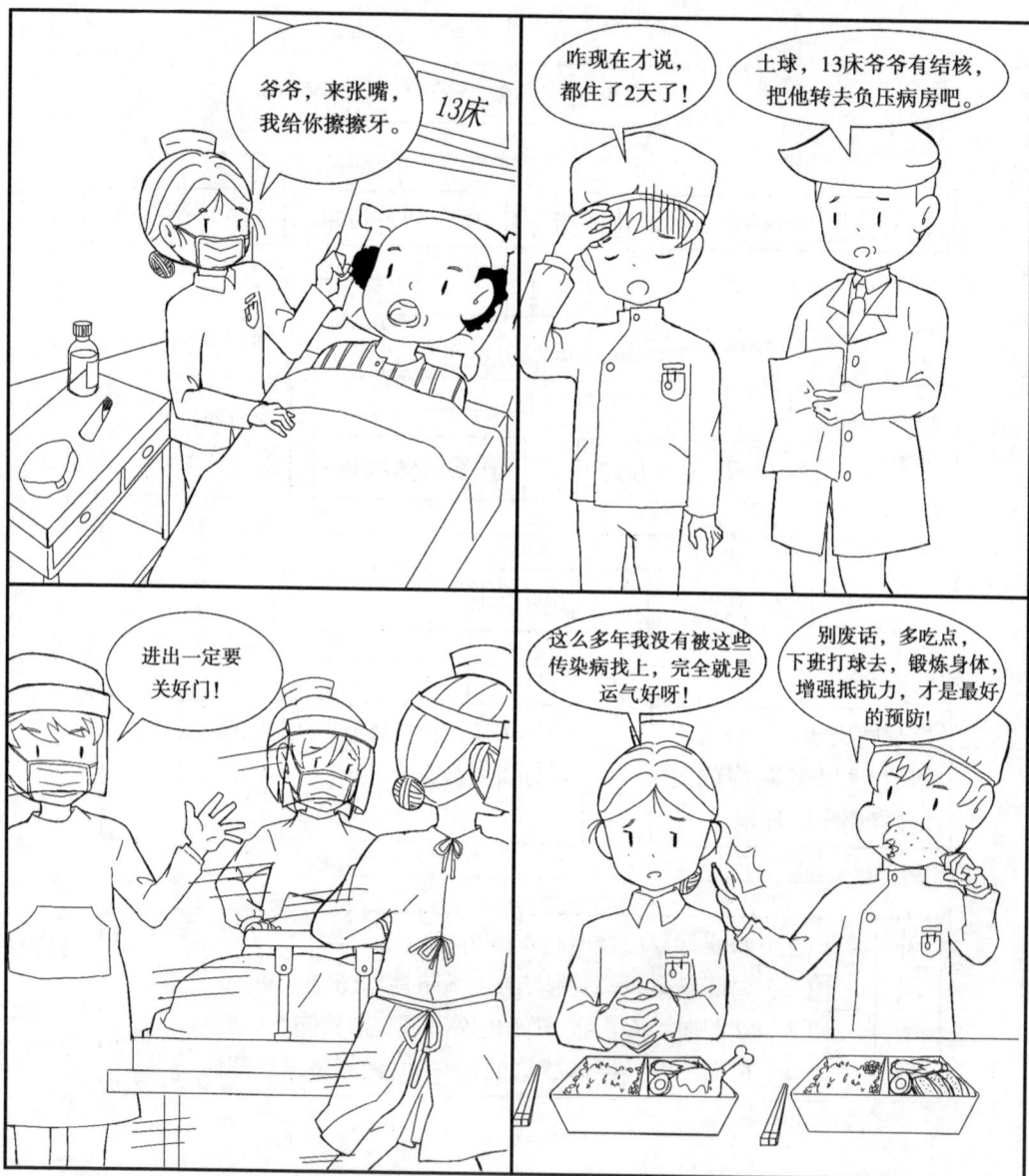

第四节 心身耗竭综合征

心身耗竭综合征（burnout syndrome，BS）由美国纽约的心理分析学家赫伯特·J·弗罗伊登贝格尔（Herbert J. Freudenberger）在20世纪70年代早期最先提出，现代指一种因心理能量在长期奉献给他人的过程中被索取过多，而产生的以极度心身疲惫和感情枯竭为主的综合征，并出现自卑、厌恶工作、失去同情心等。在ICU，因危重症患者多，病情易突变，实施抢救多，培训学习多，护士大脑长期处于紧张状态，紧张抑制心情长期得不到宣泄，极易导致心身耗竭综合征。当临床护士出现心身耗竭综合征时，不仅关系到护士的个人身心健康，同时也直接影响到护理质量和护理安全。

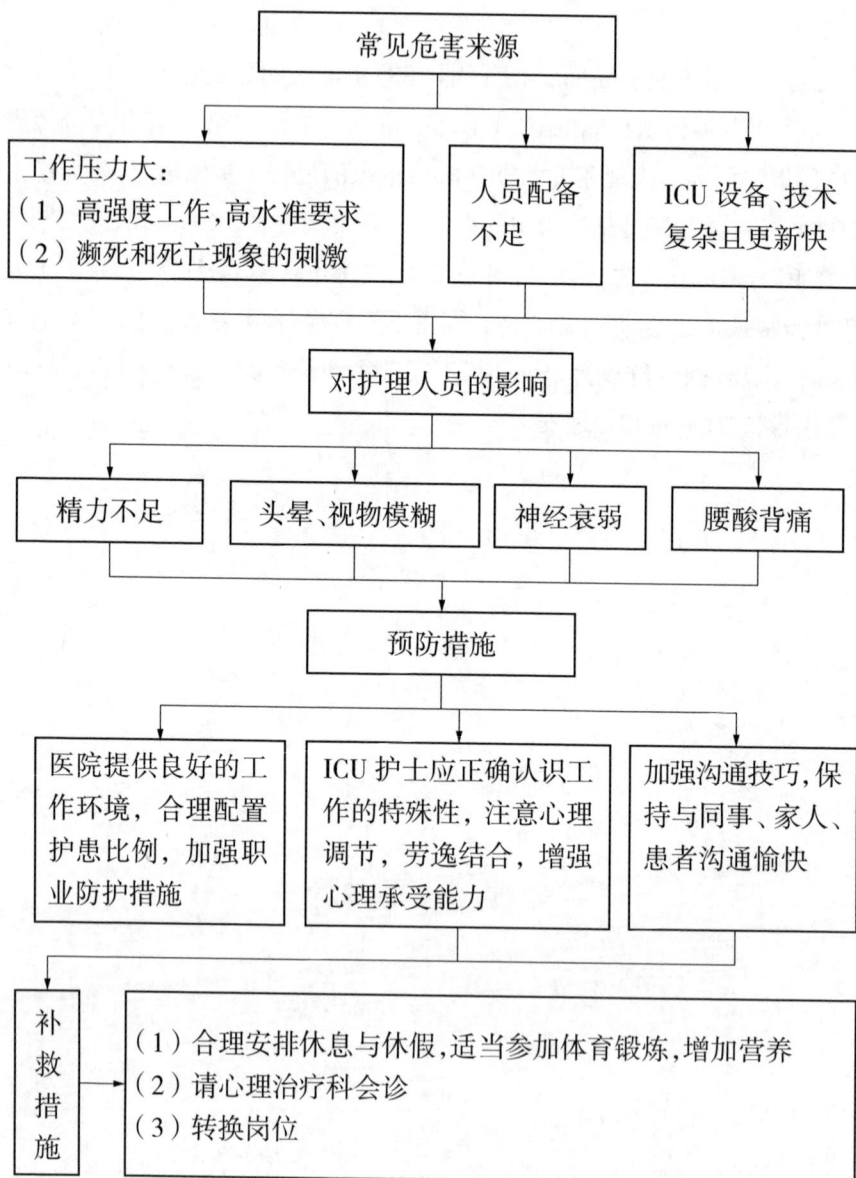

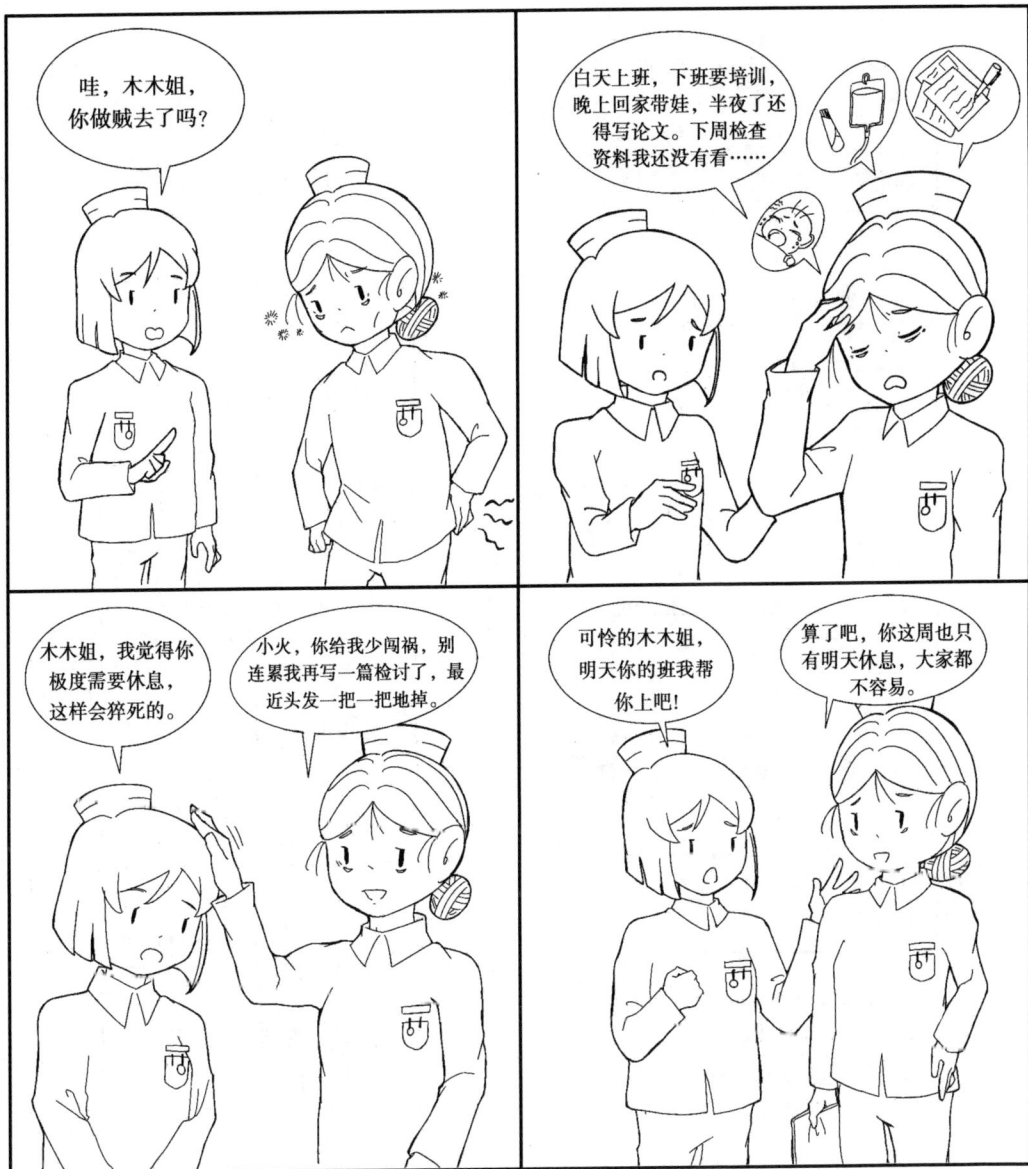

第五节 护理投诉及纠纷

一、护理投诉及纠纷处理流程

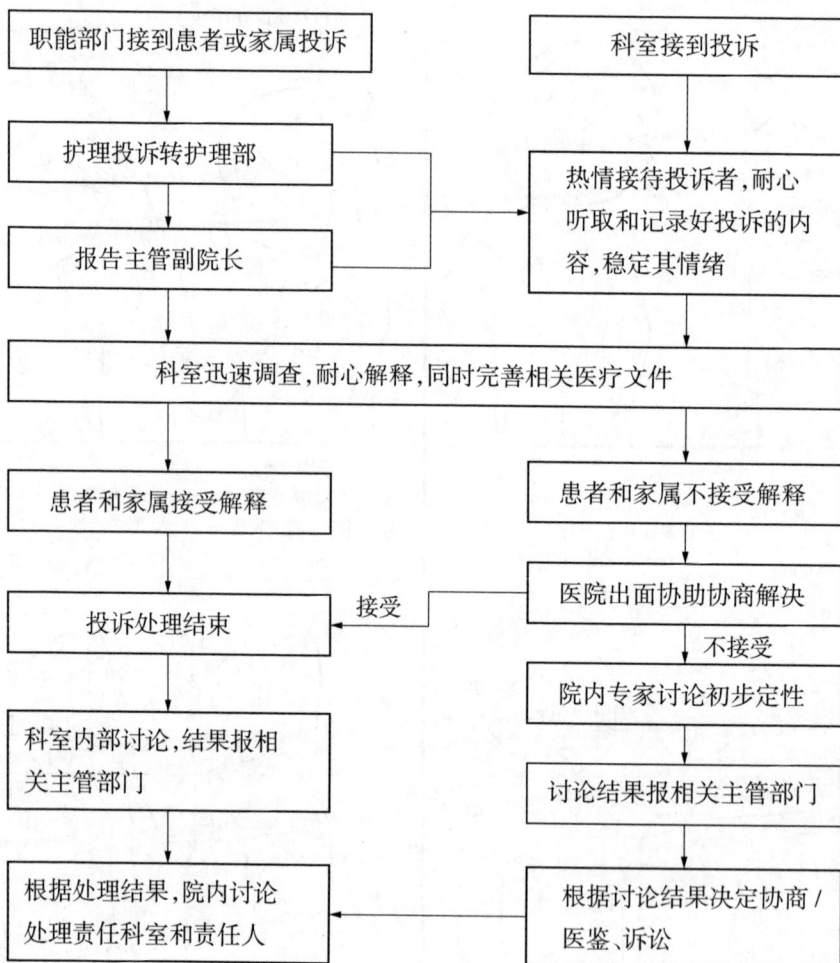

```
┌─────────────────────────┐        ┌─────────────────────┐
│职能部门接到患者或家属投诉│        │     科室接到投诉     │
└─────────────────────────┘        └─────────────────────┘
            │                                  │
            ▼                                  ▼
┌─────────────────────────┐        ┌─────────────────────┐
│     护理投诉转护理部     │──┐     │热情接待投诉者,耐心   │
└─────────────────────────┘  │     │听取和记录好投诉的内  │
            │                 ├────▶│容,稳定其情绪         │
            ▼                 │     └─────────────────────┘
┌─────────────────────────┐  │                │
│     报告主管副院长       │──┘                │
└─────────────────────────┘                   │
            │                                  │
            ▼                                  ▼
┌────────────────────────────────────────────────────────┐
│  科室迅速调查,耐心解释,同时完善相关医疗文件             │
└────────────────────────────────────────────────────────┘
            │                                  │
            ▼                                  ▼
┌─────────────────────────┐        ┌─────────────────────┐
│   患者和家属接受解释     │        │  患者和家属不接受解释│
└─────────────────────────┘        └─────────────────────┘
            │                                  │
            ▼                                  ▼
┌─────────────────────────┐  接受  ┌─────────────────────┐
│      投诉处理结束        │◀───────│ 医院出面协助协商解决 │
└─────────────────────────┘        └─────────────────────┘
            │                               │ 不接受
            ▼                                  ▼
┌─────────────────────────┐        ┌─────────────────────┐
│ 科室内部讨论,结果报相    │        │  院内专家讨论初步定性│
│ 关主管部门               │        └─────────────────────┘
└─────────────────────────┘                   │
            │                                  ▼
            ▼                        ┌─────────────────────┐
┌─────────────────────────┐        │ 讨论结果报相关主管部门│
│ 根据处理结果,院内讨论    │        └─────────────────────┘
│ 处理责任科室和责任人     │◀──┐                │
└─────────────────────────┘   │                ▼
                               │     ┌─────────────────────┐
                               └─────│ 根据讨论结果决定协商/│
                                     │ 医鉴、诉讼           │
                                     └─────────────────────┘
```

二、风险防范

风险:处理投诉、纠纷时态度散漫,未能理解患者家属的真实诉求

【后果】

患方的需求不能得到合理处置,导致更高级别的投诉甚至诉诸法律。

【预防】

(1)接待投诉者应保持镇静,对待患方的投诉要耐心、热情,站在对方的立场,不要产生负面评价,舒缓患方的激动/愤怒情绪,不要激化矛盾,让患方感到被理解、被关心、被倾听。

(2)耐心听取患方诉求和想要的结果,将意见以书面形式保存,转给相关科室进行原因调查,让患者感到被重视。

(3)接到投诉后要迅速作出反应,调查情况和安抚对方,不要拖延或沉默,将处理的过程和结果向患方及时说明,让其感受到你在一直帮他解决问题,将其对本单位信誉的负面影响和损失降到最低。

【补救】

(1)处理投诉过程中如果患方情绪过激,应暂时避其锋芒,让其情绪适当宣泄,如果患方有暴力攻击行为或倾向,立即通知保安部门或者拨打110。

(2)立即寻求他人或上级协助处理。

(3)谈判中要向对方显示充分的诚意和信心,找能够有足够权力解决问题的人进行谈判。

第六节 紧急封存病历、标本的护理风险防范

一、紧急封存病历的处理流程

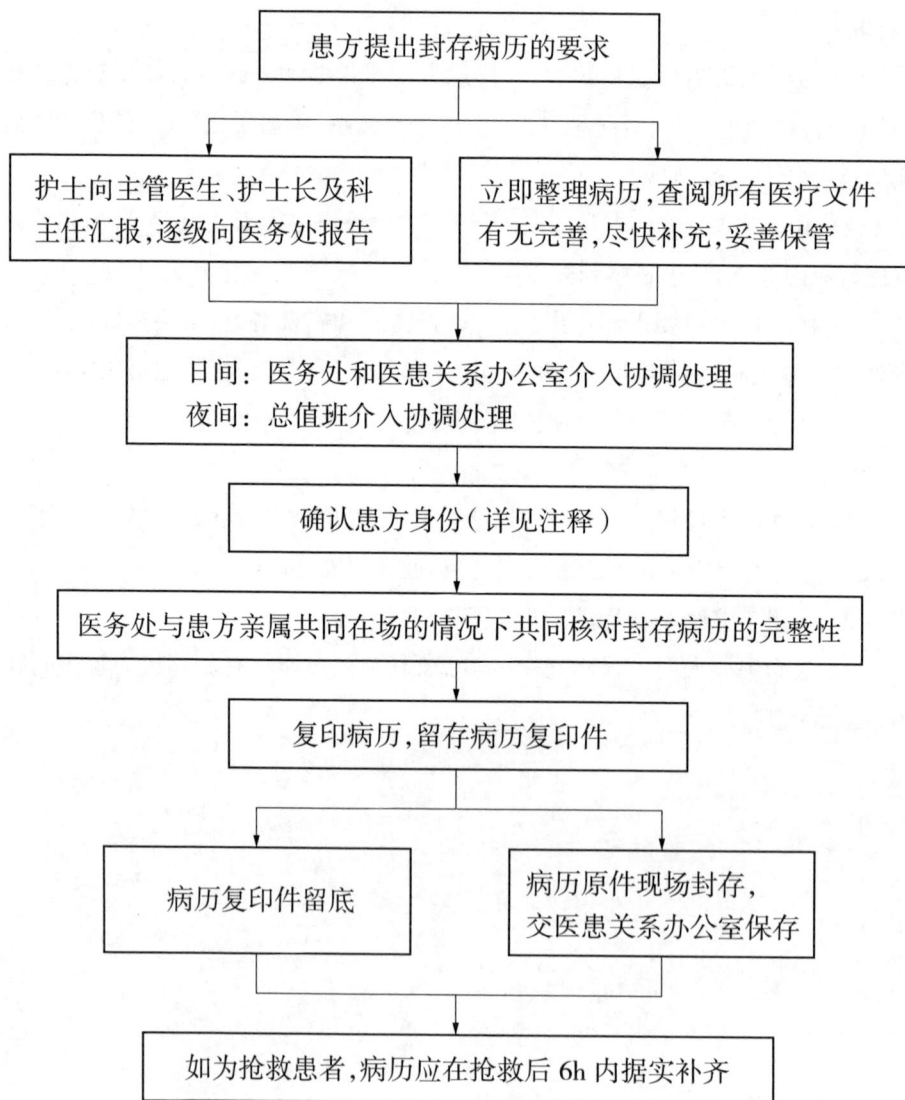

```
              ┌─────────────────────────┐
              │   患方提出封存病历的要求    │
              └─────────────────────────┘
               ↓                        ↓
┌─────────────────────┐   ┌─────────────────────────┐
│ 护士向主管医生、护士长及科 │   │ 立即整理病历,查阅所有医疗文件 │
│ 主任汇报,逐级向医务处报告 │   │ 有无完善,尽快补充,妥善保管  │
└─────────────────────┘   └─────────────────────────┘
               ↓                        ↓
     ┌──────────────────────────────────────┐
     │ 日间:医务处和医患关系办公室介入协调处理    │
     │ 夜间:总值班介入协调处理                 │
     └──────────────────────────────────────┘
                        ↓
          ┌─────────────────────────┐
          │   确认患方身份(详见注释)    │
          └─────────────────────────┘
                        ↓
   ┌──────────────────────────────────────┐
   │ 医务处与患方亲属共同在场的情况下共同核对封存病历的完整性 │
   └──────────────────────────────────────┘
                        ↓
          ┌─────────────────────────┐
          │   复印病历,留存病历复印件     │
          └─────────────────────────┘
               ↓                        ↓
   ┌──────────────┐      ┌─────────────────────┐
   │  病历复印件留底  │      │ 病历原件现场封存,       │
   │               │      │ 交医患关系办公室保存     │
   └──────────────┘      └─────────────────────┘
               ↓                        ↓
     ┌──────────────────────────────────────┐
     │ 如为抢救患者,病历应在抢救后 6h 内据实补齐   │
     └──────────────────────────────────────┘
```

注释：

1. 申请人为患者本人的,应当提供其有效身份证明。

2. 申请人为患者代理人的,应当提供患者及其代理人的有效身份证明、申请人与代理人关系的法定证明材料。

3. 申请人为死亡患者近亲属的,应当提供患者死亡证明及其近亲属的有效身份证明、申请人与死亡患者近亲属的法定证明材料。

4. 申请人为死亡患者近亲属代理人的,应当提供患者死亡证明、死亡患者近亲属及代理人的有效身份证明、死亡患者与其近亲属关系的法定证明材料,申请人与死亡患者近亲属代理关系的法定证明材料。

二、紧急封存标本的处理流程

> 患者在医院期间进行输液、输血、注射、药物等治疗时，一旦发生不良后果，除立即报告医生进行相应处理外，要当场将标本（包括药品／血液制品）及输注装置一起用无菌巾包裹保存，注明使用日期、时间、药物名称、给药途径

↓

> 报告护士长、护理部和相关药剂科或血库，填写不良反应报告表

↓

> 需科室医务人员、患者本人或其代理人共同在场的情况下，对现场实物进行封存

↓

> 封存标本需在封口处加盖科室公章，同时注明封存日期和事件

↓

> 封存标本由医务处保管，晚间及节假日由院总值班暂时保管

↓

> 对封存标本进行启封时，应由双方当事人共同在场

↓

> 需要进行检验的标本，应当到由医患双方共同指定的、具有法定检验资格的检验机构进行检验，双方无法共同指定检验机构时，由上一级卫生行政部门指定

三、风险防范

风险一：病历封存过程不规范

【后果】

在司法鉴定时,会使病历的真实性遭到质疑。

【预防】

(1) 要熟知封存病历的流程,封存病历前院方要把各方面的材料都准备齐全。

(2) 病历封存中出现的特殊情况,需在封存记录中注明清楚。

(3) 切记封存病历时,应当由医患双方共同封存,无论是封存病历还是启封病历,都要求医患双方共同参加。

【补救】

当对封存病历流程出现疑虑时,可请医疗事故处理的第三方,如卫生行政部门、卫生监督执法人员、医疗事故鉴定人员、律师等进行封存流程的监督和指导。

风险二：病历存在缺失、不真实情况

【后果】

病历缺失、不真实可导致鉴定无法进行,应由医疗机构承担责任,判定其存在的医疗过失。

【预防】

(1) 医护人员应掌握《医疗机构病历的管理规定》的要求,严格遵循病历书写要求中的客观、真实、准确、及时、完整的原则,及时完成治疗中的各项记录。

(2) 医疗机构应建立有效的病历管理制度,使病历的书写及管理更为规范。

【补救】

在可能引发医疗纠纷情况下,为做好证据保全工作,医疗机构可单方面申请公证处到现场对病历的真实性、完整性予以确认。

风险三:病历存在签名不齐全的情况

【后果】

签名缺失会成为医疗纠纷时被投诉的依据,使医护人员处于举证不能的不利地位。

【预防】

(1) 加强对医务人员的法律教育,使其深刻意识到病历签名及时的重要性。

(2) 在日常诊疗活动中要培养医护人员的签名意识,尤其是知情同意书的签署,一定要让患者或其委托的家属及时签字核实。

(3) 日常工作中定期查阅病历,发现有漏签名现象,及时补签。

(4) 对于未能签名的医嘱,护士应拒绝执行,养成良好的医疗习惯。

(5) 在病历封存前,应请病历的质控员先检查一遍签名情况,然后再请相关的漏签名人员进行补签。

【补救】

无法补救。

风险四:涂改病历

【后果】

根据其情节轻重及危害后果,可能要承担民事责任,甚至刑事责任,相关人员可能面临执业资格证被吊销等行政处罚。

【预防】

(1) 加强对医务人员的法律教育,使其深刻意识到病历是绝对不能涂改的,一旦涂改,将会要承担民事责任,甚至刑事责任。

(2) 学会正确的病历修改方法,在病历书写过程中出现错字时,应当用双线划在错字上,不得采用刮、粘、涂等方法掩盖或去除原来字迹。

(3) 修改时,应当注明修改日期,修改人员签名,并保持原有记录清楚、可辨。

【补救】

无法补救。

参考文献

[1] 吴巧媚,马世红,张燕.ICU 护士速记手册[M].北京:人民卫生出版社,2018.

[2] 吴巧媚,郑静霞.中西医结合危重症护理60例案例解析[M].北京:人民卫生出版社,2015.

[3] 何春渝,刘萍.护理职业风险及防范[M].成都:西南交通大学出版社,2017.

[4] 方娣回,焦爱林.危急值报告制度在ICU患者护理管理中的应用[J].医学理论与实践,2020,11:1861-1863.

[5] 郭钦选.危急值报告制度在ICU患者护理管理中的应用[J].中医药管理杂志,2019,11:60-61.

[6] 陈丽娟.人性化保护性约束护理在ICU清醒躁动患者中的应用[J].护理实践与研究,2020,17(23):144-146.

[7] 杨黎,吴兰笛,周英,等.ICU护患沟通研究进展[J].中华护理杂志,2010,45(11):1050-1052.

[8] 王娴.沙丁胺醇、布地奈德不同给药顺序雾化吸入治疗儿童哮喘急性发作的研究[J].湖北科技学院学报,2020,34(4):316-319.

[9] 刘素彦,阎秀华.雾化吸入治疗的护理进展[J].实用护理杂志,2002,18(5):58-60.

[10] 徐绍莲,夏莹,潘燕,等.密闭式吸痰在ARDS机械通气患者气道管理中的临床应用研究[J].护士进修杂志,2015(16):1512-1514.

[11] 中华医学会外科学分会脾及门静脉高压外科学组.肝硬化门静脉高压症食管、胃底静脉曲张破裂出血诊治专家共识(2019版)[J].中华消化外科杂志,2019(12):1087-1093.

[12] 周郁秋,刘晓虹.护理心理学[M].北京:人民卫生出版社,2007.

[13] 陈萍,刘丁,南玲,等.医务人员职业暴露与职业防护现状调查[J].中国消毒学杂志,2020,37(3):213-215.

[14] 李育英,阎树红,闫帅,等.护士职业安全防护认知及行为情况调查[J].中国公共卫生,2019,35(5):641-643.

[15] DE BACKER D,VINCENT J L. Should we measure the central venous pressure to guide fluid

management? Ten answers to 10 questions [J]. Crit Care, 2018, 22(1):43.

[16] 苗晓, 马靓, 徐萍, 等. 不同卧位对机械通气患者中心静脉压监测影响的系统评价 [J]. 中华现代护理杂志, 2019, 25(21):2668-2673.

[17] 张同军, 童莉, 靳红绪, 等. 外周静脉穿刺测压临床应用的研究进展 [J]. 中华现代护理杂志, 2014, 20(26):3409-3411.

[18] 俞海萍, 彭幼清, 郭海燕, 等. 三种不同体位对心功能不全患者中心静脉压的影响 [J]. 中华护理杂志, 2013, 48(5):461-462.

[19] 黄惠斌, 刘光云, 许彪, 等. 感染性休克患者容量负荷试验后反应性评估时间的选择 [J]. 中华危重病急救医学, 2019, 31(4):407-412.

[20] 张龙, 王陆豪, 罗伟雄, 等. 床头抬高联合被动抬腿时心排血量改变对重症患者容量过负荷的评估价值 [J]. 中华危重病急救医学, 2017, 29(8):711-715.

[21] TOSCANI L, AYA H D, ANTONAKAKI D, et al. What is the impact of the fluid challenge technique on diagnosis of fluid responsiveness? A systematic review and meta-analysis[J]. Crit Care, 2017, 21(1):207.

[22] CECCONI M, HOFER C, TEBOUL J L, et al. Fluid challenges in intensive care: the FENICE study: a global inception cohort study [J]. Intensive Care Med, 2015, 41(9):1529-1537.

[23] 赵华, 王小亭, 刘大为. 呼气末二氧化碳分压在感染性休克患者容量反应性评估中的作用 [J]. 中华内科杂志, 2014, 53(5):359-362.

[24] 吴筠凡, 周树生, 刘宝, 等. 被动抬腿试验结合股动脉峰值血流速度变异率对容量负荷的判断 [J]. 中国急救医学, 2014(8):689-694.

[25] 朱威, 徐佳, 陆远强. 《2020 年美国心脏协会心肺复苏及心血管急救指南》成人生命支持部分建议内容分析 [J]. 中华危重症医学杂志(电子版), 2020, 13(5):379-381.

[26] AHA. 2020 American Heart Association guidelines for cardiopulmonary resuscitation and emergency cardiovascular care [J]. Circulation, 2020, 142(16 Suppl 2):S337-S604.

[27] 洪健超, 陆宗庆, 吴颖, 等. 《美国心脏协会远程通讯心肺复苏术指南》摘译与解读 [J]. 中华危重病急救医学, 2020, 32(6):658-663.

[28] 中华医学会, 中华医学会杂志社, 中华医学会全科医学分会, 等. 急性心力衰竭基层诊疗指南(2019 年)[J]. 中华全科医师杂志, 2019, 18(10):925-930.

[29] 张澍. 精彩 2019：心律失常领域 10 大研究回顾 [J]. 中华心律失常学杂志,2020,
     24(1):1-4.

[30] 姚焰. 2019EHRA 无症状性心律失常管理的专家共识解读 [J]. 中国循环杂志,2019,
     34(z1):31-33.

[31] 严激. 规范诊治高血压合并心律失常——2017EHRA/ESC 高血压与心律失常专家共识
     解读 [J]. 中国循环杂志,2017,32(z2):108-111.

[32] 刘靖. 从 2018 年欧洲高血压指南及新近临床研究谈 β - 受体阻滞剂在高血压中的应用
     [J]. 中国全科医学,2019,22(15):1763-1765.

[33] 中华医学会,中华医学杂志社,中华医学会全科医学分会,等. 高血压基层诊疗指南(2019
     年)[J]. 中华全科医师杂志,2019,18(4):301-313.

[34] 荆珊. 聚焦高血压指南：合理选择降压策略 [J]. 临床药物治疗杂志,2017,15(7):1-5.

[35] QASEEM A,TIMOTHY W J,BOBERT R,等. ≥ 60 岁高血压病人控制血压在较高或较低
     水平的药物治疗——美国医师协会和美国家庭医师学会临床实践指南 [J]. 护理研究,
     2017,31(24):2945-2950.

[36] 孙丽杰,杜昕,刘书旺,等. 中国心房颤动患者抗心律失常药物的临床应用情况及处方合
     理性分析 [J]. 中华心血管病杂志,2020,48(9):740-747.

[37] 王景晶. 胺碘酮抗心律失常机制及急诊急救应用价值——评《抗心律失常药物临床指
     南》[J]. 中国医学装备,2020,17(8):220-221.

[38] 商娜,周荣斌. 2018 年心肺复苏和心血管急救科学与治疗建议的国际共识关于心搏骤停
     期间或之后使用抗心律失常药物的更新解读 [J]. 中国全科医学,2019,22(20):2393-2397.

[39] 刘彤,谷云飞. 2019ESC 室上性心动过速患者管理指南解读 [J]. 中国心血管病研究,
     2019,17(10):878-880.

[40] 刘明名,梁岩. 北京市急诊快速型心律失常处理的现况调查 [J]. 中国循环杂志,2018,
     33(3):260-265.

[41] 戴婷婷,黄建华,尹桃,等. 2019 年美国心脏病学会 / 美国心脏协会心血管疾病一级预防
     指南解读 [J]. 中华血管外科杂志,2019,4(4):206-209.

[42] FRONTER J A,LEWIN J J,RABINSTEIN A A,等. 颅内出血患者抗栓药逆转指南美国神
     经重症监护学会和美国重症医学会对医疗卫生专业人员的声明 [J]. 国际脑血管病杂志,

2016,24(11):961-985.

[43] 陈纪林,郭远林.急性冠状动脉综合征抗血小板治疗欧美指南之异同 [J].中国循环杂志,
2015(3):201-203.

[44] 闫赋琴,范贞.我国外科非心血管手术抗血小板药应用指南的完善与纠错 [J].中国临床
药理学与治疗学,2014,19(12):1352-1355.

[45] LIAPIS C D,SIR BELL P F,MIKHAILIDIS D P,等.欧洲血管外科学会指南:第二部分——
颈动脉狭窄患者的诊断和检查 [J].国际脑血管病杂志,2011,19(7):488-497.

[46] 陈净,李晓宏,蓝荣芳,等.心房颤动患者导管消融围术期应用口服抗凝药安全性观察 [J].
中华心律失常学杂志,2017,21(4):280-284.

[47] DENNIS M,CASO V,KAPPELLE L J,等.欧洲卒中组织(ESO)关于无活动能力的急性缺
血性卒中患者静脉血栓栓塞的预防指南 [J].国际脑血管病杂志,2017,25(3):193-201.

[48] 杨延宗,孙源君.新型抗凝药物循证证据进一步积累——欧洲心律学会关于非瓣膜病心
房颤动患者应用新型抗凝药指南更新解读 [J].中国循环杂志,2016,31(z2):134-138.

[49] KEARON C,AKL E A,ORNELAS J,等.静脉血栓栓塞症的抗血栓治疗:美国《胸科学》
杂志指南 [J].中国全科医学,2016,19(9):989-990.

[50] 中国医师协会急诊医师分会,中国研究型医院学会休克与脓毒症专业委员会.中国脓毒
症/脓毒性休克急诊治疗指南(2018)[J].感染、炎症、修复,2019,20(1):3-22.

[51] 李晓桐,翟所迪,王强,等.《严重过敏反应急救指南》推荐意见 [J].药物不良反应杂志,
2019,21(2):85-91.

[52] 李佳,王金荣.新版左室舒张功能不全指南在 ICU 的应用现状 [J].中国急救医学,2019,
39(9):902-907.

[53] 喻文,罗红敏.治疗感染性休克的血管活性药物:一项系统回顾和荟萃分析 [J].中华危
重病急救医学,2015(9):780.

[54] 李缺缺,张久之.感染性休克时血管活性药物的选择与应用 [J].中华危重病急救医学,
2014,26(1):61-64.

[55] 郭晓萍,梅静.临时心脏起搏器术后患者心脏并发症护理对策 [J].中国循证心血管医学
杂志,2014,6(4):472-473.

[56] 韩镜.紧急床旁临时心脏起搏器植入术并发电极移位的原因分析及护理现状 [J].实用临

床护理学电子杂志,2020,5(10):184-185.

[57] 陈静瑜,毛文君,杨柯佳,等.肺移植围手术期体外膜肺氧合应用指南(2019版)[J].器官移植,2019,10(4):402-409.

[58] 高国栋,龙村,黑飞龙,等.107例体外膜肺氧合并发症回顾分析[J].心肺血管病杂志,2010,29(4):296-300.

[59] 郭志文.冠脉介入治疗后桡动脉穿刺处并发症的临床护理要点及体会[J].中西医结合心血管病电子杂志,2018,6(32):93-94.

[60] 刘云访,喻姣花,黄海燕,等.ICU中心静脉导管相关性血流感染预防的证据总结[J].护士进修杂志,2020,35(4):319-325,333.

[61] 吴雪云,张少芳.手术室护理人员对下肢静脉曲张认知的分析[J].福建医药杂志,2017,39(1):168-169.

[62] 中国医师协会肾脏内科医师分会,中国中西医结合学会肾脏疾病专业委员会,国家肾病专业医疗质量管理与控制中心.自动化腹膜透析中国专家共识[J].中华医学杂志,2021,101(6):388-399.

[63] 康瀚,王羽,钟晓红,等.盐摄入量对腹膜透析大鼠残余肾功能的影响[J].南方医科大学学报,2021,41(2):264-271.

[64] 刘晨曦,代晓明,黄伟.2020国际重症医学临床研究进展[J].中华危重病急救医学,2021,33(1):5-9.

[65] 中国高血压防治指南修订委员会,高血压联盟(中国),中国医疗保健国际交流促进会高血压病学分会,等.中国高血压防治指南(2024年修订版)[J].中华高血压杂志(中英文),2024,32(7):603-700.